Sexualidade e deficiências

FUNDAÇÃO EDITORA DA UNESP

Presidente do Conselho Curador
Mário Sérgio Vasconcelos

Diretor-Presidente
José Castilho Marques Neto

Editor-Executivo
Jézio Hernani Bomfim Gutierre

Assessor Editorial
João Luís Ceccantini

Conselho Editorial Acadêmico
Alberto Tsuyoshi Ikeda
Áureo Busetto
Célia Aparecida Ferreira Tolentino
Eda Maria Góes
Elisabete Maniglia
Elisabeth Criscuolo Urbinati
Ildeberto Muniz de Almeida
Maria de Lourdes Ortiz Gandini Baldan
Nilson Ghirardello
Vicente Pleitez

Editores-Assistentes
Anderson Nobara
Fabiana Mioto
Jorge Pereira Filho

ANA CLÁUDIA BORTOLOZZI MAIA

Sexualidade e deficiências

© 2006 Editora UNESP

Direitos de publicação reservados à:
Fundação Editora da UNESP (FEU)
Praça da Sé, 108
01001-900 – São Paulo – SP
Tel.: (0xx11) 3242-7171
Fax: (0xx11) 3242-7172
www.editoraunesp.com.br
www.livrariaunesp.com.br
feu@editora.unesp.br

CIP – Brasil. Catalogação na fonte
Sindicato Nacional dos Editores de Livros, RJ

M184s

Maia, Ana Cláudia Bortolozzi, 1970-
    Sexualidade e deficiências / Ana Cláudia Bortolozzi Maia. - São Paulo: Editora UNESP, 2006

    Inclui bibliografia
    ISBN 85-7139-669-8

    1. Deficientes físicos - Comportamento sexual.   2. Deficientes físicos - Reabilitação.   I. Título.

06-1883   CDD 362.4

                                                                      CDU 364.262

Este livro é publicado pelo projeto *Edição de Textos de Docentes e Pós-Graduados da UNESP* – Pró-Reitoria de Pós-Graduação da UNESP (PROPG) / Fundação Editora da UNESP (FEU)

Editora afiliada:

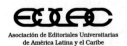

Sumário

Apresentação 7
1 Reflexões sobre o conceito de deficiência 13
2 Todos nós, com deficiência ou não, somos sexuados ... 33
3 Sexualidade e deficiência mental 91
4 Sexualidade e deficiências físicas 173
5 Sexualidade e deficiências sensoriais: visual e auditiva.. 215
6 Orientação sexual para pessoas com deficiência 229
Palavras finais 273
Referências bibliográficas 277

Apresentação

Este trabalho é fruto de uma tese de doutorado, parte do produto final de um esforço imenso, visando à obtenção de um título acadêmico. Entretanto, além disso, é, fundamentalmente, responsável por meu crescimento pessoal e profissional, uma vez que, na sua elaboração, houve riqueza de sentimentos – angústia, alegria, sofrimento, cansaço, satisfação etc. – e de aprendizados.

As razões que me levaram a estudar a sexualidade e as deficiências foram muitas, mas nem sempre precisas. A principal, certamente, foi a tentativa de unir a minha formação na área da Educação Especial, construída durante o Mestrado em Educação Especial na UFSCar, São Carlos, e minha formação em Psicologia, voltada para o interessante terreno da sexualidade humana.

Após alcançar certa solidez no entendimento dos conceitos de sexualidade e de educação sexual, nasceu em mim uma grande curiosidade em compreender por que os discursos sobre a *sexualidade da pessoa com deficiência* eram acompanhados de problemas decorrentes de uma visão restritiva de sexualidade e também quais, de fato, *eram as condições que tanto diferenciavam essas pessoas do resto da população*, especialmente em um aspecto tão básico como a sexualidade.

O primeiro passo nessa direção foi estudar a sexualidade da pessoa com deficiência mental, ouvindo relatos de jovens com deficiência e de seus pais sobre as questões da sexualidade. Minha primeira pesquisa nessa área, intitulada *A sexualidade de pessoas com deficiência mental: uma caracterização para subsidiar um projeto de intervenção*, foi uma experiência fundamental. Após entrevistar jovens com deficiência mental e seus pais, voltei-me para o ensino da sexualidade, implementando três Programas de Orientação Sexual para a demanda do Centro de Psicologia Aplicada da Unesp, *campus* de Bauru. Além disso, essa pesquisa apontou caminhos promissores e suscitou várias questões para serem aprofundadas em outras pesquisas.

O segundo tema de pesquisa nessa área foi a escola e a educação sexual informal que as pessoas com deficiência recebiam de professores e de pessoas envolvidas nas instituições de ensino. Meu interesse foi aprofundar a literatura na área da sexualidade e deficiências e investigar, junto a educadores, as concepções sobre a sexualidade de seus alunos.

A pesquisa realizada no doutorado em Educação, na Unesp, *campus* de Marília, intitulada *Sexualidade e deficiências no contexto escolar*, resultou em uma tese de dois volumes. No volume 1 foram apresentados os aspectos teóricos que ilustravam uma revisão aprofundada da literatura na área. No volume 2 a pesquisa empírica foi relatada com a descrição e análise dos dados obtidos junto a 40 professores do ensino comum e do especial.

Nesta obra apresento, basicamente, grande parte do primeiro volume da tese, isto é, uma discussão plena sobre a sexualidade da pessoa com deficiência, de maneira clara e simples, redigida em capítulos que versam sobre os seguintes temas: o conceito de deficiência, a sexualidade da pessoa com deficiência, independentemente de ser mental, física ou sensorial, e o ensino da sexualidade para pessoas com deficiência.

Espera-se que os conteúdos do livro contribuam para esclarecer eventuais preconceitos e ideias distorcidas acerca de supostas limitações ou exacerbações da sexualidade atribuídas à deficiência. Além disso, pretende-se, também, garantir a familiares, educadores e diversos profissionais na área da educação e da psicologia um material de consulta que esclareça, alerte, incentive e convide à discussão e reflexão dessa temática tão atual e importante.

A sexualidade nasce e morre conosco, transformando-se, com a idade, em experiências e acontecimentos de nossa vida. Diante dessa verificação, é preciso afirmar que a sexualidade, direito intrínseco ao ser humano, não pode ser abolida ou marcada pela sociedade. Mesmo que esta discipline atitudes e expressões, não poderá, de maneira alguma, proibir todas as infinitas transformações e manifestações sexuais (Pinel, 1999, p.218).

1
Reflexões sobre o conceito de deficiência

Para falar de sexualidade e deficiências devemos inicialmente refletir sobre qual é o conceito de deficiência a que estamos nos referindo. Assim, uma breve reflexão é necessária para entendermos que o termo "deficiência" refere-se a uma série de condições gerais que limitam biológica, psicológica ou socialmente a vida de uma pessoa ao longo de seu desenvolvimento, a despeito do diagnóstico, rótulo ou nome que se atribua a esta condição.

Pensar na pessoa com deficiência exige uma reflexão sobre as questões da diversidade e da "normalidade". O conceito de diferente se faz sob o parâmetro da igualdade, da "normalidade", e a partir dessas ideias emerge uma série de antagonismos para justificar a "deficiência": plenitude × falta; sanidade × insanidade, perfeição × imperfeição, eficiência × ineficiência; conceitos estes marcados por contradições e preconceitos.

As diferenças se manifestam em um contexto social que as evidencia e que contrapõe aqueles que se assemelham em alguma característica valorizada socialmente e os chamados deficientes. Esse conceito de valorização social, em si mesmo, não faz justiça, necessariamente, aos casos particulares. Nesse sentido, a "diferença" se manifesta diante de uma audiência que a julga como tal e, em geral, essa diferença traz em seu bojo um significado social de desvantagem frente aos padrões de "normalidade" e "anormalidade" impostos por uma sociedade desigual, cujos valores predominantes são os da classe ideologicamente dominante (Amaral, 1995a; 1995b; 1998; Amor Pan, 2003; Aranha, 1991; 1995; Ferreira, 1993; Fonseca, 1987; Manzini e Simão, 1993; Marques, 1994; 1997; 1998; Mendes, 1995; Moura, L.C.M., 1992; Moura, M.L.S., 1996; Omote, 1994; 1995; 1999; Ribas, 1998; Tomasini, 1998).

Ou seja, para entender a deficiência parece impossível escapar do julgamento social, como mostram Manzini e Simão:

> De maneira geral, podemos dizer que a percepção da excepcionalidade de uma pessoa envolve um complexo processo sensorial-cognitivo por parte de quem percebe o outro. Mas o desenvolvimento desse processo está sem dúvida calcado na experiência social de quem percebe: ao percebemos alguém como diferente, o fazemos tecendo comparações entre padrões de comportamento e, geralmente, reconhecendo (instituindo) como diferente aquele que se desvia do mais frequente e/ou do julgado socialmente mais adequado. Portanto, a apreensão cotidiana (não científica) do diferente nunca é desprovida de significado ou valor, seja positivo ou negativo (Manzini e Simão, 1993, p.25).

As questões conceituais sobre a deficiência parecem muito mais ambíguas quando entendemos as concepções e as diferentes ações sociais que vêm à tona quando lidamos com pessoas diagnosticadas, formal ou informalmente, como deficientes. Isso que dizer que todos nós temos concepções ("pré-conceitos"), nem sempre evidentes, sobre diferentes fenômenos sociais e tomamos atitudes em relação a eles considerando essas concepções. Com relação à deficiência não é diferente. Como aponta Mendes:

> Assim, pude perceber que as pessoas em geral apresentam "teorias" para explicar a origem da deficiência mental, a natureza das características diferenciadas de seus portadores, os problemas que a condição acarreta e também o que deve ser feito para intervir em tais problemas. Muitas destas teorias pareciam basear-se em informações do senso comum, enquanto outras pareciam estar fundamentadas no

conhecimento científico. Tanto num caso como no outro, as concepções pareciam frequentemente recheadas de preconceitos, crenças infundadas e visões estereotipadas sobre a condição de deficiência mental (Mendes, 1995, pp.2-3).

Também a esse respeito nos afirma De Paula (1993):

> Tanto o nascimento de uma criança deficiente como o processo de instalação de uma deficiência ocorrem em um contexto social que os precede e lhes atribui um significado, aliás, como ocorre com qualquer fenômeno humano. [...]. No atendimento educacional e de reabilitação de pessoas deficientes, podemos identificar diferentes conceitos de deficiência que subjazem a estas práticas (De Paula, 1993, p.31).

Vale lembrar que devemos considerar que o julgamento da diferença está relacionado a grupos ideologicamente representativos e socialmente dominantes, e que a diferença está próxima da minoria social e como tal vem sendo tratada. Autores como Aranha (1995), Amaral (1998), Bianchetti (1998), Bueno (1993), Ferreira (1993), Fonseca (1987), Kassar (1995), Maia (2002), Marques (1994; 1998), Mendes (1995), Moura, M. L. S. (1996), Omote (1995), Ross (1998) e Tomasini (1998) vêm defendendo a ideia de que o conceito de deficiência é intrinsecamente relacionado ao sistema social e cultural vigentes e traz critérios sociais de rendimento e de normalidade que balizam o julgamento.

Comentamos (Maia, 2002) que:

> Uma diferença só será evidente caso se afaste dos parâmetros estabelecidos socialmente como "normais", no sentido de "maioria", de "norma", de "regra". Numa curva simétrica de "padrões de normalidade", tudo aquilo que se afasta do centro da curva é considerado "desviante". Tais definições esquecem, porém, que esse desenho de "curva simétrica" é ideologicamente sustentado por grupos dominantes que padronizam os comportamentos sociais, políticos, e similares, de modo que as diferenças, portanto, existem "fora" dos sujeitos e não intrinsecamente. O conceito de "normalidade" (no campo médico, legal, social ou educacional) será sempre um conceito "relativo" e estará sempre inserido

num dado momento histórico e cultural, pois é estabelecido e mantido nas relações sociais vigentes (Maia, 2002, pp.58-59).

Nesse sentido entende-se a deficiência como um fenômeno social que está "fora" do sujeito e não é intrínseco a ele, mesmo que a deficiência se revele num corpo biológico ou em um comportamento atípico. Apesar disso, ainda é comum que a deficiência seja mais facilmente atribuída à própria pessoa que às relações sociais num dado contexto histórico (Aranha, 1995; Carraher e Schliemann, 1983; Omote, 1994; 1995; 1999; Patto, 1990; 1992; Ribeiro, S. C., 1993; Scoz, 1994). Assim, uma manifestação muito diferenciada advinda do "organismo" da pessoa pode tornar-se, nas relações desse indivíduo em sociedade, uma deficiência tal como atualmente a concebemos, julgamos e nomeamos (Omote, 1980a; 1994; 1995).

Nas palavras desse autor:

> [...] a deficiência não é algo que emerge com o nascimento de alguém ou com a enfermidade que alguém contrai, mas é produzida e mantida por um grupo social na medida em que interpreta e trata como desvantagens certas diferenças apresentadas por determinadas pessoas. Assim, as deficiências devem, a nosso ver, ser encaradas também como decorrentes dos modelos de funcionamento do próprio grupo social e não apenas como atributos inerentes às pessoas identificadas como deficientes. A deficiência e a não deficiência fazem parte do mesmo quadro [...] (Omote, 1994, pp.68-69).

A exclusão do deficiente tem por base uma série de valores negativos, como a crença de que eles são "seres inferiores", reduzidos, fragmentados e subumanos. Como resgatar então sua humanização? A esse respeito vale a pena ler Ross:

> [...] se a parcela da população portadora de uma distinção físico-sensorial não tomar parte da produção histórico-social da humanidade, nascerá dessa desigualdade um tipo de relação vertical e hierarquizada que cria a falsa dicotomização da superioridade de uns e da inferioridade de outros. Sustentando-se no discurso da igualdade, dissemina-se a

separação entre "normais" e "anormais", entre produtivos e improdutivos e entre dirigentes e dirigidos, negando sua alteridade e, em última instância, sua condição humana (Ross, 1998, p.106).

E também a reflexão de Aranha:

> Consideramos que o homem existe num contexto regulado e regulamentado por normas e regras provenientes do sistema de valores criado a partir das relações de produção vigentes em cada momento histórico. É no contexto das relações de produção que se determina quem "vale" e quem "não vale" no sistema. Esta avaliação é associada a características e peculiaridades de indivíduos e grupos sociais, expandindo-se através dos diversos setores e mecanismos sociais, vindo a constituir um verdadeiro sistema de valores e significados, que norteia tanto a construção de concepções, quanto à avaliação social que se faz dos indivíduos (Aranha, 1995, p.64).

Segundo Marques (1994, p.15), isso quer dizer que o "tratamento" que a pessoa deficiente recebe reflete uma questão da moral da sociedade, pois "encerra o conjunto de valores morais que norteiam as práticas sociais de controle e discriminação dos indivíduos portadores dos diversos tipos de deficiência".

Também a avaliação diagnóstica em Psicologia tende a adotar como princípio para seu julgamento as ideias sobre deficiente e não deficiente compartilhadas socialmente, ou melhor, os objetivos, as teorias, os métodos e as técnicas da própria Psicologia são influenciados pela construção social da normalidade, embora não exista consenso.

Ferreira comenta que:

> [...] independentemente dos critérios ou dos sistemas classificatórios, contudo, não há como mascarar o fato de que a definição da "anormalidade" está profundamente condicionada pelas conveniências da "normalidade" (Ferreira, 1993, p.16).

Desde a Idade Antiga, as sociedades atribuíam significados (explicações, justificativas, concepções) sobre a deficiência, os quais norteavam as práticas em relação aos sujeitos considerados deficientes; sabe-se que essas práticas determinaram tanto ações cruéis quanto avanços educacionais. Elas incluíam o extermínio do deficiente, o uso dele para a diversão da nobreza ou o mero desprezo. O fundamento de tais ações era uma crença de que as deficiências eram punições, e o deficiente, alvo dos desígnios de Deus. Ainda na Idade Média, algumas medidas de "tratamento" do deficiente foram elaboradas por grupos organizados, com o intuito de "protegê-lo" e "isolá-lo". No século XVII, a deficiência era compreendida como "infortúnio natural" e seus "portadores" eram tratados em instituições fechadas. No fim do mesmo século, com a ascensão do sistema econômico capitalista e o ideário liberal, os deficientes, ainda confinados em instituições, passaram, em algumas experiências, a ser alvos de propostas de ensino (Aranha, 1995, 2001; Amor Pan, 2003; Mendes, 1995; Pessoti, 1984). Aranha (1995, p.66) conclui sobre a deficiência que: "a origem do fenômeno, [portanto], permanece sendo de natureza sociopolítico--econômica, embora sua leitura seja feita em diferentes dimensões, aparentemente desvinculadas desta realidade".

Sobre as propostas de ensino marcadas pelas instituições residenciais no século XIX e pelas classes especiais do ensino público no século XX, Ferreira esclarece:

> A segunda fase da institucionalização se tornou ainda mais violenta no final do século XIX e início do século XX, com o movimento eugênico, que dominou os Estados Unidos e parte da Europa, tendo também afetado o Brasil. A partir dos estudos genealógicos, principalmente nos Estados Unidos e Inglaterra, supõe-se a transmissão hereditária da deficiência mental e outras características socialmente indesejáveis, daí medidas como esterilização, maior isolamento e institucionalização. [...]. Até o início do século XX, as deficiências mais leves não estão presentes, e são típicas das últimas décadas, como parte dos processos de industrialização, urbanização e, principalmente, escolarização massiva nos países ocidentais (Ferreira, 1993, p.20).

Parece claro que há, embora nem sempre de modo explícito, uma estreita relação entre as concepções que a sociedade tem sobre um fenômeno e as ações das pessoas sobre ele. Dependendo do período histórico predominava na sociedade uma determinada concepção sobre a etiologia da deficiência mental e, relacionadas a essas explicações causais, diferentes atitudes sociais eram observadas. No período anterior à Idade Média, as explicações causais da deficiência mental estavam relacionadas aos aspectos de subumanidade, e as atitudes sociais predominantes eram de eliminação e abandono. Na Idade Média, as explicações responsabilizavam os determinantes sobrenaturais (castigos ou eleição divinas e possessão demoníaca) pelas deficiências e as atitudes sociais eram ou de proteção, ou de maus-tratos. No período entre os séculos XVII e XIX, as explicações enfatizavam os aspectos orgânicos e as atitudes sociais eram, primeiramente, de segregação social para cuidados e depois para educação. E, finalmente, no século XX, as causas começaram a ser entendidas de uma forma mais ampla, determinadas por diferentes fatores e as atitudes sociais passaram a ser voltadas à normalização e integração social (Aranha, 1995, 2001; Mendes, 1995). Mendes conclui:

> De acordo com as descrições efetuadas podemos perceber que parece haver uma relação entre as explicações vigentes sobre os determinantes da deficiência mental e as atitudes sociais assumidas frente aos portadores desta condição, em momentos históricos específicos (Mendes, 1995, p.153).

A partir da última década do século XX houve um grande avanço no sentido de entender que as causas das deficiências estão atreladas ao contexto social e histórico e não estão centradas no indivíduo. Com isso, as atitudes sociais e educacionais são, atualmente, voltadas para o paradigma da inclusão social.

A preocupação atual a respeito da integração e da inclusão da pessoa deficiente advém, certamente, da constatação inevitável, na nossa sociedade, e do predomínio de mecanismos de segregação social (D'Antino, 1997). O termo "integração", no entanto, vem sendo usado indiscriminadamente e refere-se a diferentes significados: a inserção plena dos deficientes na sociedade, a preparação dos deficientes para uma possível inserção na mesma e a participação dos deficientes em grupos de iguais (escolas especiais ou profissionais) são significados recorrentes (Marques, 1997). Essa discussão, segundo Marques (1997), reflete a dificuldade que a sociedade tem de aceitar – lidar com – a pessoa "diferente" e deficiente, atribuindo-lhe graus de inferioridade e de subalternidade sem reconhecer, como diz o autor (1997, p.19), que a "diferença, por mais acentuada que seja, representa apenas um dado a mais no universo plural em que vivemos, sem que isso signifique a perda do essencial da existência humana, a sua humanidade".

Historicamente, a sociedade sempre atribuiu significados à deficiência e, em decorrência, foram praticadas diferentes ações voltadas à pessoa "diferente/deficiente". Atualmente parece haver uma preocupação mais evidente de familiares, profissionais e pesquisadores, no sentido de lutar pelos direitos sociais da pessoa deficiente, seja no âmbito educacional, profissional ou mesmo social.

Para Mader:

> Por um lado, os próprios movimentos de pessoas deficientes ou identificados com a causa do portador de deficiência estão em constante busca de um maior grau de integração. Por outro, tanto o desenvolvimento científico como a evolução dos conceitos sociopolíticos estão apontando para o surgimento de valores e formas de convívio que assegurem cidadania plena e justiça social (Mader, 1997, p.47).

O conceito de "integração" nasceu fundamentado na ideologia da normalização, que buscava oferecer recursos e serviços aos deficientes para que estes pudessem estar, o mais possível, próximos dos níveis da normalidade social (estatística e funcional), visando integrá-los na sociedade e centrando as mudanças necessárias para isso na própria pessoa deficiente (Aranha, 2001). Para D'Antino (1997), na Integração, sendo esse um processo bilateral, presume-se uma participação e uma ação partilhada entre grupos minoritários (deficientes) e membros da comunidade. Porém, a imposição "legal" do diferente, sem a preparação da comunidade em relação às questões da deficiência, não implica necessariamente a construção (relações e ações) de um processo efetivo de integração.

A Integração – especialmente a escolar – foi um movimento que visava a acabar com a segregação. Para isso propôs o favorecimento das interações sociais entre alunos deficientes e não deficientes, almejando àqueles, em última instância, obter resultados positivos no ensino e na aprendizagem. Na sua origem, nos anos 1970, nos Estados Unidos, o movimento de integração escolar preconizou que os portadores de deficiência deveriam frequentar uma classe especial numa escola comum. Nos anos 1980, reforçou-se a ideia da classe comum como adequada também para a população especial, estendida aos alunos deficientes com maior grau de comprometimento intelectual. Nos anos 1990, a ideia de integração escolar total para todos os alunos se popularizou e ganhou força, enquanto surgiu um novo paradigma chamado de Inclusão, respondendo às necessidades pedagógicas oriundas do mesmo contexto, com atividades comuns para todos os alunos, ainda que adaptadas (Saint-Laurent, 1997).

Esse novo olhar entendia que a diversidade social era algo natural e que o bem coletivo era composto de partes singulares – diferentes – considerando a questão da diferença como algo inerente às relações entre os seres humanos. O paradigma da Inclusão considerava, então, uma sociedade em que todos os membros eram cidadãos legítimos. Na prática, Mader (1997) afirma que o processo de inclusão implica – e depende – de uma mudança de valores, de preconceitos e de crenças, ou seja, uma mudança nas políticas sociais mais amplas.

Mader afirma que:

> Os valores emergentes foram absorvidos pelas declarações internacionais e as políticas sociais e educacionais no Brasil. Os subsídios para a política educacional, documentada em 1995 pelo Ministério da Educação e do Desporto, explicitam a inclusão do portador de deficiência como princípio em todo atendimento educacional [...]. A viabilização dessa proposta na prática é um processo de vivência com valores em mudança. É este processo que estamos vivendo neste momento. Como consequência, observamos o surgimento de uma série de projetos em diferentes partes do país, cujo objetivo é a inclusão (Mader, 1997, p.49).

Na mesma direção, nos conta Saint-Laurent:

Atualmente, assiste-se a uma importante polêmica entre tendências que querem conservar as atuais estruturas de organização dos serviços destinados aos alunos com necessidades especiais, modificá-las radicalmente ou abandoná-las [...]. Quando a inclusão é guiada por um sólido modelo teórico de aprendizagem e de ensino, ela se constitui para os pesquisadores em educação e os agentes escolares em uma nova forma de responder às necessidades dos alunos especiais. [...] mais que um novo modelo de serviço aos alunos especiais, a inclusão corresponde ao novo contexto sociocultural que emerge no início do século XXI (Saint--Laurent, 1997, pp.68-73).

Se a palavra Inclusão passou a ser usada indiscriminadamente (em diferentes contextos e com diferentes significados), é importante, como afirma Aranha (2001), reconhecer todo o processo histórico em que a questão emergiu, refletir e discutir a seu respeito, focalizando todo conjunto de mudanças de ideias que historicamente estão por trás dos vários paradigmas: da inclusão e dos que o antecederam. Fazendo, então, uma retrospectiva histórica das concepções e práticas relacionadas à deficiência, Aranha (2001) descreve, através da relação sociedade-deficiência, três diferentes paradigmas: *paradigma da institucionalização, paradigma de serviços e paradigma de suportes.*

O primeiro paradigma seria o da Institucionalização, caracterizado pela existência de "instituições totais" (asilares ou de custódia), considerados ambientes segregados para tratamento ou educação. Este paradigma, segundo a autora:

[...] caracterizou-se, desde o início, pela *retirada das pessoas com deficiência de suas comunidades de origem e pela manutenção delas em instituições residenciais segregadas ou escolas especiais, frequentemente situadas em localidades distantes de suas famílias.* Assim, pessoas com retardo mental ou outras deficiências frequentemente ficavam mantidas em isolamento do resto da sociedade, fosse a título de proteção, de tratamento, ou de processo educacional [grifo da autora] (Aranha, 2001, p.165).

Ainda de acordo com Aranha (2001), o segundo paradigma seria o de Serviços. Neste, existia uma nova visão da sociedade em relação à pessoa deficiente, baseada na ideologia da normalização, como uma nova tentativa para integrar a pessoa com deficiência na sociedade, considerando que o paradigma tradicional de institucionalização tinha demonstrado seu fracasso na busca de restauração de funcionamento normal do indivíduo no contexto das relações interpessoais, na sua integração na sociedade e na sua produtividade no trabalho e no estudo. Baseado na ideologia da normalização iniciou-se, no mundo ocidental, o movimento pela desinstitucionalização, que tentava colocar as pessoas deficientes vivendo em um estilo de vida o mais "normal" possível, ou seja, oferecia serviços sociais, educacionais e outros que ajudassem a pessoa deficiente a estar mais perto das "normas e padrões" da sociedade vigente:

Nas suas palavras:

[...] Poder-se ia dizer que a luta pela defesa dos direitos humanos e civis das pessoas com deficiência utilizou-se das brechas criadas pelas contradições do sistema sociopolítico-econômico vigente (o qual defendia a diminuição das responsabilidades sociais do Estado e buscava diminuir o ônus populacional) para avançar na direção de sua integração na sociedade. Tais processos, embora diversos quanto à sua natureza e motivação, vieram a convergir, determinando, em seu conjunto, a reformulação de ideias e a busca de novas práticas no trato da deficiência. Em função do incômodo representado pela institucionalização em diferentes setores da sociedade e à luz das concepções de "desvio" e de "normalidade" é que foi se configurando, gradativamente, um novo paradigma de relação entre a sociedade e a parcela da população representada pelas pessoas com deficiência: O Paradigma de Serviços. Este teve, desde seu início, o objetivo de "ajudar pessoas com deficiência a obter uma existência tão próxima ao normal possível, a elas disponibilizando padrões e condições de vida cotidiana próximas às normas e padrões da sociedade" (*America National Association of Rehabilitation Counseling* – Anarc, 1973) (Aranha, 2001, p.167).

Também segundo Aranha (2001), o terceiro paradigma seria o de suporte. O Paradigma de Suportes é caracterizado pelo pressuposto de *direitos* (convivência não segregada, acesso aos recursos educacionais e sociais gerais), garantidos através do uso de *suportes* (sociais, econômicos, físicos) visando à efetiva *inclusão social*, que demandaria tanto a consideração dos desejos e necessidades da pessoa deficiente quanto uma série de ações que deveriam possibilitar aos deficientes e não deficientes gozarem dos mesmos direitos.

O paradigma da Institucionalização manteve-se por muito tempo, e o de Serviços, ainda que visando a melhoria de vida dos indivíduos deficientes, enfrentou críticas desde a década de 1960, de profissionais e da comunidade, quando não conseguiu, efetivamente, garantir a todos os deficientes (devido às suas próprias características idiossincráticas – de comprometimento e condições gerais) uma vida semelhante à das pessoas "não deficientes". Além disso, a ideia da "normalização" enfraqueceu-se, à medida que se discutia o fato de a pessoa com deficiência ser um cidadão, independentemente de qualquer tipo de deficiência ou grau de comprometimento.

Aranha explica:

> A inclusão parte do mesmo pressuposto da integração, que é o direito de a pessoa com deficiência ter igualdade de acesso ao espaço comum da vida em sociedade. Diferem, entretanto, no sentido de que o paradigma de serviços, no qual se contextualiza a ideia da integração, pressupõe o investimento principal na promoção de mudanças do indivíduo, na direção de sua normalização. Obviamente que no paradigma de serviços também se atua junto a diferentes instâncias da sociedade (família, escola, comunidade). Entretanto, isto se dá na maioria das vezes em complementação ao processo de intervenção no sujeito. [...] Já o paradigma de suportes, em que se contextualiza a ideia da inclusão, prevê intervenções decisivas e afirmativas, em ambos os lados da equação: no processo de desenvolvimento do sujeito e no processo de reajuste da realidade social. Conquanto, então, preveja o trabalho direto com o sujeito, adota como objetivo primordial e de curto prazo, a intervenção junto às diferentes instâncias que contextualizam a vida desse sujeito na comunidade, no sentido de nelas promover os ajustes (físicos, materiais, humanos, sociais, legais etc.) que se mostrem necessários para que a pessoa com deficiência possa imediatamente adquirir condições de acesso ao espaço comum da vida na sociedade. [...] (Aranha, 2001, p.171).

Ou seja, Aranha (2001, p.173) conclui que a inclusão social "não se instala por decreto, nem de um dia para o outro"; é um processo amplo, pois exige mudança e reorganização tanto das pessoas deficientes quanto de todos os cidadãos. Para esta autora (2001, p.172), "não haverá inclusão da pessoa com deficiência enquanto a sociedade não for inclusiva", e para que uma sociedade seja realmente democrática é necessário que todos, deficientes ou não, "possam igualmente se manifestar nas diferentes instâncias do debate de ideias e de tomada de decisões da sociedade, tendo disponível o suporte que for necessário para viabilizar essa participação". Isto garantiria aos deficientes sua condição plena de cidadania.

A esse respeito, Omote comenta:

[...] três pontos que parecem conferir ao conceito de inclusão um caráter inovador: (1) a inclusão deve ser tratada como atitude, uma postura filosófica, e não um fim em si mesmo; (2) a inclusão deve implicar uma profunda transformação da escola, para poder prover ensino de qualidade a todos os estudantes, representados pela grande maioria das crianças e jovens em idade escolar, portadores de uma ampla diversidade de qualidades, sem descaracterizar os objetivos precípuos da escolarização; e (3) a inclusão deve ser tratada como um imperativo moral, em busca de uma sociedade justa, que provê oportunidades igualitárias a todos os cidadãos, independentemente de seus atributos, comportamentos ou afiliação grupal. Todo esse movimento representa, na realidade, o ideal de uma sociedade inclusiva, cuja construção está deixando de ser um sonho, para tornar-se um imperativo em várias partes do mundo. A escola inclusiva é apenas uma manifestação, no contexto da Educação Especial, dessa enorme necessidade coletiva de todas as sociedades (Omote, 1999, p.20).

O conceito de cidadania, neste caso, implica a garantia de um processo participativo em que seja efetiva a organização dos cidadãos visando à prevalência do coletivo sobre o individual, como afirma Carrara (1996, p.16), no sentido de uma "condição desejável à sociedade integral". Daí a importância do papel da Pedagogia e da Psicologia, por exemplo, pois a cidadania somente "poderá instrumentalizar sua contribuição à construção da cidadania na medida em que privilegie um processo educacional contextualizado sociopoliticamente e formalize a participação como estratégia de trabalho". Na Educação Especial, o sentido de cidadania não seria diferente.

Ribas (1998), em seu livro *O que são as pessoas deficientes*, afirma que o conceito de deficiência que preconizamos em nossa sociedade advém do sentido que esta mesma sociedade atribui às chamadas diferenças e aos valores favoráveis ou desfavoráveis relacionados a elas.

Mantemos no imaginário social a ideia de que uma pessoa com algum tipo de deficiência é, salvo exceções, alguém dotada de desvantagens e de atributos socialmente indesejáveis. E essa imagem é construída por uma audiência que julga e classifica as diferenças já mencionadas. Quando falamos de uma pessoa com deficiência, a imagem que a caracteriza é, em geral, a ideia de "falta": falta de membros, falta de inteligência, falta de visão, falta de audição ou, ainda, várias faltas associadas. Tais faltas são consideradas pela sociedade como "faltas graves", ou uma "imensa lacuna". De Paula afirma que a sociedade apresenta diferentes ideias sobre a deficiência que reafirmam, sob diferentes práticas sociais, as representações históricas que associam a deficiência à falta, e nos lembra que:

> Parece natural que a deficiência esteja ligada à ideia de falta, de limite. Entretanto, ainda, poderíamos nos perguntar, falta e limite do quê? Ora, falta ou limitação de alguma função ou atividade corporal. Mas, a uma pessoa sem a última falange do dedo anular ou a alguém com miopia, podemos chamar de deficiente? [...]. Então, será que se trata, não só da limitação, mas da forma como é realizada a atividade? Porém, a alguém com desfiguração ou deformidades faciais, também chamamos de deficiente e ela não possui necessariamente limitação na realização de atividades, nem as executa de forma diversa da comumente realizada (De Paula, 1993, pp.27-28).

Evidentemente, não estamos tratando a deficiência apenas como um mero detalhe na existência de uma pessoa que a faz diferenciar-se daqueles que chamamos de "normais", pois, inevitavelmente, esse indivíduo terá que lidar com uma série de dificuldades, com

um rótulo, com um estigma,[1] com uma luta constante por direitos iguais, por condições favoráveis para poder vivenciar uma cidadania plena – ainda que estas sejam lutas que independem da condição de "ser/estar deficiente".
Ribas comenta:

> [...] Toda pessoa considerada fora das normas e das regras estabelecidas é uma pessoa estigmatizada. Na realidade, é importante perceber que o estigma não está na pessoa ou, neste caso, na deficiência que ela possa apresentar. Em sentido inverso, são os valores culturais estabelecidos que permitem identificar quais pessoas são estigmatizadas. Uma pessoa traz em si o estigma social da deficiência. Contudo, é estigmatizada porque se estabeleceu que ela possui no corpo uma marca que a distingue pejorativamente das outras pessoas. Porque a nossa sociedade divide-se estruturalmente em classes sociais, aqueles considerados "iguais" colocam-se num polo da sociedade e aqueles considerados "diferentes" colocam-se no outro polo. Mais do que isso: muitos dos considerados "diferentes" introjetam essa divisão como se ela fosse absolutamente natural. Aceitam a consideração de "diferentes" e admitem até a condição de "inferiores". Pela lógica dos valores sociais dominantes, uma pessoa estigmatizada deve tentar se parecer como a mais "normal" possível (Ribas, 1998, pp.16-17).

De uma forma ou de outra essa pessoa foi caracterizada em um meio social como "uma pessoa com deficiência, em diferentes graus de comprometimento". E seja a limitação de caráter biológico, psicossocial ou ainda apenas sociocultural, a mera caracterização será suficiente para significar, socialmente, uma "diferença" desvantajosa, cujas implicações serão ético-sociais.

Felizmente, à compreensão da deficiência como uma "condição limitante" a que o indivíduo deve adaptar-se e suportar opõe-se,

---

1 A discussão sobre "estigma" é complexa e abrangente e merece uma leitura aprofundada. Ver: GOFFMAN, E. *Estigma: notas sobre a manipulação da identidade deteriorada*. 4ª ed.. Rio de Janeiro, 1988.

atualmente, a concepção da deficiência como um fenômeno social e, exatamente por isso, também histórico.

Novamente citando De Paula:

Contudo, tal visão não dá conta do fato de que, apesar da incapacidade aí ser entendida dentro de um contexto determinado, é a pessoa que globalmente é chamada de deficiente. Não se trata de um problema de nomenclatura, de tratamento, mas sim da relação que a presença da deficiência traz, por ser definida e definidora de uma situação social de segregação e marginalização. Dentro desta última concepção, a diabete, que é um distúrbio não visível, e a miopia, que é facilmente perceptível, são consideradas deficiências, ainda que comumente seus portadores não sejam reconhecidos como pessoas deficientes (De Paula, 1993, p.32).

Nesse sentido, podemos entender que o conceito de deficiência é criado e mantido pela sociedade. Isto é, a crença social sobre o fenômeno, no caso, a deficiência, gera toda uma concepção; esta é, portanto, social, cultural e histórica (Amaral, 1995a; 1998; Aranha, 1991; 1995; Ferreira, 1993; Manzini e Simão, 1993; Marques, 1994; Mendes, 1995; Moura, L.C.M.,1992; Omote, 1995; Ribas, 1998; Tomasini, 1998).

Vejamos o conceito de deficiência nas palavras de Aranha:

Como referencial conceitual, propomos a deficiência como uma condição complexa multideterminada, de limitação ou de impedimento da participação do indivíduo na trama de relações que compõem sua existência real concreta. Características biológicas e psicológicas, criadas ou não por condições sociais incapacitadoras, levam à segregação, a partir de seu significado social, estabelecido pelos critérios de valor vigentes no sistema. Os "fracos", os "incapazes", os "lentos", ou seja, aqueles que não correspondem ao parâmetro de eficiência/produção, serão "naturalmente" desvalorizados por evidenciarem as contradições do sistema, desvendando suas limitações. Olhando desta forma o processo de criação da deficiência, torna-se mais fácil compreender como ele é definido, partindo de critérios estatísticos e focalizando em atributos do indivíduo a localização e a culpabilização, eximindo-se, assim, o sistema de seu papel de construtor do *status* social de deficiente e assumindo, por consequência, estratégias beneméritas de ação. Sua manutenção se dá na segregação, que limita ou impede condições de participação do deficiente na sociedade, comprometendo, assim, progressivamente, sua apreensão do real e seu consequente desenvolvimento. Considerando-se que é no cenário das relações sociais interpessoais que se dá a apreensão do real, a construção do conhecimento, o desenvolvimento do homem e a construção da subjetividade e da própria sociedade, a exclusão do deficiente inviabiliza tanto para os indivíduos, deficientes e não deficientes, quanto para a sociedade, o trato das diferenças enquanto elementos constitutivos da própria natureza humana (Aranha, 1995, pp.69-70).

Para comentar esse assunto, focalizando a deficiência mental, Mendes nos afirma:

Concluindo, poderíamos acrescentar que o conceito científico de deficiência mental tem tido fluxos e refluxos, determinados tanto por razões políticas, filosóficas, ideológicas quanto científicas, e que quaisquer nomeações, caracterizações e definições são particularmente dependentes de valores e expectativas culturais momentâneas e circunstanciais (Mendes, 1995, p.68).

Por isso, antes de tudo, é preciso entender – e refletir – sobre o conceito que prevalece em relação aos deficientes e às deficiências em nossa sociedade neste momento histórico. Certamente, apesar de todo o avanço representado pelo paradigma inclusivo, incorporado ao ideário de muitas famílias, profissionais e pesquisadores na área, tais conceitos ainda não garantem, na prática, a realização das melhores possibilidades de desenvolvimento e aprendizagem ou das melhores condições para uma vida social saudável, digna do exercício pleno da cidadania em relação à educação, ao trabalho, e também às relações afetivo-sexuais.

Para Amor Pan (2003, p.46), o tratamento oferecido aos portadores de deficiência ao longo da história mostra um avanço linear, melhor assistência profissional e uma consideração social mais respeitosa, embora persistam certas atitudes que caracterizam a marginalização do deficiente, a intolerância com a desigualdade; concepções sociais preconceituosas que não reconhecem ao deficiente o "direito de ser diferente e de desenvolver-se *a partir da* e *na* diferença". Sobre o preconceito, o autor comenta:

> [...] o preconceito surge de numerosos fatores inter-relacionados – sociais, emocionais e cognitivos. Em primeiro lugar, o preconceito legitima as diferenças sociais. Mais ainda, pode levar muitas pessoas a tratar as outras de tal maneira que desencadeiam o comportamento presumido, numa aparente confirmação da opinião inicial. Além disso, uma vez estabelecido, o preconceito é sustentado pela inércia da conformidade e por respaldos institucionais, como o dos meios de comunicação. Fala-se também de fatores emocionais. Assim, constata-se que ao proporcionar um sentimento de superioridade social o preconceito pode contribuir para dissimular nosso sentimentos de inferioridade e nossos medos. O *status* social é sempre algo relativo: para perceber que possuímos, precisamos de alguém que esteja abaixo de nós. Além disso, as pessoas diferentes nos chamam a atenção e levam-nos a estar atentos a diferenças nas quais, em outras circunstâncias, não repararíamos; por isso, lembramos melhor de eventos extremos, incomuns (Amor Pan, 2003, p.48).

Nesse sentido, é possível deduzir que um dos grandes obstáculos à inclusão é o estigma, e este, como todo preconceito, desconsidera a diversidade, o fato de que cada deficiente é uma pessoa única, e de que a própria classificação "deficiente" esconde uma grande variedade de causas orgânicas, às quais correspondem a diferentes manifestações e áreas afetadas.

Variáveis orgânicas relacionadas à deficiência

A deficiência se apresenta para nós com um rosto. Isso porque tendemos a julgar as deficiências com base nos estereótipos visíveis, desconsiderando a enorme diversidade decorrente não somente dos vários fatores que caracterizam a própria deficiência, mas também da história própria de cada indivíduo deficiente. A deficiência pode revelar-se sob diversas maneiras, pois diferentes variáveis podem estar relacionadas a ela na vida de uma pessoa e de seus familiares: ela pode ser adquirida ou congênita, progressiva ou estacionada e pode afetar diferentes áreas do desenvolvimento humano (Moura, L. C. M.,1992; Pinel, 1999). Vamos analisar cada uma dessas possibilidades.

Primeiramente, quanto à etiologia, uma deficiência pode ser adquirida ou congênita. O nascimento de uma pessoa com deficiência traz para os familiares a necessidade, muitas vezes estressante, de lidar com a demanda de uma criança diferente daquela criança "esperada" e "desejada" na família e na sociedade. A partir daí, segue-se a formação da identidade de uma pessoa deficiente, de uma "família deficiente" com todas as implicações que isso pode ter no futuro desenvolvimento físico e emocional dos envolvidos (Amor Pan, 2003; Becker, 1989; Doernberg, 1978; Farber, 1975; João, 1992; Lucas e Lucas, 1980; Marchezi, 1973; Meneandro, 1995; Nursey, Rohde e Farmer, 1991; Omote, 1980b; Paschoal, 1993; Silva, S. F., 1988; Terrassi, 1993; Wilson, Blacher, Baker, 1989). No caso da deficiência adquirida, o que ocorre às vezes abruptamente, a vida da pessoa e de seus familiares é refeita em suas bases, a partir de uma família cuja identidade já estará formada como "normal", como "não deficiente". Nesse caso, há toda uma reestruturação da rotina, dos hábitos e da identidade, mas sempre a partir de uma identidade já formada inicialmente.

Uma outra possibilidade diz respeito ao prognóstico: uma deficiência pode ser progressiva ou pode estar estacionada em um determinado grau. Uma deficiência estacionada implica, para o sujeito e seus familiares, uma busca constante de adaptação e de melhoria das condições de vida em torno de uma dada condição já conhecida. No caso de a deficiência ser progressiva – por exemplo em crianças com distrofia muscular ou em adultos portadores de doenças crônicas –, essas adaptações e melhorias podem implicar um maior grau de ansiedade e complexidade. Entretanto, vale lembrar que quaisquer que sejam as condições, o desenvolvimento inerente ao ser humano impõe, a ele e a seus familiares, uma constante mudança nos processos de interação, e novas necessidades adaptativas sempre surgem. No caso da vida das pessoas com deficiência, essa adaptação implica também a busca constante do exercício de uma vida digna em sociedade.

Por fim, o último conjunto de variáveis diz respeito às áreas afetadas. Nesse aspecto, as deficiências podem ser cognitivas, motoras e/ou sensoriais, ou ainda múltiplas. O Quadro 1 mostra a grande variedade nas manifestações do que chamamos de "deficiência". De qualquer forma e sob quaisquer cruzamentos dessas variáveis, entretanto, prevalecem os preconceitos e a discriminação social em uma sociedade que, segundo Pinel (1993; 1999), diante da pessoa com deficiência, acentua as diferenças e generaliza uma incapacidade para todos os aspectos da vida humana.

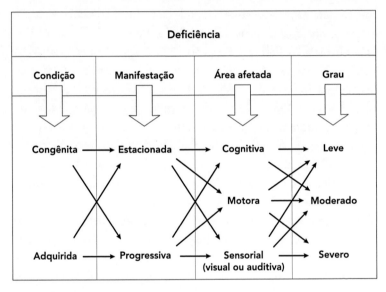

Quadro 1 – Variáveis da manifestação da deficiência.

Uma reflexão é necessária: será lícito utilizar uma mesma palavra – deficiência – para indicar um conjunto tão diversificado de incapacidades? A partir disso, segue-se outra questão: será possível generalizar as concepções que se têm sobre a sexualidade dos deficientes se, em cada caso, há uma configuração específica de incapacidades? Além disso: a história de vida, singular para cada indivíduo, não seria também um fator importante a ser considerado? Quando julgamos um deficiente pelo seu "rosto", corremos um sério risco de desconsiderar todas as possibilidades que existem, em relação à sua sexualidade, de humanização, cidadania e plena inclusão social.

2
TODOS NÓS, COM DEFICIÊNCIA OU NÃO, SOMOS SEXUADOS

Talvez a maior dificuldade em aceitar a sexualidade de alguém com alguma deficiência esteja no fato de que as pessoas se incomodam com a ideia de "sexo", desconsiderando que tal ideia "genitaliza" o conceito mais amplo que é a sexualidade. Àquele que foge aos padrões de normalidade e, mais ainda, aos padrões de "perfeição", são atribuídos tabus, mitos, crenças e concepções relacionadas à proibição do prazer no ato sexual e à procriação, esquecendo-se da capacidade de amar e ser amado, esquecendo-se do desejo erótico, atributos inerentes ao ser humano e preservados sob quaisquer condições de limitação.

A negação da sexualidade de uma pessoa com deficiência tem como fundamento a ideia de que os deficientes são assexuados. Não se questiona a sexualidade da vida de alguém com deficiência, pois, para grande parte da sociedade, ela não existe – como se isso fosse possível. A esse respeito, Pinel nos esclarece:

> A ideia geralmente surge a partir de uma combinação entre a limitada definição de sexualidade e a noção de que o deficiente é neutro, isto é, não tem as mesmas necessidades, desejos e capacidades do não deficiente. A

verdadeira dimensão da sexualidade é ampla e inclui as reações eróticas ou pulsões reprodutivas. Torna-se oportuno dizer, no entanto, que ela não se limita a essas duas características. Esquecemos que o sexo é o componente biológico da sexualidade e que ela transcende a natureza para abraçar manifestações pessoais e sociais que mudam através da História. Um grande problema é que identificamos amor com fertilidade na legitimação do sexo procriativo, ao passo que nossa aceitação do sexo recreativo depende das circunstâncias apresentadas. É preciso deixar claro que a sexualidade independe – ou não – da existência de "incapacidade"; ou seja, a sexualidade é inerente a todo ser humano; as diferenciações ocorrem na exteriorização da atividade sexual, que pode estar modificada em alguns casos. Deficiência não é, definitivamente, sinônimo de assexualidade ou de problemática sexual (Pinel, 1999, pp.214-215).

Autores como Blackburn (2002), Buscaglia (1997), França-Ribeiro (1995), Gherpelli (1995), Gale (1989), Glat (1992), Glat e Freitas (1996), Pinel (1993) e Maia (2001a) têm defendido que as dificuldades sexuais apresentadas pela pessoa com deficiência, seja esta mental, física ou sensorial (auditiva e visual), são, em parte, impostas pela deficiência, e em grande medida impostas pela sociedade. Na maioria das vezes, a complexidade da sexualidade enfrentada pelas pessoas com deficiência decorre do conjunto de diferentes atitudes sociais: preconceito, desinformação, discriminação, inabilidade, falta de orientação sexual adequada, processo deficitário ou inadequado de educação sexual familiar, descrédito na capacidade de deficientes em expressar sentimentos e desejos sexuais, valores e concepções distorcidos etc.

Muitas pessoas, com diferentes deficiências ou não deficientes, crescem desprovidas de informações sobre sexo, mergulhadas em um processo de educação sexual deficitário e inadequado e carentes de experiências erótico-afetivas na infância e na adolescência. As relações familiares e sociais da pessoa com deficiência, em geral, se caracterizam por isolamento, segregação e controle comportamental excessivo, gerando dependência e insegurança e limitando a possibilidade de crescimento pessoal e social. Para Pinel (1999), Glat (1992), França-Ribeiro (1995) e Amor Pan (2003) muitas atitudes impróprias são manifestadas pelas pessoas deficientes devido ao isolamento, à segregação e à ignorância decorrentes da educação sexual inadequada recebida de familiares e da comunidade.

Já comentamos que:

> É inegável que a sexualidade é inerente a todas as pessoas e que o exercício da sexualidade independe em sua manifestação da presença ou da ausência de deficiências. Muitas crianças e adolescentes com deficiências, das mais diversas, não recebem uma educação sexual comum à maioria das pessoas e, por isso, acabam sendo considerados, numa generalização absurda, como deficientes não só em algumas habilidades, mas também em sua sexualidade (Gale, 1989; Sinason, 1993; Gherpelli, 1995). Isso reflete um preconceito social e uma visão fragmentada das pessoas com relação aos diferentes aspectos que constituem a vida humana (biológico, psicológico e social) (Maia, 2001a, p.38).

Considerando os processos de educação e de repressão sexual vigentes em nossa sociedade, percebemos que a pessoa deficiente sofre influências poderosas e nefastas. Aos "limitados" biológica, psicológica e socialmente, as cobranças de perfeição, eficiência e produtividade parecem mais acirradas e mais cruéis. Aos "marginalizados" da curva social normal, a cobrança de desempenho e de sucesso é agravada sob os olhares dos pais, dos familiares, da comunidade e deles próprios. Nesse sentido, as tais "regras" sociais repressivas têm um peso redobrado na complexa vida de alguém com deficiência.

Segundo Pinel:

> Os preconceitos existentes na sociedade também se refletem no próprio deficiente, que passa a acreditar que a única forma válida de satisfação sexual é aquela em que o coito de repertório limitado, como, por exemplo, papai e mamãe, invariavelmente culmina em orgasmo. O potencial sexual de muitas pessoas, deficientes ou não, tem sido limitado, notadamente pela ênfase dada aos contatos tradicionais pênis-vagina e à obrigatoriedade do orgasmo, quando não deturpado por um atletismo sexual, em que o que vale são a técnica e o tempo. O desempenho sexual de alguém com alterações motoras importantes, por função ou dor (por exemplo, lesão medular ou artrite), jamais poderá reger-se pelas regras

da maioria. E estas nem sempre são as mais satisfatórias, até mesmo para os não deficientes. A exploração e a experimentação, tão essenciais para o desenvolvimento erótico-afetivo de qualquer pessoa, acabam sendo duplamente tolhidas no portador de deficiências, que confunde limitação com incapacidade (Pinel, 1999, p.215).

Atualmente têm sido frequentes, em relação à sexualidade, as discussões sobre o direito, de indivíduos portadores de alguma deficiência, ao amor e ao sexo e sobre os aspectos sociais e biológicos que envolvem tais questões. Muitas pessoas com deficiência são alvo da repressão sexual, mas isso não elimina suas emoções e necessidades sexuais. Além disso, tais pessoas, em geral, são desprovidas de informações e de orientação sexual, e é essa desinformação geral dos deficientes e de seus familiares que estimula o preconceito que alimenta a restrição ao direito a uma vida sexual livre, plena e satisfatória (Amor Pan, 2003; Blackburn, 2002; Buscaglia, 1997; Fróes, 2000). Segundo França-Ribeiro (1995), o processo de educação sexual é permeado pela repressão sexual, histórica e culturalmente determinada, que atinge deficientes e não deficientes. Devido às representações dadas à deficiência e às expectativas negativas em relação às possibilidades de desenvolvimento de pessoas deficientes, o efeito desta repressão é mais enfático para elas.

Segundo Fróes (2000), a sexualidade da pessoa deficiente é um fenômeno com múltiplas facetas interligadas: questões econômicas, políticas, culturais e educacionais. Além disso, como já foi dito, as pessoas com deficiência estão sujeitas às mesmas pressões ideológicas da repressão sexual. Também sofrem de forma mais grave os efeitos dos padrões de beleza, perfeição e felicidade, especialmente no caso das mulheres. Muitas pessoas com deficiência incorporam tanto os mecanismos da repressão que internalizam de forma generalizada as suas limitações, alimentando os preconceitos que as excluem da sua vida sexual plena. Segundo a autora:

> O que não se pode entender é que, ao assumir suas limitações, o portador de deficiência se deixe limitar por elas aceitando-se e muitas

vezes acreditando-se rejeitado; não se permitindo vivenciar experiências afetivo-sexuais pela introjeção de preconceitos advindos de uma sociedade, esta sim, deficiente de informação. [...]. É uma luta difícil e muitas vezes solitária a da mulher portadora de deficiência de fazer valer seu lado feminino desvinculado da dependência que a própria condição de mulher lhe impõe, agravada pela imagem socialmente construída de dependência e fragilidade associada à deficiência e ao sexo feminino. A revolução sexual que liberou a sexualidade também provocou sua supervalorização, criando símbolos sexuais que levantam novas barreiras para a autoestima do deficiente. A mulher deficiente, em especial, precisa vencer esses mitos de beleza além de lutar contra os preconceitos que a própria condição de mulher lhe impõe e pelo direito ao amor, ao casamento e à maternidade (Fróes, 2000, p.27).

Autores como Anderson e Kitchin (2000) têm defendido que pessoas com deficiências, sejam quais forem, têm sua sexualidade ativa preservada e que ninguém é tão deficiente que não obtenha do sexo alguma satisfação e reforço pessoal, seja com um companheiro ou sozinho. Segundo eles, os estereótipos sociais relativos à sexualidade da pessoa com deficiência afirmam que a sexualidade dessas pessoas não existe e ainda que, diferentemente de pessoas não deficientes, elas não manifestam sentimentos de desejo e amor e não buscam gratificação sexual nem têm esperanças de manterem um relacionamento duradouro ou construírem uma família. Os autores reconhecem que as pessoas com deficiências não formam um grupo homogêneo e que a maioria das dificuldades cotidianas encontradas na vida de alguém deficiente em relação à sexualidade é causada pelo fracasso dos recursos educacionais e dos serviços disponíveis em proporcionar a eles esclarecimento sobre o tema.

Para Amor Pan (2003), os especialistas que procuram estudar a sexualidade da pessoa com deficiência têm apontado que algumas características destas pessoas merecem atenção, por exemplo: a) o desenvolvimento de uma autoimagem desvalorizada; b) comportamentos de solidão; c) sentimentos de estresse e ansiedade e d) uma necessidade de aceitação e aprovação social mais evidente. Segundo Amor Pan:

O indivíduo vai conhecendo suas peculiaridades e sucessivas dificuldades no domínio de situações e na realização de tarefas e vai se tornando progressivamente consciente de que é diferente dos outros, sobretudo durante a adolescência. Dificuldades que não vê nos outros ou nas crianças a seu redor e que adquirem diversos significados de acordo com as conotações que as outras pessoas lhes atribuem. Existe uma repercussão emocional do reconhecimento da própria limitação e certa resistência a aceitá-la, que pode provocar uma baixa autoestima e uma imagem desvalorizada de si mesmo. Esse resultado é compreensível se se considera a situação marginal (tanto por falta como por excesso) na qual, desde o seu nascimento, se desenvolve sua existência (Amor Pan, 2003, p.82).

Pinel (1999) acredita que a maioria das pessoas com deficiência assimila a ideia de que é portadora de um corpo fragmentado, a partir de uma imagem social marginalizada e degradante. Além disso, pode tornar-se vulnerável, física e emocionalmente, às agressões explícitas e implícitas que sofre. Não é estranho, portanto, que a maioria das pessoas com deficiências tenha problemas de socialização, de carência afetiva, de dependência emocional e também dificuldades para se tornarem adultos capazes de lutar por seus direitos sociais, inclusive os relacionados à sexualidade.

Buscaglia reconhece essa dificuldade de socialização como uma condição comum às pessoas com deficiência e procura incentivar os educadores e os pais a prestarem mais atenção a isso, procurando estimular seus filhos e alunos a vivenciarem maiores contatos que permitam desenvolver relacionamentos saudáveis:

> Alguns jovens deficientes se isolam das outras pessoas, talvez por se sentirem incapazes de ter relacionamentos "normais" ou por acreditarem que ninguém se importa com eles. É necessário incitá-los a se envolverem em atividades e a buscar companhia. Qualquer coisa que os faça sentirem-se bem em relação a si mesmos e mais à vontade com os outros ajudará – acampamentos, atividades criativas em conjunto, acompanhantes voluntários, tudo que possa promover uma sensação de realização e coletividade é aconselhável. A princípio podem-se organizar reuniões de grupos e discutir suas apreensões, de forma que saibam que seus sentimentos são experimentados por quase todo mundo (Buscaglia, 1997, p.362).

Buscaglia (1997, p.358) tem defendido que, antes de tudo, é preciso "reconhecer que as pessoas portadoras de deficiências tenham direito à expressão sexual plena e responsável". Para este autor, o ajustamento social da pessoa com deficiência se deve mais a uma autoimagem favorável, ao desenvolvimento das capacidades de socialização e de produção do que à natureza da deficiência ou sucesso ou fracasso acadêmico, isto é, deve-se fundamentalmente ao desenvolvimento saudável de sua sexualidade proporcionado por uma inserção social mais ampla.

Parece claro, então, que toda pessoa é inerentemente sexuada, expressa sua sexualidade de forma difusa e ampla e, em geral, anseia pelo estabelecimento de uma relação amorosa. A maioria das pessoas, deficientes ou não, em especial na adolescência, irá desenvolver um interesse por relacionamentos sexuais-afetivos. Buscaglia afirma que se a pessoa com deficiência puder vivenciar uma maior socialização, por meio de interações com outros jovens na sala de aula ou em outras atividades, é muito provável que ela queira namorar como os demais colegas. Dependendo da natureza das deficiências e das suas especificidades podem ocorrer diferentes situações de ansiedade, autoimagem negativa e baixa confiança em maior ou menor grau. Para evitar isso, é fundamental oferecer informações específicas adequadas, desenvolver um processo de socialização favorável, além de estimular cuidados pessoais com a saúde e a aparência.

> Em geral, os jovens possuem uma experiência maior de relacionamentos com pessoas do próprio sexo e, a princípio, podem se sentir ameaçados e nervosos na presença do sexo oposto. Em particular os deficientes físicos se preocupam que as muletas, os membros artificiais, as cadeiras de rodas, os movimentos desajeitados do corpo e os problemas da fala, farão com que pareçam pouco atraentes e os levarão à rejeição [...]. Existem algumas coisas que todas as pessoas podem e devem fazer para manter a forma e uma aparência agradável. O cuidado pessoal, as boas maneiras, a vestimenta adequada [...]. Devemos ajudar os deficientes a tomarem consciência de que algumas pessoas os acharão feios, outras não darão importância a isso e outras ainda os verão belos, independentemente de sua aparência real. Quando amamos alguém, a aparência física não é tão

importante quanto a riqueza interior e a individualidade. A maior parte dos adolescentes deficientes não está emocionalmente preparada para a intimidade e o envolvimento das relações sexuais. Visto que já carregam a ansiedade em relação a seu estado físico ou mental, podem ser mais suscetíveis às perturbações emocionais e a consequente insegurança e ansiedade provenientes de pensamentos e experiências sexuais insatisfatórios ou dominados pela culpa (Buscaglia, 1997, pp.365-366).

Surís, Resnick, Cassuto e Blum (1996) argumentam que, historicamente, pessoas com deficiências ou doenças crônicas têm sido consideradas infantis e inocentes e, portanto, seres assexuais. É como se a vida sexual somente fosse possível às pessoas saudáveis. Para estes autores o comportamento sexual é aprendido no contexto familiar, na comunidade, na escola e entre amigos. As pessoas com deficiências têm experiências sociais mais limitadas e são, muitas vezes, estigmatizadas e percebidas como se tivessem desejos românticos e sexuais diferentes dos da população saudável. A expressão sexual dos adolescentes com deficiências ou doenças crônicas, em geral, é desconsiderada pelos pais e professores, pois estes duvidam de suas capacidades de reprodução e negam a eles sua sexualidade. Uma das consequências desta negação pelos pais é que muitas pessoas com deficiências crescem desprovidas de informações e podem se engajar mais facilmente em comportamentos sexuais arriscados como, por exemplo, ter múltiplos parceiros ou não fazer uso de contracepção.

Os autores também comentam que, embora pareça um paradoxo, as crianças e adolescentes com deficiências ou doenças crônicas não visíveis têm enfrentado ainda mais dificuldades que aqueles com deficiências mais óbvias (visíveis). O que a literatura diz sobre isso é que a deficiência, quando é visível, obriga o adolescente a aceitá-la e a aceitar a si mesmo como "uma pessoa com deficiência". Essa aceitação contribuiria para um melhor ajustamento emocional na vida adolescente e adulta. Por outro lado, quanto mais evidente, incomum ou severa a manifestação de uma deficiência, mais difícil seria para a população considerar como "normais" as relações interpessoais e sexuais entre deficientes e não deficientes, pois existiria a crença de que as pessoas muito comprometidas por uma deficiência ou doença crônica teriam menor probabilidade de se envolver sexualmente que seus pares com deficiências não visíveis ou as pessoas sem nenhuma deficiência (Surís, Resnick, Cassuto e Blum, 1996).

Moura, L. C. M. (1992) acredita que essa diferença entre a deficiência aparente e a deficiência invisível pode interferir no processo de reintegração social das pessoas com deficiências. A visibilidade da deficiência pode tanto atrapalhar como ajudar. Para este autor, uma deficiência explícita como, por exemplo, uma pessoa fazendo o uso de cadeira de rodas, justificaria para a sociedade suas limitações sociais de trabalho, locomoção etc. Tanto que, se uma pessoa com cadeira de rodas consegue desenvolver tarefas como as pessoas não deficientes, pode ser alvo de comentários exagerados sobre suas virtudes, chegando-se até mesmo a considerá-la um "super--herói": "... ele gostaria é de ser tratado como um ser humano, com limitações, e que apesar delas conseguiu com ou sem ajuda, se adaptar a uma situação normalmente desfavorável" (Moura, L. C. M., 1992, p.9). Ao mesmo tempo, se a visibilidade da deficiência pode causar piedade ou louvores exagerados, pode também causar discriminação e afastamento social como, por exemplo, a dificuldade de transporte (geralmente os taxistas ou motoristas de ônibus não param quando veem uma pessoa deficiente usando cadeira de rodas), dificuldade de relacionamentos (uma pessoa interessada em outra se afasta quando se depara com a deficiência visível) etc. Moura ainda argumenta que pessoas com deficiências não visíveis podem também sofrer discriminação e constrangimento ao serem cobradas de coisas que não poderão realizar. De qualquer forma, o autor compartilha a ideia de que quanto mais visível for a deficiência, mais rapidamente a pessoa aceitará sua condição, seus limites, possibilidades, sua identidade de pessoa deficiente, ajudando-a na integração social:

> É, pois, a questão da visibilidade/gravidade de extrema importância na vida da pessoa com deficiência. Temos notado em nossa vivência com o amputado, bem como em nossa experiência em atendimento a

portadores de deficiências várias, que apesar das tentativas dos técnicos em reabilitação tentarem "disfarçar" uma deficiência, são os portadores de deficiência mais aparente os que mais se adaptam aos seus problemas e mais se aceitam numa nova vida (Moura, L. C. M., 1992, p.11).

Estudos sobre aspectos da sexualidade relacionados à deficiência

Surís, Resnick, Cassuto e Blum (1996) estudaram em adolescentes com e sem doenças crônicas ou deficiências[1] os seguintes comportamentos sexuais: orientação afetivo-sexual, gravidez e história de abuso sexual. Os autores não encontraram diferenças significativas entre os jovens quanto a terem tido ou não uma relação sexual, quanto à idade da primeira relação sexual, à ocorrência de gravidez, ao uso do contraceptivo ou à orientação afetivo-sexual heterossexual ou homossexual. Também não encontraram diferenças entre meninos e meninas com deficiências visíveis e não visíveis. Entretanto, considerando as pessoas com deficiências não visíveis, tanto meninas quanto meninos mostraram maiores índices de abuso sexual; os meninos relataram maiores índices de doenças sexualmente transmissíveis, o que também ocorreu entre as meninas do grupo de pessoas com deficiências visíveis. Os autores concluíram que os jovens com doenças crônicas ou deficiências visíveis são tão envolvidos sexualmente com seus pares quanto as pessoas "normais", e é significativamente mais provável a ocorrência de abuso sexual nessa população. A visibilidade da deficiência ou da doença não parece afetar os comportamentos sexuais dos adolescentes e todos, sem dúvida, necessitam de uma

---

1 Os autores investigaram dois grupos: adolescentes com condições de deficiências visíveis e não visíveis. O grupo de adolescentes com condições visíveis era composto por 460 jovens (149 homens e 311 mulheres) com casos de paralisia cerebral, distrofia muscular e artrite. O grupo de adolescentes com condições não visíveis era composto por 1.068 jovens (450 homens e 618 mulheres) com casos de diabetes, asma e convulsões.

orientação sexual compreensível, discutindo sexualidade, contracepção e abuso sexual.

Choquet, Fediaevsky e Mandredi (1997) realizaram um estudo comparando o comportamento sexual de um grupo de adolescentes com alguma deficiência física ou doença crônica a outro grupo de adolescentes saudáveis. A pesquisa teve amplitude nacional na França durante o ano de 1993, da qual participaram 732 adolescentes considerados saudáveis e 604 não saudáveis recrutados de todas as escolas que representassem os distritos metropolitanos da França. As questões investigadas referiam-se às características sociodemográficas, à escolarização, à saúde, ao consumo de drogas ilícitas e lícitas, ao comportamento delinquente e violento e também à saúde mental e física (depressão e comportamento suicida, estilo de vida, relacionamento com família e amigos e educação). Outras questões analisaram as doenças ou deficiências dos jovens, os comportamentos sexuais e os comportamentos relacionados à contracepção, além das informações recebidas sobre sexualidade e de variáveis sociodemográficas como idade, nacionalidade, etnia da família, e dados sobre os pais, como residência, educação, estado civil e trabalho.[2]

Estes autores observaram uma série de relações entre as variáveis analisadas. Destacamos, entre os resultados obtidos, aqueles especificamente relacionados ao comportamento sexual. Entre os meninos, 52,2% do grupo não saudável *versus* 42,3% dos adolescentes do grupo saudável relataram ter tido pelo menos um episódio de relação sexual durante suas vidas (p < 0,0001). Entre as meninas, as porcentagens foram 37,8% *versus* 28,2% (p < 0,0001). A análise estatística relevou que, entre os meninos, há uma relação entre condição saudável e frequência de relação sexual. Para meninos e meninas, a relação sexual foi associada à idade, esco-

---

2   O grupo de adolescentes não saudáveis era composto por jovens com câncer, hemofilia, artrite, paralisia parcial, insuficiência renal, patologia gástrica, epilepsia, diabetes, desordem mental, eczema, deficiência auditiva, deficiência visual, cardiopatia, deformidades físicas, infecções e asma.

laridade e estado civil dos pais. Entre os adolescentes do grupo não saudável com vida sexual ativa o único contraceptivo usado foi o preservativo masculino (camisinha) entre os meninos, ainda que apenas regularmente, e a pílula (contraceptivo oral) entre as meninas. O comportamento sexual dos meninos não difere entre os adolescentes saudáveis e não saudáveis. Porém, as meninas do grupo de adolescentes não saudáveis têm padrões mais variados de comportamento sexual, usando a pílula com maior frequência para contracepção e relatando mais casos de gravidez, comparadas às meninas do grupo saudável. Sobre as informações recebidas dos pais, os autores observaram que entre os meninos do grupo de adolescentes não saudáveis há relatos de terem recebido mais informações pelos pais sobre gravidez e Aids se comparados aos meninos do grupo de adolescentes não saudáveis.

Choquet, Fediaevsky e Mandredi (1997) discutem seus dados lembrando que, embora a pesquisa tivesse âmbito nacional, vários jovens com deficiências ainda não frequentavam as escolas regulares do país, ou nenhuma escola na ocasião da coleta de dados, e não responderam à pesquisa. Além disso, quem considerou ter ou não a condição deficiente ou doente foram os próprios jovens, o que pode ser um viés e explicar por que o grupo não saudável era tão grande. A hipótese de que seria encontrada menor atividade sexual entre os adolescentes do grupo não saudável não foi confirmada. Aqueles com uma deficiência ou uma doença crônica relataram mais atividades sexuais que os outros. Adolescentes não saudáveis foram mais informados sobre gravidez e Aids pelos pais, diferentemente do grupo de adolescentes saudáveis, especialmente os meninos. Esses dados sugerem, segundo os autores, que os pais de adolescentes não saudáveis ficam mais preocupados com as consequências negativas do comportamento sexual precoce e, por isso, se preocupam em informar mais seus filhos. Sobre o comportamento preventivo, embora o uso de preservativo masculino tenha sido observado nos dois grupos, 3% das meninas do grupo de jovens não saudáveis tinham ficado grávidas. Os autores concluem que a informação e o uso de contracepção são sempre necessários entre os jovens não saudáveis ou saudáveis.

Nesse sentido, segundo Choquet, Fediaevsky e Mandredi (1997), os resultados deste estudo mostram que, diferentemente do que se acreditava, jovens com doenças crônicas ou com diferentes deficiências têm mantido relações sexuais com índices, inclusive, mais elevados do que o dos adolescentes saudáveis. Os profissionais da saúde deveriam informar todos os adolescentes sobre abuso sexual, contracepção e prevenção de DSTs desde o início da puberdade, especialmente os jovens não saudáveis, porque a doença poderia, inclusive, interferir na gestação.

Um outro estudo aponta a atratividade e o estereótipo mantido na sociedade sobre as pessoas com deficiências relacionados ao risco de abuso e violência sexual. Kvam (2000) afirma que embora haja a crença de que as crianças com diferentes deficiências não são, em geral, atrativas e por isso seriam consideradas menos sujeitas ao assédio de adultos e ao abuso sexual, é consenso, na literatura, que as crianças deficientes são frequentemente alvo de assédios e são mais vulneráveis ao abuso sexual do que as pessoas não deficientes. Kvam (2000) afirma que os estudos norte-americanos mostram que o risco de uma criança ser abusada sexualmente é duas a três vezes maior quando esta é deficiente. O autor realizou um estudo para verificar se este seria o caso entre as crianças norueguesas e investigou as características do grupo de suspeitos de terem sido abusados sexualmente. O estudo foi realizado em todos os 26 hospitais pediátricos da Noruega. Foram investigadas, durante o período de 1994 a 1996, todas as crianças que passaram por um exame médico para detectar um possível abuso sexual. O autor observou quantas eram deficientes (moderados ou severos), de quais deficiências se tratava, a idade e o gênero da criança avaliada e a conclusão da avaliação médica sobre a ocorrência ou não do abuso sexual.

Segundo Kvam (2000), de todas as 1.293 crianças avaliadas 1,7% delas tinham deficiências severas. As crianças com deficiências severas e moderadas formavam um grupo de 6,4%, e as deficiências relatadas foram: problemas de concentração, retardo mental, deficiência física, deficiência auditiva e visual, deficiência de comunicação, síndromes, psicoses e deficiência múltipla, sendo mais predominante a ocorrência das três primeiras deficiências: 28, 20 e 17 crianças, respectivamente. Os médicos que avaliaram as crianças responderam a um questionário sobre o resultado de sua avaliação que tinha três pontos em uma escala: "provavelmente não abusada", "incerto" e "provavelmente abusada". Os resultados mostraram que 21 crianças do grupo de deficientes severos, com exceção de uma menina, não foram excluídas da possibilidade de abuso sexual. A porcentagem de "provavelmente abusada" aumentou dependendo da severidade da deficiência. Ou seja, essas crianças foram mais frequentemente consideradas "provavelmente abusadas" que as crianças não deficientes. O grupo de crianças deficientes tinha mais meninos que o grupo de não deficientes.

Crianças com deficiências, muitas vezes, têm problemas de comunicação e são menos capazes de relatar a ocorrência de um abuso sexual, menos capazes de se defenderem ou, ainda, têm um menor conhecimento sobre seu próprio corpo e sobre o que é ou não tolerável no comportamento do outro. Essas circunstâncias levam, em geral, crianças com deficiências mais comprometedoras a formarem um grupo mais vulnerável ao risco do abuso sexual. O autor concluiu que foram poucas as crianças deficientes que procuraram o hospital pediátrico com suspeita de terem sido abusadas sexualmente. Para ele, isso indica que, quando se trata de uma criança com uma deficiência severa, os cuidadores e adultos em geral não costumam reconhecer o assédio como um abuso sexual e como uma agressão, ainda que seja evidente que isso tenha ocorrido e, normalmente, não encaminham essas crianças para uma avaliação médica (Kvam, 2000).

Reche (1994) investigou a construção de teorias sexuais em 17 adolescentes com deficiência mental: sete deficientes mentais de grau leve, correspondente ao estágio cognitivo das operações concretas, e dez deficientes mentais de grau médio, correspondente ao estágio cognitivo pré-operacional, segundo a conhecida caracterização piagetiana. Segundo a autora, Freud, em 1905, classificou e definiu as teorias sexuais infantis como aquelas crenças, próprias da criança, sobre nascimento, fecundação e diferenças entre sexos originadas, basicamente, de duas situações: uma relacionada ao desenvolvimento psicossexual e outra decorrente das fortes pressões educacionais. A hipótese da autora seria a de que as teorias sexuais conscientes dos adolescentes com deficiência mental seriam muito semelhantes às teorias de pessoas não deficientes, ainda que o desenvolvimento cognitivo dessa população estivesse comprometido por um raciocínio lógico precário, ou seja, ainda que as teorias sexuais infantis do deficiente mental correspondessem a um nível de desenvolvimento cognitivo pré-operacional, mesmo que em outras situações educacionais ele apresentasse estágios cognitivos inferiores.

A autora analisou vários relatos dos adolescentes e observou que, no grupo dos sete deficientes mentais leves, três mencionaram a vagina como órgão pelo qual o bebê pode nascer e dois mencionaram que a fecundação contava com o sêmen masculino. Nesse grupo, os adolescentes deficientes mentais reconhecem a necessidade do pai e da mãe para a concepção (todos confirmaram que o bebê é gerado quando se juntam um homem e uma mulher), mas ignoram como cada um pode contribuir no processo de fecundação; um deles verbalizou a seguinte teoria sexual sobre fecundação: *"o pai põe o pênis no óvulo da mãe"*. No que se refere às diferenças sexuais, dois jovens mencionaram o pênis e a vagina como características sexuais que diferenciam o sexo masculino do feminino e um deles verbalizou a seguinte teoria sexual: *"o homem tem pênis e a mulher, trompa"*. Sobre a importância de cada um dos progenitores, o grupo, no geral, reforçou as fantasias relacionadas a "mãe ser mais importante que o pai para se ter um bebê", sustentada nas ideias de mãe nutrícia, protetora e receptáculo de bebê. Sobre a vida intrauterina, todos os jovens mostraram saber que o nenê se forma e cresce dentro da mãe e essas teorias sexuais versam sobre a agressão ao ventre materno: *"machuca a mãe porque dá pontapés"*, *"o cordão umbilical está na garganta da mãe"*. Finalmente, sobre o nascimento, as teorias desse grupo foram as seguintes: *"a cabeça do bebê sai pela vagina e as pernas, pela barriga"*; *"custa muito à criança nascer, por isso sai chorando"* (fantasia do trauma do nascimento). No grupo dos dez deficientes mentais, grau moderado, notou-se a seguinte teoria sexual sobre as diferenças sexuais: *"quando estão nus, os meninos e as meninas são iguais"*. Os jovens deste grupo não observaram diferenças anatômicas entre os sexos. Nenhum deles mencionou alguma diferença sexual, o que reforça a fantasia do pênis universal. Sobre a fecundação e o nascimento, as teorias verbalizadas por alguns jovens sobrepõem diferentes fases do desenvolvimento psicossexual psicanalítico. Um dos adolescentes verbalizou *"que a mãe fica grávida porque come muito (legumes, pães e carne) e o bebê nasce por uma abertura praticada pelo médico no ventre da mãe"*. Para esse jovem, a teoria da fecundação relacionada ao ingerir algo demonstra a fantasia do "bebê-excremento" da fase anal, mas em relação ao nascimento (pela barriga) a fantasia da fase genital. Outro jovem também explicitou fantasias evidenciando essas fases de desenvolvimento de forma sobreposta. Para ele, *"o bebê é fruto do casamento"* (embora não explique como) e também o *"nascimento é anal"* (teoria da cloaca). Outras teorias da fecundação versaram sobre a *"absorção de comprimidos"*, *"consequência do beijo"*, *"o pai põe os óvulos na vagina da mulher"* e *"o bebê preexiste no hospital e é depositado pelo médico na barriga da mãe"*. Somente duas adolescentes (sexo feminino) expressaram claramente que o bebê era gerado através de uma relação sexual e nenhuma delas verbalizou sobre a menstruação (relacionando a menstruação com a fertilidade). Sobre a fantasia relacionada à figura da mãe, os resultados repetem os do outro grupo, assim como sobre a vida intrauterina, em que todos os jovens verbalizaram que o *"bebê está na barriga da mãe"*. Sobre isso as teorias sexuais demonstradas foram: *"o bebê pega a comida com a mão, da barriga da mãe"*, o *"cordão umbilical está na boca da mãe"*. Sobre o nascimento, também mostraram a fantasia da agressão ao ventre materno: *"o ventre é aberto com uma faca ou uma tesoura"*, *"o bebê sai da barriga dando pontapés"*. A autora concluiu que:

> [...] sobre as teorias infantis dos deficientes mentais: como se formula na primeira hipótese, constata-se que [...] são muito semelhantes às teorias sexuais que, segundo a psicanálise, desenvolvem as crianças normais" e que "a competência evidenciada pelo sujeito no psicodiagnóstico do nível operativo nem sempre corresponde, com exatidão, às teorias sexuais

infantis" e ainda que "não existe correspondência entre a classificação do QI dos sujeitos estudados e as teorias sexuais infantis verbalizadas por eles (Reche, 1994, pp.46-47).

Russell e Hardin (1980) relatam diferentes estudos para mostrar como as pessoas com deficiência mental são capazes de compreender as informações sexuais. Um desses estudos investigou pessoas com deficiência mental, de idade entre 10 e 17 anos, que estudavam em escolas regulares, utilizando figuras sobre temas relativos à sexualidade. Mais da metade dos sujeitos mostrou um vocabulário apropriado para descrever o que acontecia nas figuras, mas sobre alguns temas, como relação sexual, gravidez e nascimento, os alunos mostraram pouco entendimento.

Desenvolvemos também (Maia e Camossa, 2002) um estudo com o objetivo de obter relatos sobre a sexualidade de cinco jovens, de ambos os sexos, com deficiência mental, por diferentes procedimentos metodológicos:

a) desenho da figura humana;
b) apresentação de bonecos da família sexuada perguntando a nomeação e função dos órgãos sexuais visualizados nos bonecos;
c) apresentação de pranchas sobre diferentes temas: namoro, casamento, masturbação, jogos sexuais, menstruação, relação sexual, gravidez, parto, amamentação e abuso sexual, perguntando aos sujeitos o que a cena descrevia e o que eles pensavam sobre o assunto.

Neste estudo, observamos que os jovens com deficiência mental têm noções de identidade e papéis sexuais; diferenciam e nomeiam os órgãos sexuais humanos, em especial, o órgão sexual masculino adulto, embora nem todos soubessem explicar sua função. Os jovens mostraram, ainda, com frases curtas, alguns conceitos sobre os diferentes temas apresentados. Masturbação, jogos sexuais e abuso sexual foram relatados de forma menos desenvolvida do que outros temas, como namoro, casamento, relação sexual, gravidez, parto e amamentação, talvez porque estes são temas mais divulgados e comentados na família e nas relações com a comunidade escolar. Comentamos em outro trabalho:

> Sobre os temas investigados, alguns relatos foram coerentes e bem relacionados às figuras (pranchas), como namoro, casamento, menstruação, relação sexual, gravidez, parto e amamentação. Ainda que os jovens não façam uma fala prolongada e articulada, mas se expressem com frases curtas e objetivas, nestas cenas ficou evidente que a maioria tem noção do conceito ao qual o tema se referia. Em outros assuntos, no entanto, como masturbação, jogos sexuais infantis e abuso sexual, os relatos são mais gerais sem desenvolver, de fato, o tema apresentado. A hipótese é de que masturbação e jogos sexuais infantis são experiências que fazem parte do desenvolvimento da sexualidade, mas que são vigiadas e "proibidas", especialmente para os deficientes, o que dificultaria uma explicação mais objetiva por parte deles sobre o assunto. Por outro lado, namoro, casamento, relação sexual, gravidez, parto e amamentação são temas mais comentados, divulgados e propagados na mídia, na sociedade e na família e desse modo tornam-se acessíveis à formação de um conceito, o que não acontece no caso dos demais. Acrescente-se, inclusive, que é comum isso acontecer tanto frente a pessoas com deficiências como àquelas sem este quadro (Maia e Camossa, 2002, p.213).

No estudo relatado por Glat (1992), a autora observou que é um estereótipo associar aos deficientes mentais uma incapacidade de analisar sua própria vida e expressar suas emoções, desejos e sentimentos. Nesse sentido, a autora procurou investigar, em jovens de ambos os sexos com deficiência mental, assuntos sobre sexualidade através de um roteiro de entrevista adaptado à complexidade da linguagem do participante. Glat (1992) observou que entre eles havia um baixo grau de interação social e as amizades e relacionamentos existentes eram entre colegas da mesma instituição, fato ainda mais recorrente tratando-se das mulheres. As experiências de namoro relatadas por eles limitavam-se a contatos físicos restritos e a algum grau de intimidade leve, sem relações sexuais. Os conhecimentos sobre sexualidade, funções corporais, reprodução e nascimento e métodos anticoncepcionais eram precários e superficiais. As respostas dos jovens foram bastante limitadas, pouco detalhadas e pouco descritivas chegando, às vezes, ao absurdo. Para ela, a pouca informação a respeito de aspectos básicos da sexualidade, como o funcionamento do próprio corpo, reflete uma educação sexual repressora, proibitiva, silenciosa e também um acúmulo de informações mal esclarecidas e deturpadas, pois "é a infantilização e o isolamento social, e não seu quociente intelectual ou problema neurológico que os impedem de gozarem de uma vida amorosa plena e satisfatória" (Glat, 1992, p.72).

Estudamos, também (Maia, 2001b), as questões da identidade sexual e dos papéis sexuais em jovens com deficiência mental e constatamos que é possível realizar pesquisas ouvindo o relato dessas pessoas sobre sua sexualidade. Nesse estudo observamos que os jovens mostraram noção de sua identidade sexual e de ter incorporado os papéis sexuais socialmente vigentes na nossa cultura; nele, afirma-se que "os dados sugerem que os clientes estão sujeitos à mesma repressão e discriminação sexual quanto às diferenças sociais entre homens e mulheres, característica da sociedade ocidental, ainda que pouco discutam, reflitam ou entendam sobre isso" (Maia, 2001b, p.625).

Rebolho e Rebolho (1991) realizaram um estudo sobre o desenvolvimento ginecológico e sexual com 100 mulheres com deficiência mental, sendo 38 delas de grau leve e 62 de grau moderado, na cidade de Curitiba, Paraná. As mulheres tinham entre 15 e 45 anos de idade, com predominância entre 15 e 20 anos (53%). Também participaram do estudo os familiares: 78 mães, 3 pais, 4 irmãos, 4 tias, 2 cunhadas, 2 madrastas, 1 avó. Cinco mulheres estavam internadas em orfanatos, não havendo, nestes casos, participação de familiares.

Sobre as queixas ginecológicas em geral, Rebolho e Rebolho (1991) observaram que: 59% não relataram nenhuma queixa e 41,4% relataram a ocorrência de leucorreia; 17%, irregularidade menstrual; 14,5%, cólicas menstruais; 7,3%, prurido vulvar; 5%, dor em hipogástrio; 4,9%, hipermorragia; 4,9%, aumento de pilificação; 2,5%, mamas pequenas, e 2,5%, amenorreia primária. Das mulheres, 54% nunca haviam feito nenhuma consulta ao ginecologista e 2% não souberam responder. A menarca dessas mulheres ocorreu, para a maioria, entre

10 e 14 anos (74%), entre 15 e 18 anos para 12% e entre 6 e 9 anos para 3%; em 3% dos casos, a menarca ainda não havia ocorrido. Os ciclos menstruais dessas mulheres foram considerados regulares em 71% dos casos, irregulares em 24%, ausentes em 3% e 2% não souberam informar. A higiene no período menstrual é feita pela própria paciente em 92% dos casos, em 5% deles pela mãe e 3% não menstruam.

Sobre os aspectos da sexualidade analisados neste estudo, as famílias responderam que: 47% percebem sua filha como mulher e 48% não.[3] Dos 48 casos em que a família não as percebia como mulheres, as razões apresentadas foram: "a filha é criança" (21), "tem comprometimento mental" (15), "pelo comportamento" (7), "não admitem a sexualidade da filha" (3), "não souberam explicar" (2). Sobre a existência de atividade sexual, 69% responderam que não, 26% sim. Sobre comentar com a filha sobre seu corpo, 55% dizem que não e 40%, sim. Os 69 familiares que não dão orientação sexual procedem assim porque: "acham que não há necessidade" (14), "sentem vergonha de conversar sobre" (12), "pelas condições mentais" (11), "para não despertar o interesse" (8), "falta de oportunidade" (7), "deixam para outras pessoas fazerem a orientação" (7), "não sabem falar sobre o assunto" (3), "não souberam explicar" (5), "não gostam de falar sobre" (2). Sobre uma possível relação sexual, 72% dos familiares acham que as mulheres deficientes não tiveram nenhum tipo de relacionamento sexual, 16% acham que sim; 83% não falam sobre anticoncepcionais e 12%, sim. A maioria não sabe explicar por que não fala sobre isso ou por que acha desnecessário fazê-lo. E, finalmente, sobre um possível casamento entre deficientes, os familiares posicionaram-se 52% contra e 31% aceitariam.

Nesse mesmo estudo, Rebolho e Rebolho (1991) descrevem que das 52 mulheres deficientes mentais que responderam à pesquisa (29 delas de grau leve e 23 de grau moderado), 50 delas afirmam que gostam de ser mulheres, 1 não gosta e 1 não respondeu; 48 (92,3%)

---

3   Lembramos que 5% dos casos são de mulheres internadas em orfanatos, por isso não há relatos de familiares.

afirmam gostar do próprio corpo e 4 (7,7%) afirmam não gostar; 18 mulheres sabem o que é uma orientação sexual (informação sobre questões da sexualidade) e 34 não sabem; 6 mulheres já tiveram relações sexuais (11,5%) e 46 (88,5%) não; 40 mulheres (76,9%) desejam se casar, 10 (19,2%) não e 3,9% nunca pensaram nisso; 36 (69,2%) desejam ter filhos, 13 (25%) não; 39 (75%) têm ou já tiveram namorados e 15 (25%) não. Os autores comentam que os familiares:

> De maneira geral não conversam com suas filhas sobre seu corpo, não falam a respeito do sexo. Poucos esclarecem sobre anticoncepção, procurando negar a sexualidade na maioria das vezes. [...]. Quanto à percepção da sexualidade por parte do deficiente mental, das pacientes que tiveram condições de responder ao questionário 96,1% percebem-se como mulher; gostam do seu corpo 92,3%; sentem desejo de casamento 76,9%; gostariam de engravidar 69,2%, e procuram um relacionamento afetivo (namoro) em 75% dos casos. Então, embora os pais não sintam, as pacientes têm uma percepção bastante segura da sua feminilidade, como também de suas necessidades como mulher (Rebolho e Rebolho, 1991, p.34).

Rebolho e Rebolho (1991, p.36) afirmam que os pais mostraram relutância em procurar um médico ginecologista quando suas filhas apresentavam algum problema ginecológico e, na maioria das vezes, é a escola que chama a atenção dos pais sobre essa necessidade. Os autores observaram que há grande incidência de problemas relacionados à dor no período menstrual seguidos de alterações emocionais importantes que repercutem nas relações familiares. Cinquenta e quatro por cento das mulheres apresentaram dor no período menstrual, que poderia ser remediada com antiespasmódicos comuns. A dor não medicamentada poderia levar a vários comportamentos das mulheres como: aumento da agressividade, irritabilidade, agitação, depressão e ansiedade. Os autores alertam que os profissionais que atuam com mulheres deficientes mentais deveriam prestar atenção ao período menstrual delas tanto para proporcionar o uso de medicação com orientação médica, quanto para esclarecer a família sobre o assunto, evitando a ocorrência de transtornos de relacionamento. Entretanto, apesar da intercorrência de dor nas mulheres, os autores concluem que *as alterações ginecológicas verificadas não estão relacionadas com a deficiência mental*, pois: "as mulheres deficientes mentais apresentam os mesmos problemas que os da população feminina em geral".

Estudos sobre a influência hormonal no comportamento feminino podem nos levar a uma compreensão mais ampla dos comportamentos ligados ao ciclo menstrual, o que pode resultar em medidas preventivas e educativas junto às mulheres com deficiência mental. Taylor, Rush, Hetrick e Sandman (1993) argumentam que há dados que sugerem existir relações entre comportamentos autolesivos (SIB)[4] e a variação do ciclo menstrual. Esses autores defendem que se a não regulação da endorfina está associada a SIB, mudanças sistemáticas no nível do sistema nervoso beta-endorfina, durante a menstruação, poderiam influenciar o comportamento dos indivíduos. Para investigar isso, realizaram um estudo procurando examinar esses comportamentos SIB em diferentes fases do ciclo menstrual de clientes com retardo mental. Os participantes foram 9 mulheres com deficiência mental entre 16 e 38 anos com frequentes SIBs e ciclos menstruais regulares (7 mulheres com retardo grau profundo, 1 mulher com retardo grau severo e 1 mulher com retardo grau moderado). Os autores observaram que o comportamento SIB foi mais elevado nas fases antecedentes e após a liberação do folículo, ou seja, que a manifestação dos comportamentos lesivos estaria, de forma mais importante, nesta fase do ciclo menstrual. Os autores apontam a necessidade de maiores estudos na área, por exemplo, sobre as diferenças quanto à tolerância ao sofrimento e o papel da beta-endorfina ou dopamina, também atuantes no ciclo menstrual ou ainda sobre a influência de outros hormônios como a gonadotropina e os esteroides hormonais. Salientam que o uso de medicamentos e/ou um controle hormonal poderiam ser estratégias para contribuir no controle desses comportamentos e também na diminuição do sofrimento dessas pessoas com retardo mental severo, diante das influências do ciclo menstrual.

---

4   SIB: *Self-Injury Behavior*.

Vasconcelos, V. O. (1996), citando diferentes autores em sua pesquisa bibliográfica, lembra dois aspectos relevantes em relação à menarca: a necessidade da higiene e de exames ginecológicos. O caráter prosaico dessas medidas chama atenção para o fato de que, mais importante que as preocupações com a idade média para a ocorrência da menarca ou as perturbações associadas ao ciclo menstrual, é o oferecimento, ao deficiente, de uma atenção sistemática e livre de preconceitos.

Hestnes, Stovner, Husoy, Folling, Fougner e Sjaastad (1991) realizaram um estudo com 29 adultos com síndrome de Down institucionalizados, avaliando variáveis clínicas e endócrinas e comparando com sujeitos-controle, também com deficiência mental e institucionalizados, mas sem a síndrome. Os autores avaliaram diferentes variáveis clínicas (massa corporal, altura, pulso, pressão sanguínea, desenvolvimento de mama, anormalidades cardíacas, pulmonares, pelos etc.) e endócrinas (hormônios como T3, T4, TSH, TBG, estradiol, testosterona, FSH, LH e SHBG). Das variáveis clínicas, o volume dos testículos e a massa corporal foram índices significativamente abaixo da média nos pacientes com Down, e o teste de função da tireoide mostrou uma média de TSH maior em pacientes com síndrome de Down, comparados aos pacientes-controle. Distúrbios hormonais e bioquímicos, além de tendências a manifestarem uma disfunção da tireoide, foram encontrados nos pacientes avaliados, especialmente em pacientes de sexo masculino. Algumas variações hormonais foram encontradas, mas sem relevância significativa, principalmente tratando-se de mulheres, em número reduzido na amostra. De qualquer forma, os dados encontrados ratificam e explicam a literatura na área que afirma que pacientes com síndrome de Down têm baixa estatura, testículos menores, redução da fertilidade e alta incidência de casos de hipotireoidismo. A literatura revela, ainda, que os testículos de pacientes com Down são morfologicamente alterados e os homens sindrômicos são inférteis, pois nunca se descreveu nenhum caso de pai com síndrome de Down. Quanto às mulheres com Down, também há redução da fertilidade, embora estas sejam férteis e existam casos na literatura que descrevem a maternidade. Acrescentamos que os autores não compararam os dados obtidos com uma população não deficiente, o que seria bastante interessante.

Zetlin e Turner (1985) estudaram os aspectos da adolescência junto a 46 jovens com deficiência mental através de observação participante e, em 25 deles, através de entrevista e história de vida. O objetivo do estudo foi descrever como adultos deficientes mentais e seus pais viram (retrospectivamente) os anos de vida adolescente e comparar aquele período de vida com as circunstâncias atuais da vida adulta. As categorias estudadas foram:

a) as questões conceituais;
b) os comportamentos considerados problemas;
c) as estratégias dos pais;
d) as questões sexuais e a adaptação adulta (independência).

Os filhos deficientes mentais e seus pais percebem, ambos, a experiência adolescente como sendo mais problemática que o período infantil ou os anos de idade adulta e, em geral, consideram os conflitos adolescentes como fatos "naturais". Para a maioria dos adolescentes deficientes mentais foram consideradas as mesmas questões que normalmente preocupam os adolescentes não deficientes mentais: identidade e autonomia. As questões mais problemáticas ressaltadas para o grupo de deficientes mentais foram a construção da identidade de deficiente e os limites nas experiências sociais: restrição dos pais, rejeição dos pares, discrepâncias na relação entre expectativa e performance são pontos problemáticos citados. Atualmente, a maioria dos jovens que participaram da pesquisa tem uma vida adulta independente (incluindo relacionamento e trabalho) e sente-se bem por viver uma vida pessoal e social com posses materiais, moradia própria, trabalho e relacionamento.

Segundo Pack, Wallander e Browne (1998) várias características da deficiência mental elevam o risco de um engajamento em comportamentos de risco: a) o baixo nível intelectual que diminui a capacidade de avaliação do risco; b) uma maior susceptibilidade aos pares;

c) uma maior exposição a situações de risco. As pesquisas na área são poucas e uma das razões é a dificuldade metodológica que há para avaliar adequadamente os comportamentos de risco em deficientes (questionários autodirigidos de múltipla escolha e autorrelato anônimo são as duas formas mais usadas nessas pesquisas). Tentando contribuir para essa questão, os autores elaboraram um estudo para relatar a existência de comportamentos de risco em adolescentes deficientes mentais leves em comparação com um grupo anônimo. Também realizaram entrevistas confidenciais e compararam os dados deste estudo com os relatados na região e na população geral nacional. O levantamento dos comportamentos estava baseado do CDC *Youth Risc Behaviors Survey* que inclui listas de comportamentos divididos em não intencionais (não usar o cinto ou capacete, por exemplo), intencionais (carregar arma, brigar, tentar suicidar-se, por exemplo) e comportamentos lesivos (ingerir drogas, álcool, comportamento sexual desprotegido). Neste estudo, os autores basearam-se nesta lista, mas retiraram os comportamentos sexuais de risco (gravidez e DSTs) por exigência da instituição escolar dos participantes onde a pesquisa iria ser feita.

Os autores discutem que um teste relacionou os comportamentos de risco e as características demográficas da amostra ao estado e à população nacional e não se obteve diferença significativa. Todavia, os próprios autores indicam limitações em suas conclusões: a) a amostra randômica de jovens com deficiência foi pequena; b) não foram considerados os comportamentos sexuais que, como se sabe, podem ser comportamentos de risco se não houver prevenção adequada; c) os participantes da pesquisa foram alunos que frequentavam a escola, não tendo sido incluídos os alunos faltosos que teriam, em tese, maiores chances de estarem engajados em comportamentos de risco. Enfim, a amostra final não foi comparável demograficamente à população do Estado e outros estudos deveriam ser feitos nesse sentido.

Uma dificuldade que coloca as pessoas deficientes mentais em condições de risco com relação à violência sexual ou às agressões físicas e psicossociais é a dificuldade em reconhecer emoções.

Hobson, Ouston e Lee (1989) elaboraram um estudo para investigar a habilidade para reconhecer emoções e nomeá-las e a habilidade de coordenar (combinar e relacionar) voz e expressão facial em seis tipos de emoções junto a 42 participantes distribuídos em grupo experimental com 21 pessoas com deficiência mental (grau leve) e em grupo controle com 21 pessoas não deficientes mentais. O método utilizado consistiu numa tarefa de discriminação relacionando seis emoções específicas: felicidade, infelicidade, nojo, desgosto, surpresa e raiva e seis situações de não emoção (veículo, pássaro, jardim etc.). Para cada tentativa ouvia-se um som (dentre 10 sons diferentes) e depois pedia-se para que o sujeito escolhesse dentre 6 fotos apresentadas qual fazia parte ou relacionava-se ao som (voz). Os sons das emoções eram feitos por vozes femininas e masculinas: grunhido, choro, risada etc. Os sons neutros eram: som de veículos, pássaros, aparelhos domésticos, objetos de jardinagem, água e andar em movimento. Os resultados desse estudo mostraram que, para ambos os grupos, o reconhecimento da relação entre sons e "figuras de não emoção" foi mais facilmente estabelecido entre veículos e pássaros. A diferença significativa entre os grupos ocorreu nas tarefas de reconhecimento de emoções, mesmo quando estas eram mais fáceis que as tarefas de reconhecimento de situações neutras. No geral, o padrão foi similar em ambos os grupos. Os erros mais comuns entre os deficientes foram entender "surpresa" como "felicidade" e entender "medo" como "tristeza" e entre os não deficientes foi entender "raiva" como "nojo".

Hobson, Ouston e Lee (1989) apontam que o padrão de erro foi similar nos dois grupos (pessoas deficientes e não deficientes) e que o desempenho nas tarefas de reconhecer emoções e situações neutras estava mais relacionado às escalas verbais (linguísticas) do que às escalas cognitivas (inteligência). As pessoas com deficiência mental, em geral, demonstraram dificuldades na elaboração de conceitos abstratos, o que também ocorreu no reconhecimento pessoal das expressões humanas. O relato das pessoas com deficiência mental sobre o som das situações de não emoção relevou que elas têm habilidade verbal deficitária, mas reconhecem as emoções básicas. Muitas vezes, essas pessoas não reconhecem uma emoção adequadamente devido a uma limitação nas interações sociais e não a limitações cognitivas. Isto reafirma a importância da educação sexual, de uma orientação formal, que ensine essas pessoas a reconhecer emoções e comportamentos, adequados ou não, para que elas saibam se prevenir contra abusos e violências ou mesmo delatar possíveis agressores.

Nem sempre os comportamentos inadequados ou aberrantes das pessoas com deficiência mental refletem uma educação deficitária, pois podem decorrer de patologias e desvios de comportamentos encontrados também na população em geral. É o caso dos comportamentos chamados de "parafilias". Parafilias são comportamentos sexuais em que o intenso desejo erótico é aliviado por meio de comportamentos relativamente estereotipados, considerados desviantes pela sociedade. O que caracteriza as parafilias é o fato de que o sujeito atinge o prazer sexual exclusivamente através da referida prática. Dentre as diferentes práticas chamadas de parafilias encontramos, por exemplo, a pedofilia (obtenção do prazer sexual através do sexo com crianças ou pré-púberes), o exibicionismo (obtenção do prazer sexual através da exposição pública dos órgãos sexuais), o travestismo (obtenção do prazer sexual através da vestimenta de sexo oposto); o voyeurismo (obtenção do prazer sexual através do espiar outras pessoas nuas, ou mantendo relações sexuais sem consentimento), a zoofilia (obtenção do prazer sexual através da relação sexual ou contato com animais), o fetichismo (obtenção do prazer sexual através do uso de alguns objetos específicos como calcinhas, sapatos), o sadismo (obtenção do prazer sexual através da prática de ofender, humilhar, agredir o outro); o masoquismo (obtenção do prazer sexual através da prática de receber ofensas, humilhações e agressões), dentre outros (Kolodny, Masters e Johnson, 1982; Suplicy, 1999).

Myres (1991) realizou um estudo adotando o uso de medicamentos em um rapaz de 26 anos de idade, deficiente mental leve, que apresentava um quadro de pedofilia. Sua história indicava sérios problemas comportamentais envolvendo situações com crianças, em geral meninos. O rapaz estudava e trabalhava num programa educacional e não tinha outros problemas de comportamento, com relação à sexualidade, pois sempre foi vigiado. O estudo investigou, então, o uso de um medicamento, o MPA, *medroxyprogesterone acetate*, injetado intramuscularmente em doses de 400 mg semanais. A droga MPA tem efeitos colaterais, a longo prazo, ainda desconhecidos, mas sabe-se que ela controla e diminui comportamentos desviantes com eficácia, embora diminua também as respostas sexuais adequadas, como ereção e ejaculação.

O tratamento consistiu, primeiramente, no uso de 200 mg a cada duas semanas, posteriormente a dose diminuiu para 200 mg a cada 4 semanas. Isso gerou uma incapacidade orgânica de ereção e de ejaculação e uma diminuição da testosterona para 72 ng/dl, quando o normal em jovens é 280 ng/dl. Psicossocialmente, ele ficou menos tenso, menos ansioso e mais autoconfiante, e desenvolveu atividades esportivas e sociais adequadas. Segundo Myres (1991), o medicamento (MPA) foi eficiente para controlar o comportamento sexual indesejado. O rapaz deficiente entendeu a necessidade do uso do medicamento, pois ele mesmo consentiu o uso e, voluntariamente, aplicava as injeções. Todavia, é polêmico se esse tipo de tratamento deve ser aplicado a outros jovens ou adultos com deficiência mental. O autor comenta que outras pesquisas também discutem o uso de medicamentos para controlar comportamentos e, entre elas, há autores que relatam o uso de medicamentos como o MPA sem que seus usuários tenham retornado aos comportamentos sexuais desviantes após a interrupção do medicamento; outros autores enfatizam a necessidade e a importância da psicoterapia associada ao medicamento.

Dessa discussão, Myres (1991) comenta que, apesar de se crer, comumente, que as pessoas com deficiência mental são mais inclinadas a realizar comportamentos sexuais ofensivos e aberrantes a outros, não há evidências suficientes na literatura para embasar este estereótipo. A sociedade pode confundir e interpretar mal o comportamento da pessoa deficiente quando, na verdade, não se trata de um comportamento patológico (por exemplo, fazer xixi na rua ou em outro local inadequado), mas de um déficit educacional. Esse autor ressalta que é necessário uma discussão sobre os comportamentos sexuais inadequados em pessoas com deficiência mental e sobre as punições e tratamentos consequentes. Seriam o QI ou os comportamentos inadequados os critérios que indicariam a necessidade de uma ação terapêutica e/ou medicamentosa? Mesmo considerando que a pessoa deficiente mental está submetida à lei como qualquer outra, poder-se-ia pensar que as punições e/ou os tratamentos poderiam ser diferentes? Como responder à lei sem punir a pessoa deficiente mental, pressupondo que ela tenha livre--arbítrio nas suas escolhas comportamentais? Como punir a pessoa deficiente mental nesses comportamentos desviantes sem considerar seu comprometimento intelectual: de raciocínio, abstração, julgamento e responsabilidade?

Jameson (1998) realizou um estudo para avaliar relacionamentos entre pessoas com deficiência mental e pessoas sem deficiência. Os não deficientes eram voluntários da comunidade que aceitaram manter um relacionamento afetivo com um deficiente por um período de tempo determinado. O Programa *The Community Access Program* foi criado em 1985 e tinha três objetivos básicos:

1) ser um modelo para o desenvolvimento de papéis sociais adequados para pessoas deficientes cujas experiências e habilidades sociais tinham sido limitadas pela instituição de onde elas vieram;
2) demonstrar para a comunidade, através dos voluntários, que os deficientes são capazes de realizar várias atividades sociais. Além disso, que o convívio proporcionasse aos deficientes condições materiais para que realizassem várias atividades de acordo com suas necessidades, o que demonstraria que as relações entre deficientes e não deficientes podem ser produtivas para ambos;
3) que a convivência entre o voluntário não deficiente e o deficiente desenvolvesse uma amizade verdadeira entre eles. Os pares eram formados pelos organizadores do programa e procurava-se atender às expectativas e condições do voluntário, o que incluía questões como: sexo, idade, condições e habilidades de locomoção e diálogo etc. Os voluntários não precisavam ter nenhuma experiência anterior com deficientes, mas deveriam ter responsabilidade, habilidades sociais, maturidade, interesse e dispo-

nibilidade para cooperar com a equipe e os familiares. Todos os voluntários foram treinados e orientados e tiveram um tempo de convivência vigiada com seu par deficiente mental antes do período de convivência social.

No estudo de Jameson (1998), 28 voluntários que permaneceram no mínimo um ano ainda estavam com seu par deficiente mental. Dos 28 voluntários, 21 (77%) sentem que eles são considerados pelos deficientes como "amigos" e 6 não estão certos disso. Características positivas foram atribuídas para a personalidade das pessoas com deficiência mental como: serem amigáveis, cordiais, sociáveis, entusiasmadas, bem-humoradas, receptivas e com atitudes positivas em relação à vida. Os voluntários relataram diferentes atividades feitas na convivência com os deficientes mentais, tanto em ambientes fechados – montar quebra-cabeças, comer pizza, assistir à TV, ouvir música, cozinhar juntos – quanto em ambientes abertos – ir a lugares como museu, cinema, shoppings, assistir a concertos de música, jantar em restaurantes, fazer esportes etc. O estudo concluiu que a realização de atividades recíprocas aumentou tanto a habilidade para interagir de forma espontânea quanto o desejo de fazê-lo. Vários voluntários, no entanto, quando perguntados sobre a importância de manter o relacionamento, relataram diferentes barreiras logísticas que obstruíram a manutenção do relacionamento com o deficiente como: necessidade de trabalhar, doença na família, o casamento, mudança de cidade, dificuldades com o transporte, o fato de morar muito longe etc. Durante a análise dos dados, houve repetidas indicações de que a qualidade de relacionamento com a pessoa deficiente mental junto com a recompensa pelos sentimentos vivenciados pelos voluntários foram os fatores mais importantes para manter esses relacionamentos.

Koller, Richardson e Katz (1988) estudaram a questão do casamento em 191 jovens com 22 anos de idade, todos com deficiência mental, comparando-os a um grupo de não deficientes (grupo controle, similar em idade, gênero e escolaridade). Dentre os jovens com deficiência mental, 81% tinham uma deficiência moderada e 19%, severa. Nenhum dos jovens com deficiência severa tinha se casado. Eles investigaram diversas questões relacionadas ao casamento, como a idade na ocasião do casamento, onde e como é a moradia do casal, situação financeira, como convivem um com o outro e questões, quando foi o caso, relacionadas a filhos. Entre as pessoas com deficiência mental moderada, um grupo significativamente menor em relação aos jovens não deficientes tinha se casado até os 22 anos. Entre os jovens com deficiência mental moderada, 43 deles tinham se casado: 19 homens e 24 mulheres. Dos 19 homens com deficiência mental apenas dois se casaram com parceiras igualmente deficientes mentais; das 24 mulheres com deficiência mental, três se casaram com parceiros igualmente deficientes. Outra questão interessante é que os autores não encontraram diferenças significativas em relação ao tempo e à quantidade de filhos que os casais relataram, comparando os jovens do grupo de deficientes e de não deficientes. Os autores concluem que as mulheres com deficiência mental casadas têm problemas em seu casamento significativamente maiores que os problemas encontrados no casamento de jovens não deficientes. Os problemas eram intensificados quando ambos os parceiros tinham a deficiência mental. Apesar disso, para muitas pessoas com deficiência mental moderada o casamento era satisfatório.

Os autores Pueschel e Scola (1988) realizaram um estudo para avaliar a percepção de pais sobre as interações sociais e sobre as questões sexuais de seus filhos e filhas com síndrome de Down. Participaram do estudo pais de adolescentes (de 13 a 20 anos de idade), sendo 26 meninos e 27 meninas; todos com deficiência mental leve ou moderada. Os resultados obtidos pelos autores demostram que mais da metade dos jovens deficientes revelou interesse pelo sexo oposto, 18 deles tinham namorados(as), 40 deles iam a dancetarias e participavam de encontros sociais, 26 expressaram desejo de se casar (10 homens e 16 mulheres). Somente uma moça e três homens mostraram interesse em efetivar relações sexuais. Neste estudo, não foram observadas diferenças significativas em relação ao gênero. Os dados também evidenciam que os pais perceberam, em seus filhos, que 23 deles tinham ereção e 10 deles, ejaculação; quanto à masturbação,

23 jovens se masturbam: 15 meninos e 8 meninas. Para 16 meninas e 19 meninos, os pais considerariam a esterilização ou o controle da natalidade. Em relação à orientação sexual, os pais informaram que 14 meninas e 7 meninos receberam orientações; 11 pais sentem-se embaraçados ao falar sobre o assunto com as meninas e 5 com os meninos, 10 pais de meninas e 11 pais de meninos consideram mais difícil falar sobre sexualidade com filhos(as) deficientes mentais do que com crianças não deficientes.

Os autores comentam que os pais entrevistados afirmaram que seus filhos são muito sociáveis e a maioria adora ir dançar ou encontrar outras pessoas. Porém, quando se trata do relato de intimidades, casamentos e relações sexuais, a maioria dos pais se mostra apreensivos. Eles acham que seus filhos, embora expressem o desejo de casar, provavelmente não conhecem a responsabilidade ou as consequências que envolvem o casamento. Sobre a questão da relação sexual, alguns pais consideram que a sociedade costuma reagir negativamente à ideia de que indivíduos com deficiência mental tenham uma vida sexual ativa e também sentem que há dificuldades para lidar com essa situação; outros pais, entretanto, acreditam que seus filhos adolescentes com síndrome de Down deveriam ter os mesmos direitos que quaisquer outras pessoas em relação à possibilidade de assumir uma vida sexual ativa.

Os autores também relataram que alguns pais afirmaram que teriam dificuldades se tivessem que explicar a seus filhos com deficiência mental as questões da sexualidade. Eles sabem que seus filhos sofrem influência da televisão, que desperta a curiosidade sobre o assunto da sexualidade, e então aproveitam cenas de programas televisivos a que seus filhos estão expostos para discutir as questões sociais e sexuais. Outros pais, entretanto, não percebem tanta urgência em discutir o assunto da sexualidade com seus filhos, especialmente se eles nunca manifestaram nenhum comportamento explícito ou interesse sobre o assunto.

Pueschel e Scola (1988) defendem que toda criança deve ser orientada para que quando chegue ao período adolescente já tenha informações sobre seu corpo e as mudanças que nele ocorrerão. Para estes autores, a orientação de pais – e não de pares, amigos, livros ou por meio de observação – é importante para garantir o treinamento de habilidades sociais e sexuais, isto é, os pais devem oferecer informações precisas sobre a sexualidade e saber dialogar sobre o assunto. Além disso, recomendam que a informação sobre sexualidade também deve ser oferecida dentro de programas de educação (instituições escolares). Uma orientação sexual oferecida às pessoas com deficiência mental desde a infância pode ajudá-las a se envolver, na idade adulta, em relacionamentos saudáveis. Essas orientações devem envolver informações específicas sobre as diferenças entre o corpo de homens e mulheres, sobre as funções e papéis sexuais, além de questões sobre o erotismo, sobre a expressão de sentimentos sexuais e sobre comportamentos apropriados ou não em algumas circunstâncias. Além disso, as informações devem ser oferecidas de modo repetitivo, com palavras simples, figuras e também exemplos específicos.

Wolf e Zarfas (1998) estudaram a visão e a atitude dos pais diante da sexualidade, especialmente a questão da esterilização de seus filhos deficientes mentais. Participaram deste estudo 164 pais, de uma ampla amostra, de diferentes níveis socioeconômicos, que responderam a um questionário (um inventário sobre dados do filho, da família e sobre a esterilização) enviado por correio. Os resultados mostraram que 71% dos pais eram favoráveis à esterilização involuntária de seus filhos, 15% não souberam opinar e 15% eram contrários. Sobre a esterilização voluntária 67% dos pais foram favoráveis, 16% não souberam opinar e 17% eram contra. Os autores discutem, ainda, que houve diferenças significativas entre os pais de deficientes mentais de grau severo e os pais de deficientes mentais de graus leve e moderado, sendo aqueles mais favoráveis à esterilização, independentemente se esta seria voluntária ou involuntária. Também relatam que os pais de filhos com idade superior a 15 anos tiveram maior certeza ao concordar ou discordar da esterilização, e que a preferência pela esterilização involuntária foi maior em pais de filhos que eram crianças e de sexo feminino. No geral, dos pais favoráveis à anticoncepção dos seus filhos, 67% optariam por métodos permanentes e 12% por um método supervisionado. Dos pais, 44% acharam que seria papel da justiça regulamentar a esterilização de pessoas deficientes, 49% acharam que não e 6% não souberam opinar. Ou seja, no geral, a maioria dos pais julga desnecessário uma pessoa do Estado para avaliar o acordo entre pais e médicos sobre a necessidade de esterilização de seus filhos. Sobre a vida sexual de seus filhos, os autores relataram que 65% dos pais acharam que seus filhos eram incapazes para sustentar um casamento; 75%, que eles eram incapazes de cuidar de um filho (ou mais). Entre os pais, houve diferenças nas opiniões quando o filho era um menino ou menina quanto ao casamento e a filhos, sendo que pais de meninos (homens) consideram essa possibilidade de forma mais positiva que pais de meninas (mulheres). Os autores comentam que a idade, a instrução, a religião (protestante ou católica) e a renda econômica dos pais não tiveram relação com a atitude deles diante da esterilização.

A análise desses resultados nos permite afirmar que a maioria dos pais é favorável à esterilização, seja esta voluntária ou não, e se consideram suficientemente capazes, juntamente com seus médicos, de julgarem sua pertinência ou não.

Bambrick e Roberts (1991) estudaram 188 pais de pessoas com deficiência mental sobre a questão da esterilização. Os autores definiram a esterilização involuntária como sendo aquela sem consentimento de ninguém, além da pessoa a ser esterilizada. Menos de um terço dos pais percebe seus filhos e filhas como tendo interesse por pessoas do sexo oposto, e menos pais ainda acreditam que eles pensam em ter algum relacionamento especial com outra pessoa. A maioria (80%) não vê seus filhos e filhas como tendo capacidade para o casamento ou para criar e educar possíveis filhos, e somente 5% foram considerados pelos pais como sendo capazes de participarem de uma discussão sobre esterilização. O uso de contraceptivos foi considerado somente no caso de filhas. Vinte e cinco por cento das filhas fazem uso da pílula. A correlação estatística entre os pais perceberem suas filhas interessadas em alguém e serem mais propensas ao uso da pílula foi evidente e, além disso, os pais das filhas que usam contracepção são significativamente mais propensos a considerarem a esterilização para elas. Sobre esterilização, 53% dos respondentes disseram que eles consideraram ou considerariam a esterilização para seus filhos(as); dez deles, inclusive, já discutiram com a assistente social ou o médico a respeito. Os demais 47% dos pais não considerariam a questão. Nenhuma das variáveis, idade, sexo, ter ou não interesse por alguém e capacidade para casar ou decidir sobre esterilização, foi relacionada significativamente com a propensão dos pais para serem contra ou a favor da esterilização. Entretanto, os pais que percebem seus filhos como capazes de educar e criar filhos são significativamente menos propensos a considerarem a esterilização. A maioria dos pais (84%) considera que eles, sozinhos ou com a ajuda de um médico, são capazes de consentir a esterilização.

Ainda comentando os resultados do estudo de Bambrick e Roberts (1991), sobre os motivos para ser favorável ou não à esterilização, temos que, dos 88 pais que responderam que não considerariam a esterilização, 21 não deram nenhuma razão e os outros 67 responderam justificativas que poderiam ser englobadas em duas categorias. Na primeira, a maioria dos pais (41) referiu-se a razões pragmáticas, por exemplo, *"Meu filho não tem interesse em sexo"*, *"Ele tem uma mente de criança"* ou *"Ela é tão supervisionada que não será necessário"*. Na segunda categoria, 27 pais referiram-se a razões que indicavam que a oposição à esterilização involuntária era uma questão de princípio, por exemplo *"Ninguém tem o direito de brincar de Deus"*, *"Eu não faria a minha outra filha, sem seu consentimento, então por que com minha filha deficiente?"*, ou *"Ninguém tem o direito de esterilizar outra pessoa sem seu consentimento"*. Dos 100 pais que considerariam a esterilização, os itens selecionados como motivos foram: os filhos poderem ir embora de casa um dia (55%), mostrar interesse pelo sexo oposto (44%) ou ter um relacionamento estável com alguém do sexo oposto (42%). Outras razões como dificuldades em administrar a menstruação também foram dadas (14%) e somente 7% dos pais assumiram o medo de uma gravidez indesejada como um motivo para levá-los a pensar na esterilização da filha.

Bambrick e Roberts (1991) discutem os resultados do estudo e apontam um dado interessante: contrariamente ao que se observa usualmente, a visão dos pais sobre esterilização foi independente do sexo de seus filhos (masculino e feminino). Também apontam que a opinião dos pais sobre os motivos que os levam a desejar a esterilização dos filhos(as) demonstra que eles não assumem sua ansiedade sobre a questão. Curiosamente, 54% dos pais que desejam a esterilização não entendem seus filhos e filhas como tendo interesse pelo sexo oposto. A maturidade sexual ocorre na maioria das pessoas com deficiência mental, e a extensão da expressão sexual usualmente é comparada com a intensidade do retardo. Mesmo que esses relatos sejam relacionados a deficiências severas dos filhos(as) dos participantes, Bambrick e Roberts (1991) acreditam que seja muito provável que, na verdade, esses dados refletiram a percepção da sociedade sobre a pessoa com deficiência mental como uma eterna criança o que, consequentemente, é uma forma de negação de sua sexualidade.

Para avaliar as questões sobre abuso sexual e a deficiência mental, Rusch, Hall e Griffin (1986) estudaram as características dos indivíduos com deficiência mental que podem influenciar a ocorrência de abuso sexual. Os autores estudaram 160 indivíduos deficientes mentais institucionalizados: um grupo de 80 pessoas abusadas sexualmente e outras 80 não abusadas. Os participantes foram divididos em quatro níveis de retardo mental baseado no valor do escore de QI: leve, moderado, severo e profundo. O grupo de não abusados tinha mais indivíduos nos níveis leve, moderado e severo e poucos indivíduos com retardo mental profundo em comparação com os indivíduos do grupo de deficientes abusados, embora a diferença geral entre as médias de escores de QI não tenha sido significativa.

No grupo de abusados, os indivíduos eram mais novos do que no grupo de não abusados (de 0 a 20 anos); tinham comprometimento maior nas habilidades sociais e verbais, mais doenças e maior tempo de hospitalização, além de serem indivíduos mais agressivos com os outros e com eles próprios (comportamentos autolesivos). Os autores relataram que das nove características examinadas (idade, gênero, nível intelectual, maturidade social, incapacidade física, tempo de hospitalização, comunicação, agressividade e comportamento autolesivo), seis delas (maturidade social, agressividade, habilida-

verbal, comportamento autolesivo e tempo de hospitalização) foram as características significativas que diferenciaram o grupo de deficientes abusados do grupo de não abusados. Para os autores, cada uma dessas características afetou o relacionamento interpessoal entre os residentes deficientes mentais e seus cuidadores e vigias. Os autores acreditaram que não seria o valor absoluto de QI em si que torna o deficiente mental alvo fácil para as pessoas (cuidadores e vigias da instituição) que cometeram o abuso sexual, mas a condição de deficiente institucionalizado e suas consequências sociais, como, por exemplo, diversos comportamentos sociais inadequados, especialmente a agressividade (Rusch, Hall e Griffin, 1986).

Tang e Lee (1999) avaliaram o nível de conhecimento sobre abuso sexual e as habilidades de autoproteção em 77 chinesas adolescentes com deficiência mental grau moderado, com idade entre 11 e 15 anos com a aplicação do teste WIST (*What If Situation Test*, de Wurtele, 1990) e o questionário PSQ (*The Personal Safety Questionnaire*, de Wurtele, 1990).[5] Este teste consiste em 12 itens que simulam cenas de abuso sexual e três itens-controle com perguntas para avaliar o entendimento mínimo na comunicação dos deficientes: *"Você é uma menina?"*, *"Gatos podem latir?"* e *"Crianças podem brincar com fósforos?"*. Aqueles que fracassavam em mais de um item-controle não eram incluídos no estudo; nenhum participante foi excluído neste critério. No questionário, as jovens responderiam "sim", "não" ou "não sei" às 12 situações de abuso sexual, e cada item correto teria o valor de 1 ponto. Exemplos: *"Crianças são donas de seus corpos?"*, *"Quando um adulto toca inadequadamente em uma criança nunca é culpa da criança?"*, *"Se um adulto tocar numa criança e estiver escondido é errado?"*, *"Tocar nosso próprio corpo em local privado é aceitável?"*.

---

5   Esses referidos instrumentos, teste e questionário, são descritos pelos autores em WURTELE, S. K. "Teaching personal safety to 4 years old children: a behavior approach". *Behavior Therapy*, v.21, 1990, pp.25-32.
    WURTELE, S. K.; CURRIER, L.L.; GILLISPIE, E. I. e FRANKLIN, C. F. "The efficacy of a parent-implemented program for teaching preschoolers body safety skills". *Behavior Therapy*, v.22, 1991, pp.69-83.

O resultado médio das participantes neste questionário foi de 7,48 pontos (de 12 pontos possíveis). Somente 24,7% conseguiram responder corretamente a todas as 12 situações de abuso sexual do PSQ e 26% conseguiram identificar corretamente entre 9 e 11 das 12 situações. Em média, a avaliação neste questionário mostrou que essas jovens reconheciam situações de abuso sexual em 61,1% dos casos avaliados pelo questionário (Tang e Lee, 1999).

Os resultados do estudo de Tang e Lee (1999) mostraram ainda que 93,5% das participantes podem reconhecer precisamente as situações inapropriadas, mas não discriminam os toques que seriam apropriados. As respostas verbais das jovens sobre o que fariam diante das situações de abuso se revelam inadequadas para protegerê-las da ocorrência do abuso. Nenhuma jovem atingiu o critério de performance adequada no conjunto das 12 situações, ao relatar sobre comportamentos de autoproteção. Em algumas tarefas as participantes mostraram dificuldades ou nenhuma capacidade em relatar sobre o incidente ou sobre as características do abusador. Também, 39% das participantes não contariam a uma pessoa sobre as situações inapropriadas ou não saberiam como fazê-lo, 26% fracassaram em relatar como se afastariam da situação de abuso e 10,4% provavelmente não recusariam verbalmente um avanço sexual inadequado. Os autores acreditam que os resultados corroboram outros dados em estudos anteriores, cujos achados mostraram que indivíduos com retardo mental não possuem conhecimento adequado sobre abuso sexual tampouco habilidades de autoproteção. Em geral, as pessoas com deficiência mental não mostram habilidade para verbalizar e descrever incidentes e informar sobre abusadores. Isso faz com que muitos abusadores repitam a transgressão por longos períodos, pois é difícil identificá-los e puni-los. Diante disso, os autores concluem que é urgente a necessidade de oferecer à população especial programas de orientação sexual que enfatizem o treinamento de habilidades preventivas e as informações sobre abuso sexual.

Khemka e Hickson (2000) acreditam que, para protegerem a si mesmos contra o abuso, os deficientes mentais devem ter a habilidade de reconhecer uma situação potencial de abuso, responder apropriadamente a ela e informar sobre o ocorrido. Conhecer bem o que leva os deficientes mentais a decidir e resistir ou não a uma situação de abuso é essencial para desenvolver métodos de treinamento efetivos. Nesse sentido, os autores estudaram a habilidade de mulheres e homens com deficiência mental em tomar decisões adequadas diante de situações simuladas de abuso sexual usando vídeos curtos. noventa adultos com deficiência mental, 45 mulheres e 45 homens, participaram como sujeitos dessa pesquisa, respondendo a uma entrevista após serem expostos a três vídeos curtos que simulavam situações de abuso físico, verbal e sexual. O material usado foi "Social Interpersonal Decision Making Vídeo Scale" de Khemka (1997).[6] Essa escala incluía 24 situações hipotéticas apresentadas em vídeos em que eram mostrados 12 itens representando situações de abuso e 12 itens representando situações de conflito que poderiam ser resolvidas através de negociação. Cada uma das apresentações tinha uma decisão e havia quatro histórias representando cada um dos três tipos de abuso: sexual, físico e psicológico/verbal. Para os autores, as definições para os três tipos de abuso eram: *abuso sexual*, qualquer contato entre dois indivíduos sem o consentimento de algum deles e/ou com exploração da relação de autoridade; *abuso físico*, contato físico que inclui ações como bater, chutar, esbofetear, beliscar ou qualquer outro ato que machuque a pessoa; e *abuso verbal*, o uso de expressões verbais e não verbais ou outras ações que submetam a pessoa ao ridículo, à humilhação, ao desprezo ou denigram a pessoa socialmente.

Imediatamente após a apresentação do vídeo, perguntava-se ao participante qual a decisão para a personagem, sempre respondendo a quatro questões, para:

a) ver se ele reconhecia o problema;
b) ver como ele definiria o problema;

---

6   Ver KHEMKA, I. *Increasing independent interpersonal decision-making skills of women with mental retardation in response to social-interpersonal situations involving abuse*. Teachers College, Columbia University, Nova York, 1997. Dissertação inédita.

c) avaliar e sugerir ações diante do problema;
d) e, por fim, para avaliar quais seriam suas ações diante do problema.

Cada resposta – correta, parcialmente correta ou errada – tinha uma pontuação. Os resultados mostraram que a pontuação em reconhecer e definir o problema do abuso não teve relação significativa com o sexo do participante, nem com o tipo de abuso. Todos os participantes mostraram alto reconhecimento do problema e habilidade em definir as situações envolvendo problemas: 97% de definições corretas quando o problema envolvia uma situação de abuso físico, 94,25% quando era abuso sexual e 97% quando era abuso verbal. Entretanto, os participantes fracassaram em responder adequadamente sobre as soluções para se prevenirem do abuso: 19,25% quando o problema envolvia situações de abuso físico, 29,75% quando era abuso sexual e 57,25% quando era abuso verbal. Somente em 45% das vezes, os participantes relataram alguma intenção de resistir ou interromper a ocorrência de abuso e, em 20% das vezes, eles recomendaram que as personagens deveriam procurar ajuda de outros adultos.

A avaliação do comportamento dos deficientes mentais em contextos simulados de vídeos pode não mostrar, completamente, quanto eles entendem sobre o assunto ou quais decisões tomariam, de fato, em situações reais, mas sugere que, dependendo do tipo de abuso, os deficientes mentais podem tomar diferentes decisões de enfrentamento. Mais uma vez, os autores reforçam a necessidade de preparar os indivíduos com deficiência mental, para que eles saibam reconhecer e evitar a ocorrência de abuso, através de programas de educação sexual e de treinamento das habilidades sociais relacionados à prevenção da violência e agressão, caracterizados como um abuso sexual, abuso físico ou abuso verbal.

Aloisi e Lipp (1988) realizaram um estudo para pesquisar uma possível relação entre o autoconceito e a postura frente à sexualidade em deficientes físicos. Participaram deste estudo dez pessoas com deficiências ortopédicas congênitas ou adquiridas até um ano de idade, cinco homens e cinco mulheres, todos na faixa etária entre 20 e 40 anos. Os participantes responderam a dois instrumentos de medida:

a) escala de autopercepção, com 32 pares de adjetivos opostos referentes à adaptação social, valorização social e aparência corporal. Nesta escala, cada participante deveria atribuir pontos de 0 a 3 para cada um dos pares de adjetivos de duas escalas: uma respondendo a seguinte pergunta: *"Como eu me vejo?"* e a outra, *"Como as pessoas me veem?"*;
b) questionário de opiniões sobre sexualidade e deficiência física com 20 itens de múltipla escolha, duas perguntas abertas e três fechadas sobre diferentes temas da sexualidade.

Segundo os autores, os resultados não apontaram relação entre o autoconceito e a postura dos sujeitos frente à sexualidade, pois tanto os sujeitos que demonstraram um autoconceito positivo quanto os que demonstraram um autoconceito negativo fizeram, basicamente, as mesmas escolhas nas respostas de múltipla escolha do questionário de opinião sobre sexualidade. A maioria dos participantes expressou um autoconceito positivo (79% nos pontos positivos em *"Como as pessoas me veem?"* e 75% em *"Como eu me vejo?"*), sendo que a atribuição de pontos positivos foi maior entre os sujeitos de sexo masculino do que entre os femininos. Outros dados interessantes obtidos pelos autores foram:

a) a maioria dos sujeitos (75%) respondeu que se casaria para ser aceito e respeitado na sociedade; metade dos sujeitos femininos declarou que se casaria para ter segurança afetiva e um parceiro sexual permanente;
b) 85,7% dos sujeitos responderam que a melhor maneira para encontrar um parceiro para se relacionar afetivamente seria frequentando lugares públicos;
c) 85,7% definiram a sexualidade como um relacionamento afetivo entre duas pessoas, incluindo contato físico;
d) para 60% deles, sexo é um complemento do amor e, para todos eles, o mais importante para o deficiente físico numa relação sexual é o clima de afeto; 71,4% sentem-se constrangidos em expor sua deficiência física em um relacionamento sexual; 40%

das mulheres declararam ter vida sexual ativa enquanto todos os homens o fizeram;

e) a maioria dos sujeitos (85,7%) respondeu que obtém informação sobre como as pessoas em geral veem sua sexualidade dialogando com elas;

f) na questão sobre o parceiro ideal, os homens indicaram detalhes referentes ao corpo feminino. Um deles declarou que sua parceira ideal seria uma pessoa não deficiente embora este mesmo homem possuísse a aparência física mais deformada do grupo e obtivesse o número mais alto de pontos positivos na escala.

Problemas metodológicos, como a forma como foram feitas as escalas e a análise do discurso, podem ter influenciado o resultado deste estudo. Outros viéses, como o pequeno número de participantes e o bom nível de educação e condições sociais para este grupo de sujeitos, podem também ter influenciado os resultados da pesquisa. Entretanto, como afirmam os próprios autores, as respostas pareceram refletir os papéis sociais a que todos estamos sujeitos. Além disso, há a possibilidade de as pessoas negarem sua deficiência e manifestarem essa negação nas respostas que refletem o que eles gostariam de ser para evitarem a rejeição social, fato observado nos elevados pontos positivos da Escala de Autopercepção, no item aparência corporal. Ou talvez este grupo, de fato, tenha sido exposto a contingências reforçadoras e mantenedoras de um autoconceito positivo (Aloisi e Lipp, 1988).

De Paula (1993), em sua dissertação de mestrado,[7] procurou interpretar, através da obtenção de histórias de vida, como as pessoas

---

7 Recomenda-se a leitura de tal dissertação pelo grau de envolvimento da autora com o tema e pelo modo como ela discorreu sobre ele. A autora escreve com fluência e analisa, de forma muito intensa, os relatos dos sujeitos. Baseada numa perspectiva histórico-social, a autora relaciona a deficiência física da mulher como um fenômeno social e mercadológico. Acrescente-se também a utilidade das referências bibliográficas do *Psychological Abstracts* (período entre 1970 e 1990) oferecidas pela autora no anexo da dissertação.

com deficiência física introjetam as representações sociais sobre sua deficiência, compreender como se dão as relações entre as representações da mulher e da deficiência e analisar como ocorrem os canais de expressão da sexualidade, na trama simbólica, em cada contexto de vida dos sujeitos entrevistados, isto é, idade, situação econômica, grau e tipo de deficiência.

Participaram do estudo de De Paula cinco pessoas, três do sexo feminino e duas do masculino, todos deficientes físicos, de etiologia congênita ou adquirida, com idades entre 25 e 35 anos e nível sociocultural considerado médio ou baixo. A autora analisa de forma muito interessante os relatos de cada participante separadamente, explicitando: a questão da autoimagem, a estagnação diante da fatalidade, a reconstrução do corpo, a morte e fragmentação do papel feminino e a alienação exibida na incorporação das facetas do feminino:

> Cada um dos sujeitos traz uma marca própria que é a sua forma peculiar de construir-se como pessoa a partir das possibilidades sociais e individuais, de recursos internos e externos, que estão disponíveis num projeto permanente de significação e ressignificação de si mesmos e da deficiência. São, pois, a imagem viva da diversidade e da individualidade dos conceitos, unificados e categorizados quando se passa da profundidade da vivência subjetiva para a extensibilidade dos espaços sociais (De Paula, 1993, p.158).

De Paula (1993) observou que não existe uma representação social singular de mulher deficiente, mas várias representações calcadas nas dimensões sociais, culturais e individuais. A deficiência, para estas pessoas, apareceu como uma ruptura da integridade do corpo, subjetivamente vivida com alterações na percepção da temporalidade, que gerou interrupções ou bloqueios na narrativa dos sujeitos; também apareceu como um lugar de estranhamento em que foi preciso uma redescoberta e uma recontextualização das diferenças e igualdades, no âmbito individual e/ou cultural. Todavia, o pano de fundo parece comum: as limitações concretas, decorrentes de uma deficiência física, limitam a inserção de mulheres deficientes no trabalho e em atividades produtivas e isso as torna mais dependentes, segregadas e marginalizadas. Nas palavras da autora:

> Ser pobre, deficiente e mulher são condições sociais que, associadas, consolidam e reforçam a experiência de desvalorização pessoal e discriminação social. Esta sobredeterminação é tão mais evidente quanto mais nos aproximamos dos espaços tradicionalmente significados pela cultura como espaços masculinos: os espaços públicos das instituições e do trabalho. Neste domínio, a determinação econômica é mais explícita e aí, também, e por isso mesmo, as condições de deficiente e de mulher pesam ainda mais como geradoras/agravantes da dependência, segregação e marginalização social (De Paula, 1993, pp.160-161).

Segundo De Paula (1993), as vivências corporais relatadas por homens e mulheres deficientes que participaram da pesquisa apresentaram grandes diferenças. Os homens entrevistados ou vivem situações radicais de privação ou não denunciam alterações da masculinidade decorrentes da deficiência. Ou seja, mesmo que os homens possam apresentar problemas sexuais (de desempenho sexual), sua masculinidade não é questionada, não há alteração da condição de ser masculino. Ao contrário, a condição de mulher é problematizada explicitamente, a feminilidade aparece como um atributo aderente, circunstancial, que pode ou não se explicitar ou é explicitada de diferentes formas. Isso quer dizer que, mesmo que as mulheres não apresentem problemas sexuais, sua feminilidade poderá ser questionada, pois a condição de ser feminina estará em dúvida uma vez que a identidade global feminina coloca em xeque a própria feminilidade. Acreditamos que talvez por isso experiências como casamento e maternidade são almejadas entre as mulheres deficientes, numa tentativa de resgatar, vivenciar e exteriorizar a condição feminina que se encontra em xeque, já que o corpo deficiente não corresponde ao ideal social de um corpo perfeito. De qualquer forma, De Paula argumenta que a análise dos relatos obtidos por ela evidencia diferenças na dimensão dos papéis sexuais entre homens e mulheres deficientes:

O corpo feminino é total e difusamente erotizado. O homem, contrariamente, aprende desde cedo a localizá-lo em seu órgão genital e, simultaneamente, a realizar uma rígida demarcação/cisão entre sentimento e razão, valorizando mais a última. Portanto, a deficiência, dentro de uma visão da identidade enquanto estrutura, afetará os homens de forma pontual e concentrada, e as mulheres tão extensiva e difusamente quanto a expressão extensiva de sua sexualidade (De Paula, 1993, p.164).

Blackburn (2002)[8] estudou a sexualidade de jovens com idade entre 16 e 25 anos com espinha bífida e hidrocefalia, quadro que apresenta uma deficiência motora e sensorial, combinada com uma disfunção intelectual. Participaram deste estudo dois grupos: um grupo de 98 jovens com espinha bífida e hidrocefalia concomitante e um grupo-controle de 123 jovens não deficientes. Dos jovens deficientes físicos, 37% eram homens e 63% mulheres. Dos jovens não deficientes, 40% eram homens e 60% mulheres. A autora aplicou questionários a todos os participantes, e 20% deles participaram também de uma entrevista, discutindo questões gerais sobre os conceitos de amizade, amor, relacionamento e sexo. Durante a entrevista alguns recursos adicionais foram utilizados como cartões com os desenhos anatômicos feminino e masculino, produzidos pelo *Family Planning Association*, para ajudar os jovens a responderem algumas questões específicas.

---

8   Ver BLACKBURN, M. *Sexuality e disability*. Oxford, Butterworth Heinemann, 2002. É um ótimo material que reflete a relação entre a sexualidade e a deficiência física. Apesar de a autora focalizar sua pesquisa junto a jovens com espinha bífida e hidrocefalia, ela também discute questões amplas e pertinentes relacionadas à pesquisa na área como: a) por que estudar a sexualidade e as deficiências?; b) dilemas e responsabilidades éticas na pesquisa sobre o assunto; c) a literatura sobre adolescência, sexualidade e educação sexual do deficiente; d) a sexualidade na legislação; e) recomendações práticas para se trabalhar orientação sexual aos deficientes; f) relatos de alguns casos etc. É um livro atual, esclarecedor e que, apesar de se tratar de um trabalho estrangeiro, tem muita utilidade aqui no Brasil para profissionais que desejam compreender e atuar com o tema da sexualidade e das deficiências.

Os resultados do estudo de Blackburn (2002) mostram que 94% dos jovens não deficientes receberam orientação sexual na escola, enquanto somente 8% dos jovens com deficiência física a receberam. Dos assuntos tratados nessa orientação apareceram: a concepção (72% *versus* 72%), gravidez (69% *versus* 67%), parto (70% *versus* 64%) e controle da natalidade (51% *versus* 62%) para os grupos de deficientes físicos e não deficientes, respectivamente. Para os dois grupos, a escola foi a principal fonte onde os jovens obtiveram informações sobre a sexualidade (70% no grupo dos deficientes *versus* 59% dos não deficientes). As demais fontes de informações citadas entre os jovens deficientes foram: vídeos (43%), os pais (37%), amigos (36%) e colegas (24%). Para o grupo de não deficientes, as demais fontes de informação sobre sexualidade foram: amigos (68%), vídeos (24%), os pais (30%) e colegas (3%).

Os jovens foram entrevistados sobre diversos temas da sexualidade: puberdade, período menstrual, ereção, virgindade e polução noturna e sonhos eróticos. Para cada tema, perguntava-se se eles já tinham "ouvido falar", comparando depois se, de fato, eles "sabiam explicar adequadamente o conceito". O grupo de jovens não deficientes "ouviu falar" (98%) e "pode explicar" (98%) o conceito de *puberdade*, enquanto no grupo de deficientes 78% "ouviram falar" e 65% "puderam explicar". O grupo de jovens não deficientes "ouviu falar" (95%) e "pode explicar" (49%) o conceito de *período menstrual*, enquanto no grupo de deficientes 86% "ouviram falar" e 46% "puderam explicar". O grupo de não deficientes "ouviu falar" (96%) e "pode explicar" (95%) o conceito de *ereção*, enquanto no grupo de deficientes físicos 63% "ouviram falar" e 54% "puderam explicar". O grupo de jovens não deficientes "ouviu falar" (96%) e "pode explicar" (94%) o conceito de *polução noturna*, enquanto no grupo de deficientes 47% "ouviram falar" e 33% "puderam explicar" (eles associavam os sonhos eróticos à incontinência urinária em vez de à ejaculação do esperma). O grupo de não deficientes "ouviu falar" (98%) e "pode explicar" (98%) o conceito de *virgindade*, enquanto no grupo de deficientes 63% "ouviram falar" e 52% "puderam explicar".

É possível notar nos dados desta pesquisa que a maioria dos jovens não deficientes "ouviram falar" e "sabem explicar" os diferentes temas da sexualidade. Para o grupo de deficientes, entretanto, embora muitos "tenham ouvido falar sobre", a porcentagem de jovens que, de fato, conseguiram explicar adequadamente esses temas foi menor. Blackburn (2000) comenta que algumas das questões podem ter causado um certo "embaraço" o que pode ter deixado os jovens hesitantes em responder, particularmente sobre a definição de masturbação, ereção e polução noturna. Seis dos jovens adultos masculinos do grupo de deficientes que compreendiam os termos "ereção" e "masturbação" perguntaram ao entrevistador *se era errado ou um pecado masturbarem-se*. Isto é, além da compreensão do conceito em si, devemos considerar os valores e a influência da educação familiar e social em relação às questões da sexualidade.

Outros temas também foram investigados, como a questão de relacionamentos afetivos e relação sexual. Sobre *relacionamento* o grupo de não deficientes relatou ter um relacionamento duradouro (16%), namorados(as) (55%), atração pelo sexo oposto (98%) e atração pelo mesmo sexo (2%). O grupo de deficientes relatou ter um relacionamento duradouro (41%), namorado(a) (39%), atração pelo sexo oposto (81%) e atração pelo mesmo sexo (9%). Sobre a efetivação da *relação sexual*, o grupo de não deficientes relatou ter tido uma relação sexual (68%), 71% gostariam de ter tido, 84% sabem como excitar o(a) parceiro(a) e 5% se preocupam com a incontinência urinária. O grupo de jovens com deficiência física relatou ter tido uma relação sexual (21%), 48% gostariam de ter tido, 58% sabem como excitar o(a) parceiro(a) e 60% se preocupam com a incontinência urinária (Blackburn, 2002).

Nesse sentido, ainda que a sociedade tenha uma tendência a "negar" a sexualidade de pessoas com deficiência, parece evidente que há uma necessidade de que estas pessoas também recebam informações adequadas sobre sexualidade para autoconhecimento e também esclarecimentos e orientações sobre as questões que possam gerar dúvidas e angústias para auxiliá-los na efetivação de relacionamentos afetivos e sexuais, se assim forem desejados.

Muitas ações na sociedade revelam a negação da sexualidade da pessoa com deficiência. O estudo de Anderson e Kitchin (2000) revela esse fato. Ele diz respeito às clínicas de planejamento familiar que não têm garantido o acesso de pessoas com diferentes deficiências aos seus serviços. Os autores acreditam que alguns grupos dominantes na sociedade têm exercido, através de relações de poder, mecanismos ideológicos de exclusão de grupos minoritários. A ideologia numa dada cultura legitima as práticas de discriminação e um exemplo em relação à sexualidade da pessoa com deficiência é o não oferecimento de serviços de saúde sexual para essa população, mais especificamente, a inexistência de acesso para essas pessoas às clínicas de planejamento familiar. Concluem, portanto, que o oferecimento de serviços de saúde para a população deficiente é deficitário e inadequado. Segundo os autores, a sociedade em geral tem uma expectativa de que a pessoa com deficiência seja assexuada e, portanto, nega a ela oportunidades de expressão da sexualidade e ainda de cuidar de sua saúde sexual. Além disso, outra forma social de excluir o deficiente ocorre pela maneira como o espaço social é organizado, o que acaba, muitas vezes, reproduzindo a exclusão dessas pessoas pelo desenho do ambiente, pois prédios e instituições restringem o acesso a diferentes ambientes sociais. A questão de acesso digno a qualquer espaço social é uma questão de justiça social e cidadania.

Nas palavras dos autores:

> A paisagem urbana é repleta de exemplos de espaços que explicitam segregação à pessoa deficiente: asilos, escolas segregadas, centros de treinamento e unidades de cuidados implicitamente marginalizam a pessoa deficiente nos espaços públicos e privados: a inexistência de banheiros, as cadeiras restritas em teatros e cinemas, os lugares com escada e sem rampa, as máquinas instaladas muito altas para quem usa cadeira de rodas, os lugares a que não se tem acesso com o transporte público. Boa parte do espaço urbano é inacessível ou de difícil adaptação ao deficiente porque não foi desenhado e construído pensando na pessoa com deficiência. A mensagem claramente comunicada à pessoa com deficiência é que o espaço público é segregado e marginalizado e que ela está fora deste lugar [Tradução do autor]. (Anderson e Kitchin, 2000, p.167).

Para ampliar a investigação sobre esse assunto, os autores Anderson e Kitchin (2000) realizaram uma pesquisa junto a 34 clínicas de planejamento familiar na Irlanda do Norte sobre a viabilidade do acesso às clínicas e o uso dos serviços oferecidos por elas de planejamento familiar às pessoas deficientes. Os resultados deste estudo revelam problemas quanto ao acesso e ao oferecimento de informações.

Quanto ao primeiro item, os autores observaram que 29 das 34 clínicas que responderam ao questionário consideraram que o espaço físico da clínica era acessível às pessoas com deficiências, embora exista uma grande lacuna entre a clínica acreditar estar adequada e uma clínica realmente adequada. Em nenhuma clínica investigada encontraram-se os quesitos necessários para que ela pudesse ser considerada "totalmente acessível" às pessoas com deficiências.[9]

Esses autores observaram que, em geral, nas clínicas analisadas havia estacionamento, rampa de acesso na entrada, quartos acessíveis para tratamento e banheiro adaptado e argumentam que estas, de fato, eram condições consideradas adaptadas ao deficiente. Entretanto, os autores alertam para o fato de que há uma diferença significativa entre o que um assessor julga ser uma condição adaptada acessível aos deficientes e o que é, na realidade e na prática, acessível.[10]

Os autores observaram que 20% a 25% das clínicas de planejamento familiar não são acessíveis às pessoas com deficiência física. Estima-se que mais de dez mil adultos, entre 16 e 64 anos, da Irlanda do Norte são usuários de cadeira de rodas e têm severos problemas

---

9   Dentre esses quesitos, facilmente implementáveis, citamos os seguintes: espaço adequado no estacionamento, rampa na entrada, quartos de tratamento acessíveis, banheiro acessível, piso antiderrapante, sinais escritos em letras grandes, balcão baixo, elevador ou escada rolante acessível, porta automática, método de minicomputador para comunicação com surdos, quartos de tratamento acessíveis com minicomputador para comunicação com deficientes auditivos.

10 Os autores exemplificam: não adianta ter rampas se a porta é difícil de ser aberta. Não adianta ter banheiro adaptado se o corredor que conduz ao banheiro é estreito. Seria adequado se numa clínica de saúde familiar as pessoas pudessem se locomover com dignidade, isto é, entrar e circular na clínica e sair dela sem despertar atenções indesejadas sobre eles mesmos.

motores e que estas pessoas estariam excluídas dessas clínicas pela dificuldade de acesso. A inacessibilidade significa que essas pessoas não são consideradas clientes válidos. Usuários de cadeira de rodas poderiam usar relativamente bem algumas das clínicas investigadas, mas aqueles com deficiências sensoriais não, pois menos da metade das clínicas tinha chão antiderrapante ou sinais em letras grandes para deficientes visuais, e somente quatro clínicas tinham minicomputador para comunicação com deficientes auditivos; em dois casos, os minicomputadores que existiam estavam disponíveis somente nos quartos de atendimento e não nas salas de recepção. Isso, numa região em que há 88 mil adultos com deficiência auditiva e 57 mil adultos com deficiência visual.

Também perceberam que o acesso à informação sobre sexualidade era uma barreira para muitas pessoas com deficiência. A informação encontrada não era acessível ou não estava disponível em um formato adequado, dependendo das necessidades particulares dos indivíduos com diferentes deficiências. Somente nove, entre as clínicas analisadas, promoveram orientações sobre planejamento familiar e/ou forneceram informações sobre saúde sexual através de panfletos ou livretos para pessoas com comprometimento sensorial e intelectual, apesar de suas diferentes necessidades ou circunstâncias. Isso significa que, em mais de 70% dos casos, os serviços de informação oferecidos pelas clínicas foram inadequados. Além disso, nove dessas clínicas não puderam oferecer imediatamente o material que alegavam ter, pois levariam pelo menos 24 horas para providenciá-lo, o que é tempo demasiado se pensarmos em casos em que é necessária a contracepção de emergência, como a pílula do dia seguinte. As clínicas também não tinham pessoas preparadas e treinadas para lidarem com indivíduos com diferentes deficiências.

Anderson e Kitchin (2000) discutem seus resultados afirmando que os serviços analisados de planejamento familiar estão inadequadamente preparados para oferecer atendimento à pessoa com deficiência, especialmente àquelas com deficiência sensorial e mental. Os autores acreditam que isso indica que não se espera que as pessoas deficientes usem esses serviços (consultas, tratamento e informações). O nível de acesso físico é parcial e inadequado às pessoas com diferentes deficiências. O acesso às informações é muito limitado e, na maioria dos casos, não está disponível imediatamente. Os autores argumentam que a dificuldade de acesso da pessoa deficiente aos serviços de planejamento familiar reflete uma cultura ideológica comum na Irlanda do Norte e na maioria das sociedades ocidentais que vêem a pessoa deficiente como assexuada. Por isso consideram que as empresas (clínicas) de planejamento familiar não são empresas inclusivas, pois a exclusão já se manifesta implicitamente na própria planta de construção dessas clínicas, nas quais a pessoa deficiente não é lembrada, nem considerada seriamente. Mudar essa representação, concluem os autores, não implica apenas a mera promoção de melhores acessos nas clínicas, mas sim toda uma reconsideração social que reflita o desejo de reconhecer e aceitar o deficiente numa sociedade inclusiva.

Pensando nessa constatação, uma reflexão ainda mais profunda se faz necessária considerando a realidade brasileira: se na Irlanda do Norte há dificuldade de acesso ou o acesso não é adequado às necessidades de pessoas com diferentes deficiências, como seriam as clínicas brasileiras? Se os problemas lá se referem a ter condições de acesso aparentes, mas não efetivas, quais seriam os resultados de pesquisas sobre isso no Brasil? O fato é que a concepção da inclusão implica a ideia de direitos igualitários e não a superficial boa vontade de prever igualdade. A sociedade inclusiva deveria ser composta de pessoas, instituições, serviços e condições de direitos e deveres igualmente acessíveis a todas as pessoas. Isso parece ainda um ideal, tanto na realidade brasileira como em países mais desenvolvidos, como é a Irlanda do Norte.

A esse respeito, Moura, L. C. M. (1992) acredita que, no Brasil, há barreiras sociais e culturais que impedem a pessoa reabilitada de exercer igualmente seus direitos, sua cidadania. Para este autor, as barreiras atitudinais refletem o preconceito social em relação ao diferente e, decorrente disso, as barreiras arquitetônicas estão presentes no espaço social, pois as construções e a arquitetura das cidades são pensadas de acordo com as necessidades das pessoas "normais", não deficientes. Mas o espaço das cidades é habitado também por idosos, gestantes, deficientes etc. São exemplos dessa realidade as escadas íngremes sem corrimão, portas estreitas, pisos escorregadios, dificuldade de acesso aos transportes públicos etc. Diante de tantas barreiras, os mitos de "coitadinho" ou de "super-herói" ficam fortalecidos e é exatamente através deles que o preconceito e a discriminação se reproduzem:

> É, portanto, o portador de deficiência um coitadinho em potencial, com mil e uma barreiras a serem vencidas, todas elas a impedi-lo de ter uma vida normal. Ele, com perseverança, vai conquistando posições e aí vira um super-herói sem direito à sua humanidade. Não pode errar, não pode falar palavrão, não pode se irritar, não pode faltar ao trabalho, é assexuado, enfim, deixou de ser um cidadão comum para virar um mito. Um exemplo a ser seguido, com uma grande diferença: ninguém gostaria de estar no lugar dele ou ter um filho como ele, pois todos têm consciência das barreiras que eles mesmos criam (Moura, L. C. M. 1992, p.95).

Porém, Moura não se esquece de relacionar a noção de "coitadinho" ou de "super-herói" às condições objetivas de vida, isto é, às condições sociais, econômicas, educacionais em que a reabilitação da pessoa com deficiência irá se desenvolver:

> Em síntese, o que queremos demonstrar é que, enquanto para o portador de deficiência, em contato com um meio inadequado, as perspectivas são as piores possíveis, a possibilidade de se tornar um inválido social é grande, portanto um COITADINHO. Enquanto para o portador de deficiência situado na escala social superior as chances de ser bem-sucedido e tornar-se um SUPER-HERÓI são bastante significativas, em virtude de um meio adaptado às suas necessidades e condições de usufruir um bom trabalho de reabilitação (Moura, L. C. M. 1992, p.33).

Segundo Blackburn (2002), nas últimas duas décadas, o número de crianças e adolescentes com doenças crônicas e deficiências que chegam à idade adulta tem aumentado substancialmente devido aos avanços médicos e científicos. Todavia, apesar desses avanços, poucas pesquisas relacionadas à sexualidade e deficiências foram publicadas. A escassez de publicações sobre o tema pode reforçar o mito injustificado de que a pessoa com deficiência não tem sentimentos e desejos sexuais.

Vários relatos sobre a vida pessoal e sobre a sexualidade de uma pessoa com algum tipo de deficiência podem ser encontrados na literatura brasileira contemporânea. Desde a década de 1980 autores deficientes relatam sua vida e experiências em livros ou filmes. Um dos primeiros relatos, bastante divulgado em nosso país, ocorreu no livro *Feliz ano velho*, de Marcelo Rubens Paiva, também adaptado para filme e peça de teatro. Outro é *Minha profissão é andar*, de João Carlos Pecci, seguido de *Velejando a vida*, do mesmo autor. Outros relatos mais recentemente vieram na mesma linha como *No silêncio do sexo*, de Ricardo Marcondes, *Sem asas ao amanhecer* e *A doce sinfonia de seu silêncio*, de Luciana Scotti, e também *A revolução sexual sobre rodas*, de Fabiano Puhlmann.[11]

O que observamos com a leitura desses relatos é que a maioria deles refere-se à vida de uma pessoa portadora de deficiência física, mais especificamente uma deficiência adquirida ao longo da vida, em geral, decorrente de um acidente ou uma fatalidade.[12] Nessas narrativas, em alguns momentos, a sexualidade é tratada de forma explícita e, em outros, de forma periférica. Os relatos dessas pessoas revelam alguns aspectos importantes:

---

11 PAIVA, M. R. *Feliz ano velho*. São Paulo, Círculo do Livro, 1981; PECCI, J. C. *Minha profissão é andar*. São Paulo, Summus, 1980; PECCI, J. C. *Velejando a vida*. São Paulo, Saraiva, 1998; MARCONDES, R. *No silêncio do sexo*. Rio de Janeiro, Record, 1994; SCOTTI, L. *Sem asas ao amanhecer*. São Paulo, O Nome da Rosa, 1998; SCOTTI, L. *A doce sinfonia do seu silêncio*. São Paulo, O Nome da Rosa, 1999; PUHLMANN, F. *A revolução sexual sobre rodas – Conquistando o afeto e a autonomia*. São Paulo, O Nome da Rosa, 2000.

12 Vale a pena comentarmos que, como afirma Ribas (1998), as condições socioeconômicas influenciarão, para as pessoas que adquirem uma deficiência, melhores condições de acesso à reabilitação e à integração social. Nos casos citados, os autores que adquiriram uma deficiência tinham condições educacionais, econômicas e socioculturais para transmitirem seus relatos em narrativa literária.

a) os problemas relatados trazem uma concepção implícita de sexualidade localizada na resposta sexual: excitação e orgasmo, o que gera problemas relativos à autoestima e à angústia de desempenho;
b) por outro lado, os relatos explicitam que os aspectos não genitais próprio à sexualidade encontram-se preservados, por exemplo, a manifestação de desejo, afeto, relações de amizade, papéis sexuais etc.;
c) a sexualidade passa pelas relações sociais, especialmente as relações familiares de cuidado e proteção;
d) em todos os relatos existe uma crítica feita às áreas médica e psicológica salientando que a sexualidade deveria ser um dos objetivos da reabilitação, embora ninguém fale, ensine ou mesmo aborde a questão.

De qualquer forma, é bastante rico o universo de relatos que temos disponíveis hoje no Brasil para discutir e refletir sobre a temática junto às pessoas deficientes, seus familiares e/ou seus parceiros.

No campo do estudo científico, paralelamente aos livros de relatos pessoais, as discussões sobre esse tema, ainda que de forma incipiente, emergiram nos anos 1970, como afirma De Paula:

> Em síntese, podemos afirmar que o interesse pela questão da sexualidade inicia-se na década de 1970 com um caráter geral, como constatação deste aspecto como um direito inerente à condição humana, paralelamente a estudos sobre autoimagem. Durante esses anos, evolui para a abordagem de aspectos práticos do desempenho sexual nos diferentes quadros de deficiência, passando pela preocupação com o papel dos diversos profissionais da equipe de reabilitação, em relação à expressão da sexualidade dos pacientes portadores de deficiência. No final da década de 1970 e início de 1980, temos a questão da sexualidade sendo tratada como um aspecto dentro de outros contextos como, por exemplo, relacionada com a adolescência, a gravidez e o planejamento familiar para casais deficientes, o desempenho dos papéis sexuais mais especificamente, a condição masculina e feminina. Estes estudos já têm uma tendência, embora tênue, de análise mais psicossocial do que uma

compreensão exclusivamente individual, centrada na preocupação do desenvolvimento de técnicas de intervenção clínica e de aconselhamento. Ao final da década de 1980, há uma diminuição do interesse pelo tema (De Paula, 1993, p.21).

A maioria dos relatos científicos sobre a sexualidade da pessoa com deficiência refere-se à deficiência mental. Atualmente, os levantamentos científicos, da literatura nacional e internacional sobre a sexualidade em relação às diferentes deficiências na área da educação especial, apresentam a maior parte dos artigos sobre deficiência mental, vindo em seguida as deficiências físicas e, finalmente, apenas uma pequena parcela das discussões versa sobre as deficiências auditiva e visual.

Vasconcelos (1996) fez um levantamento na literatura internacional referente à sexualidade da pessoa com deficiência mental publicada entre os anos de 1987 e 1992. Encontrou 64 artigos: 38 deles (59%) foram publicados nos Estados Unidos e 21 (33%) na Grã-Bretanha, sendo os outros do Canadá, Austrália, Dinamarca e França. Destes artigos, metade deles advém da área das Ciências da Saúde: 23 artigos (36%) têm seus autores lotados junto a departamentos universitários da área médica, sete artigos (11%) da psiquiatria e dois artigos da enfermagem (3%). A outra metade dos artigos advém da área das Ciências Humanas: 16 artigos (25%) têm seus autores lotados junto a departamentos universitários da área da Educação Especial, nove artigos (14%) da área do Direito, cinco artigos (8%) da área da Psicologia e dois artigos (3%) da área do Serviço Social.

Vasconcelos (1996) considerou que os artigos discutiam quatro aspectos relativos à relação entre sexualidade e deficiência mental:

a) legislação (21 artigos): que inclui informações sobre aspectos legais, direitos, questões como esterilização, abusos sexuais e drogas;
b) educação e orientação sexual (20 artigos): que inclui informações sobre as concepções dos pais e professores, a constituição das famílias, maternidade, paternidade e programas de educação e orientação para pais e professores;

c) socialização (16 artigos): que inclui informações sobre relações afetivas, relacionamento familiar, amizade etc.;
d) aspectos orgânicos (7 artigos): que incluem informações sobre o desenvolvimento biológico da sexualidade, maturação sexual, Aids etc.

Segundo a autora, os relatos científicos versaram sobre um tema central; o direito das pessoas chamadas "portadoras de deficiências" à sexualidade, tanto do ponto de vista legal quanto nos aspectos orgânico, educacional, político ou social.

Vasconcelos afirma ainda que as relações sociais, desde a infância até a fase adulta, irão sempre influenciar a expressão da sexualidade. Tratando-se de uma pessoa com deficiência, devem-se considerar os seguintes fatores: ambiente familiar, nível de comprometimento de sua deficiência, atitudes de pais e professores, tipo de instituição frequentada etc. E, para a autora:

> Todos esses fatores, contudo, estão intrinsecamente ligados à concepção de deficiência mental, vigente na sociedade, tais como considerar, generalizadamente, que as pessoas com deficiência mental são incapazes de relacionar-se, de namorar ou de tornar-se independentes, dificilmente esses comportamentos serão aceitos e incentivados pela população em geral. Se, por outro lado, as pessoas portadoras de deficiência mental passam a ser vistas como pessoas apenas diferentes em alguns aspectos, pessoas que possuem algumas limitações, mas que essas não estraguem toda a sua vida, elas podem adquirir um *status* social muito mais justo (Vasconcelos, V. O., 1996, p.62).

Foi somente na década de 1990 que temas como aborto, esterilização e abuso sexual surgiram nas publicações científicas; e apenas recentemente apareceram temas como Aids e programas de orientação sexual. Poucos destes programas, no entanto, vão além da proposta restritiva de "controle" do comportamento sexual e ampliam seus temas discutindo os direitos sexuais, os desejos, o afeto e os relacionamentos interpessoais e sexuais, incluindo a responsabilidade dos deficientes, e também de suas famílias, implicada em tais comportamentos (Blackburn, 2002; Vasconcelos, V. O., 1996).

Para Amor Pan (2003) não se pode negar o sentido da sexualidade das pessoas com deficiência. Deve-se proporcionar a elas oportunidades para que se manifeste sua sexualidade, mas para que tais oportunidades tenham sentido e sejam razoáveis "é imprescindível uma reflexão coletiva para chegar à maior clareza possível, levando em conta a solidariedade que deve guiar e acompanhar nossas relações e ações" (Amor Pan, 2003, p.200). Nesse sentido é importante estudar a sexualidade das pessoas com deficiência, entendendo que considerar o que é próprio do ser humano – a necessidade de afeto e de expressão da sua sexualidade no uso efetivo de sua liberdade e de suas potencialidades – compõe a dignidade humana:

Nas palavras do autor:

> Deve-se reconhecer que em nossa sociedade subsistem formas de pensar e agir que tendem a marginalizar as pessoas *diferentes*, ainda que paralelamente se proclame com toda solenidade a dignidade de todos os seres humanos. É certo que num plano material há grandes diferenças entre os indivíduos: há pessoas mais espertas do que outras, ou mais bonitas, ou mais habilidosas, com ou sem defeitos físicos. Mas a questão consiste em saber se essas diferenças propiciam, por seu turno, uma dignidade humana diferenciada, se existem dois grupos humanos bem definidos, o dos normais e o dos deficientes. Essa fronteira não existe nem pode existir, porque a dignidade humana não decorre desses fatores, não se vê diminuída ou aumentada em função de sua maior ou menor presença, mas acompanha o indivíduo independentemente das limitações físicas ou psíquicas de que seja vítima (Amor Pan, 2003, p.165).

Como considerar um processo de desenvolvimento saudável para as pessoas portadoras de diferentes deficiências? Como cobrar atitudes de independência e maturidade a quem, em geral, atribuímos uma vida de dependência? Como garantir a essas pessoas uma vida cidadã se as excluímos o tempo todo dos aspectos mais triviais das relações humanas e sociais? Como entender uma sexualidade a que negamos a existência, a que somente atribuímos complicações e não possibilitamos condições de expressão? Na verdade, as limitações e dificuldades com relação à sexualidade podem estar presentes também em pessoas não deficientes, mas no caso da sexualidade do deficiente a deficiência acaba por justificar – de modo ideológico – as intercorrências.

Para compreendermos melhor as questões da sexualidade da pessoa com deficiência, partiremos para uma especificação quanto aos aspectos científicos disponíveis na literatura para três agrupamentos de deficiências: deficiência mental, deficiência física e deficiências sensoriais – auditiva e visual.

3
Sexualidade
e deficiência mental

A maior parte das discussões, teses, artigos e relatos de pesquisa sobre sexualidade e deficiência trata da deficiência mental.[1] É bastante comum deparamos, nos discursos de pais, educadores e profissionais, com a ideia – equivocada – de que os comportamentos sexuais nas pessoas com deficiência mental são aberrantes e decorrem do quadro orgânico da deficiência mental. Atualmente, é consensual na literatura a ideia de que as possíveis limitações e comportamentos "inadequados" resultam principalmente dos processos de educação e socialização diferenciados, que não ensinam nem preparam a pessoa deficiente para adequar suas manifestações sexuais e para entender

---

1 O volume 4 dos Parâmetros Curriculares Nacionais, *Adaptações curriculares em ação – Estratégias para educação de alunos com necessidades educacionais especiais*, publicado pelo MEC/Secretaria da Educação em 2002, apresenta a deficiência mental da seguinte maneira: "Caracteriza-se por registrar um funcionamento intelectual geral significativamente abaixo da média, oriundo do período de desenvolvimento, concomitante com limitações associadas a duas ou mais áreas da conduta adaptativa ou da capacidade do indivíduo em responder adequadamente às demandas da sociedade, nos seguintes aspectos: comunicação, cuidados pessoais, habilidades sociais, desempenho na família e comunidade, independência na locomoção, saúde e segurança, desempenho escolar, lazer e trabalho" (Brasil, Secretaria da Educação Especial, 2002, p.31).

sua própria sexualidade nas relações sociais existentes. Apesar disso ou em decorrência disso, observamos que há, no discurso leigo, uma concepção da sexualidade do deficiente mental como um "problema" a ser solucionado.

Nesse sentido, Dias, Denari, Sampaio, Semionato-Toso e Zaniolo afirmam que:

> Se tratar com a deficiência já é polêmico, mais ainda é tratar com deficiência e sexualidade. A concepção de sexualidade inclui todos os aspectos da existência humana. Entender os liames determinados por construções sociais impróprias e estabelecer possibilidades e limites desvinculados de preconceitos relativos à deficiência mental e à sexualidade não é tarefa fácil para os profissionais atuantes em Educação Especial. Para que os relacionamentos interpessoais e afetivo-sexuais dos portadores de deficiência mental possam ser entendidos, é necessário ir-se além dos elementos meramente biológicos da sexualidade. Nesse esforço de compreensão, é necessário levarem-se em conta todos os aspectos do erotismo humano, isto é, seus aspectos biológicos, psicológicos, socioculturais e históricos (Dias, Denari, Sampaio, Semionato-Toso e Zaniolo, 1995, p.8).

Além disso, no próprio discurso científico, a sexualidade da pessoa com deficiência mental também é entendida como um assunto polêmico. Em geral, nesta área, predominam os estudos estrangeiros que precisariam de adaptações para proporcionar uma compreensão do contexto no Brasil. Aqui, embora existam alguns artigos e estudos, ainda carecemos de publicações especializadas que avancem para reflexões mais abrangentes sobre os aspectos biológicos e psicossociais e para a divulgação de propostas educativas voltadas para a população especial, seus familiares e os profissionais envolvidos.

Considerando o rótulo de deficiente mental e as expectativas advindas do seu diagnóstico e prognóstico, isto é, tratando-se de alguém a quem atribuímos um déficit cognitivo com implicações educacionais e sociais, o desenvolvimento da sexualidade revela-se, em geral, comprometido nas relações interpessoais, pois a maioria dos comportamentos sexuais dos deficientes mentais é considerado, socialmente, como "desvio de conduta". O consentimento com relação às condutas sexuais, às relações interpessoais e à convivência afetiva com parceiros estará, de certa forma, relacionado ao grau do retardo e às relações sociais em que o sujeito se insere (Assumpção Júnior e Sprovieri, 1993).

Assumpção Júnior (1998) afirma que o grau da deficiência mental interfere em demasia no relacionamento e nas condutas sexuais, pois os comportamentos sexuais ou as estratégias de aproximação e de efetivação de um relacionamento afetivo-sexual dependerão diretamente da inteligência do indivíduo. Para este autor, a conduta sexual é complexa e depende de esquemas cognitivos que permitem sua manifestação de forma eficaz, e por isso, na pessoa com deficiência mental, em consequência de seu déficit cognitivo, haverá dificuldades para expressão adequada desta conduta, revelando uma inadaptação social. Ou seja, a expressão da conduta sexual irá variar de acordo com o grau de comprometimento cognitivo observado na pessoa com deficiência mental. O autor apresenta, inclusive, padrões de sexualidade dependendo do grau da deficiência mental. Assim, para ele, deficientes mentais de grau severo irão apresentar uma conduta sexual indiferenciada (com simples gratificação sensorial), ausência de relações interpessoais e impossibilidade de convivência específica e duradoura; deficientes mentais de grau moderado irão apresentar uma conduta sexual frustrada, incluindo masturbação solitária e possíveis orgasmos, com manifestações de irritabilidade, relações afetivo-sexuais inespecíficas e, pouco provavelmente, uma convivência específica e duradoura homossexual ou heterossexual. Finalmente, deficientes mentais de grau leve irão apresentar uma conduta sexual frustrada, incluindo masturbação mútua, orgasmo ocasional, prostituição e perversões, com manifestações de irritabilidade, embora sejam possíveis as relações afetivo-sexuais e a convivência específica e duradoura, homossexual ou heterossexual, com possíveis matrimônios, apesar de o autor acreditar que a incapacidade para criar filhos e o fracasso no casamento ocorram sempre. A despeito dessas dificuldades, o mesmo autor ressalta que a maioria dos distúrbios de conduta decorre de dificuldades ambientais e educativas e não de problemas inerentes à deficiência mental e por isso almeja a criação de condições educacionais e sociais para que essas pessoas possam expressar, de maneira adequada, seus direitos sexuais.

É consenso entre os que estudam a sexualidade de pessoas com deficiências de que *a pessoa deficiente mental é uma pessoa íntegra, incluindo os aspectos eróticos, afetivos e sexuais, independentemente de sua condição de deficiente, e a manifestação de sua sexualidade vai depender de toda uma estruturação de esquemas educacionais que proporcionem condições adequadas para a expressão da sexualidade* (Amor Pan, 2003; Assumpção Júnior, 1998; Assumpção Júnior e Sprovieri, 1993; Buscaglia, 1997; Dall'Alba, 1990; 1992; Denari, 1997; 1998; 2002; França-Ribeiro, 1995; 2001; Freitas, 1996; Gherpelli, 1995; Glat, 1992; Lipp, 1981; Maia, 2001a; Pinel, 1993; Ribeiro e Nepomuceno, 1992; Vasconcelos, N. A.,1993; Vasconcelos, V. O.,1996).

Nas palavras de Denari:

> Contrariando a suposição tradicionalmente aceita como norma – negação, aberração ou infantilização da sexualidade da pessoa deficiente, a maioria dos profissionais parece concordar que não existe diferença, considerados os aspectos de desenvolvimento psicobiológico e sexual, na manifestação da sexualidade das pessoas, sejam elas, normais ou não. Isso significa que aquelas pessoas vistas ou tidas como deficientes não o são em seus impulsos sexuais. Elas sentem prazer, desejos, amam e querem ser amadas. E um dos grandes méritos de se proceder à educação sexual, também para estas pessoas, refere-se ao fato de deixá-las apreender, aprender a exprimir e a controlar a sua sexualidade, desfrutando normalmente da convivência social e afetiva com seus pares [...]. Em decorrência, não há como prescindir do envolvimento da família e da escola – instâncias primeiras – quando tratamos de promover o desenvolvimento do potencial inato de qualquer pessoa; e, neste caso, especialmente, das pessoas deficientes mentais ou estigmatizadas como tal (Denari, 1998, p.336).

Segundo Gherpelli, a sexualidade é construída sob três pilares fundamentais: o potencial biológico, o processo de socialização e a capacidade psicoemocional. A dinâmica entre esses pilares leva a conflitos, decorrentes da luta entre duas forças, a "força da natureza" (necessidade sexual básica, com mecanismos fisiológicos atuantes) e a "força da cultura" (normas vigentes da cultura, regras de convivência social). A sexualidade, sendo um atributo biológico, não pode, portanto, ser compreendida sem ser considerada também socialmente, levando em conta as especificidades de cada sujeito e, no caso, da deficiência mental (Gherpelli). Nas suas palavras:

> Vista isoladamente, a sexualidade tem seu valor limitado, isto é, reduzida ao prazer do corpo e às suas manifestações genitais. No entanto, quando inserida nas circunstâncias de vida de uma pessoa, distingue--se sua participação intensa e frequente no desenvolvimento de cada ser humano. A deficiência não é uma doença, é um estado consequente de diversos infortúnios que acarreta um comprometimento mental que poderá ser potencializado ou diminuído, conforme o posicionamento da sociedade. E por quem é formada a sociedade? O momento é de ampliar a visão da sexualidade e compreender que nos portadores de deficiência mental ela é igualmente importante, embora se processe de forma diferente (Gherpelli, 1995, p.109).

Para Gale (1989), as barreiras que limitam a sexualidade do deficiente podem ser físicas, psicológicas ou sociais. As *barreiras psicológicas* referem-se ao tédio pelas restrições físicas e/ou pelo isolamento social, à depressão, ao embaraço e à baixa autoestima devido à falta de atrativos; as *barreiras físicas* referem-se à falta de aptidão verbal, aos remédios, a dificuldades na higiene pessoal e aos maneirismos; e as *barreiras sociais* referem-se ao isolamento, à falta de convívio social entre amigos decorrente da discriminação e do preconceito social.

Na esfera social a deficiência mental se manifesta e é tratada de acordo com expectativas e crenças sociais irrefletidas. Essas crenças determinarão, em boa parte, não somente o diagnóstico, mas também as atitudes sociais e educacionais em relação a essas classificações e rotulagens, fato ao qual já nos referimos anteriormente. Em relação à sexualidade, o mesmo processo também é observado.

Há, na literatura, um clássico estudo sobre as representações e crenças sociais de pais e de educadores sobre a sexualidade de seus filhos e educandos feito por Giami e D'Allonnes (1984) que, a pedido do Ministério da Saúde da França, investigaram a sexualidade dos deficientes.[2] Os autores optaram por investigar a sexualidade dos deficientes mentais através das representações subentendidas em relação a vários comportamentos, o que lhes permitiu compreender o seu sentido. Assim, analisaram a imagem (representação) que um grupo de pais e outro de educadores faziam dos comportamentos sexuais dos deficientes, sob a hipótese de que haveria um conflito entre pais e educadores quanto à maneira de gerir a vida sexual e afetiva dos deficientes mentais:

> Supomos, de fato, que esses dois grupos não partilham das mesmas concepções no que diz respeito às normas sexuais (atitudes permissivas ou repressivas), aos métodos anticoncepcionais, ao aborto, [...] etc. com relação aos deficientes mentais. Supomos que tais "concepções" se situam em níveis diferentes: nível de representações e nível de comportamentos e que existiria divergência entre esses dois níveis (Giami e D'Allonnes, 1984, p.30).

Os resultados do estudo de Giami e D'Allonnes podem ser resumidos em dois momentos: primeiro, a propósito dos educadores e, segundo, dos pais. A representação apresentada pelos educadores sobre a sexualidade dos deficientes mentais, de grau leve ou moderado, incluía as ideias: aberrante, "selvagem" e incompleta. Vale a pena ler as conclusões dos autores:

> Selvagem na medida em que os educadores ressaltam os elementos mais visíveis e mais provocadores dessa sexualidade. Todos notam práticas masturbatórias individuais e coletivas, práticas exibicionistas e *voyeuristas*, condutas agressivas e práticas homossexuais. Selvagem, também, na medida em que tais atividades são apresentadas como irreprimíveis e desprovidas de afetividade. Os meninos, principalmente, são, com frequência, vistos como agressivos em relação às meninas que se obrigam a se submeter às exigências sexuais deles. As meninas são apre-

---

2   Segundo os autores, na verdade, o interesse pela pesquisa era buscar respostas para os profissionais de instituições especiais solucionarem as dificuldades encontradas por eles em relação à manifestação sexual de seus alunos deficientes mentais, para melhor controlá-los.

sentadas de duas maneiras distintas. De um lado, não lhes são atribuídas as condutas perversas [anteriormente] indicadas, que são atribuídas aos meninos, e são consideradas mais "afetivas" do que os meninos; por outro lado, algumas são descritas como ninfomaníacas com uma estrutura histeroide. Meninos e meninas seriam incapazes de estabelecer relações estáveis e duráveis no tempo. A maioria dos educadores afirma que os jovens adultos deficientes mentais são incapazes de "ir até o fim", isto é, de ter relações sexuais completas, porém, exercem, ao mesmo tempo, uma vigilância que lhes seria ditada pela intenção de impedir que tais relações ocorram nas instituições. Lamentam depois que os deficientes não possam alcançar as relações sexuais "normais" que apresentam como equilibradoras e socializadoras (Giami e D'Allonnes, 1984, p.35).

Para os pais, a representação da sexualidade dos filhos deficientes mentais perpassa, inicialmente, pela ideia de que a criança deficiente seria como uma "eterna criança". Soma-se a isso a ideia de que haveria um distanciamento dos seus filhos deficientes em relação à sexualidade:

> Essa criança assexuada (mesmo quando já se trata de um adulto) manifesta uma afetividade transbordante, tanto para com os pais, como para com os colegas de instituição com os quais pode-se ligar de modo bastante profundo. Tal "afetividade" é descrita como pura e isenta de "segundas intenções". Para os pais, o deficiente teria, pois, uma sexualidade "infantil", ou seja, uma "sexualidade assexuada" e essencialmente fundada na afetividade (Giami e D'Allonnes, 1984, p.38).

Os pais demonstram uma contradição ao negar a sexualidade e ao mesmo tempo exercer um controle e uma repressão severa às manifestações dos comportamentos sexuais de seus filhos. Um dos exemplos mais marcantes é o controle sobre a vida afetivo-sexual da menina deficiente, pensando na possibilidade de reprodução, pois os pais "recusam ao filho deficiente o direito de gerar um filho, cuja carga recairia sobre eles" (Giami e D'Allonnes, 1984, p.39).

Os pais, em geral, incorporam o mito da assexualidade de seus filhos deficientes mentais. Silenciam sobre o assunto ou sobre sua repressão (explícita ou não), infantilizando seus filhos deficientes adultos tratando-os como "eternas crianças", o que se expressa na vestimenta, no diálogo, nas expectativas, nas cobranças e nas proibições impostas ao deficiente do mesmo modo que às crianças. Segundo Sinason (1993), grande parte do "medo" e da negação, por parte dos pais, sobre a sexualidade de seus filhos deficientes mentais fundamenta-se no temor do casamento e, sobretudo, da procriação, ou seja, no medo de que adolescentes e adultos deficientes tenham parceiros e filhos.

Os dois grupos, de pais e de educadores, têm representações diferentes para o mesmo fenômeno, isto é, para a sexualidade do deficiente mental; para os pais, predomina a ideia de assexualidade e, para os educadores, a ideia de sexualidade selvagem. Entretanto, sob uma ou outra crença, há um mesmo fundamento que é a *negação* da sexualidade. Para explicitar essa conclusão, vale a pena ler os autores, na íntegra:

> As representações que um grupo faz do outro põem em relevo uma fortíssima contradição. Cada grupo, nas suas representações do outro, aprofunda, de modo exagerado, as divergências recíprocas com respeito aos comportamentos seguidos. Cada grupo se mostra cioso em marcar a diferença que, acentuada de modo extremo na representação do outro grupo, permite aos educadores projetar sobre os pais os aspectos repressivos que não chegam a perceber neles próprios e até mesmo atribuir aos pais a origem da "anormalidade" e da "selvageria" sexuais dos deficientes. Do lado dos pais, a divergência permite disfarçar a contradição entre a ilusão do angelismo dos deficientes e as atitudes que se veem obrigados a adotarem para evitar que o filho conceba. As representações da sexualidade dos deficientes construídas por cada grupo parecem divergir. Para os educadores é a "selvageria" e a estrutura adolescente que são ressaltadas. Para os pais, é o angelismo e a estrutura infantil que aparecem como preponderantes. Assim, nas transações recíprocas, os dois grupos não falam da mesma coisa. A diferença de representações da sexualidade dos deficientes vem reforçar a divergência que notamos a nível da representação de um grupo pelo outro. Poder-se-ia, pois, pensar que, partindo de premissas tão fundamentalmente opostas, pais e educadores chegassem a comportamentos não menos opostos. [...]. O filho do deficiente parece-nos constituir a chave-mestra do sistema de encarceramento da

sexualidade dos deficientes mentais. A esse propósito, educadores e pais têm a mesma representação (ambos os grupos o recusam). É o filho que permite a uns e a outros justificarem o conjunto dos comportamentos respectivos [...]. É o conjunto da organização psicossexual dos deficientes mentais (com todas as diferenciações possíveis quanto à natureza da deficiência) que é apreendido fundamentalmente como intolerável (Giami e D'Allonnes, 1984, pp.39-40).

A ambiguidade dessas concepções, aparentemente tão antagônicas, revela inegavelmente que todas as pessoas com deficiência mental são seres sexuais ainda que sejam vistos ou como *"anjos"*, quando a sexualidade é reprimida e não manifesta, ou como *"feras"*, quando é expressa, explícita, e muitas vezes, inadequada. Muitos autores têm defendido a ideia de que a sexualidade do deficiente mental parece despertar na sociedade essas duas facetas e que a crença em ambas reforça uma percepção distorcida sobre a vida sexual e afetiva dessas pessoas (Amaral, 1994; Amor Pan, 2003; Dall'Alba, 1990; 1992; Denari, 1997; 1998; França-Ribeiro, 1995; Gherpelli, 1995; Giami e D'Allones, 1984; Glat, 1989; 1992; Lipp, 1981; Maia, 2001a; Ribas, 1998; Sinason, 1993; Tang e Lee, 1999; Vasconcelos, V. O.,1996).

Para Amor Pan (2003)[3] abordar o tema da sexualidade humana em circunstâncias normais já não é fácil, e este tema se torna ainda mais

---

[3] O livro de José Ramón Amor Pan foi publicado no Brasil pela Editora Loyola em 2003, traduzido diretamente do original *Afectividad y sexualidad en la persona con deficiencia mental*, da Universidade Pontifícia Comillas de Madrid. Resultado da tese de doutorado do autor, o livro discute de maneira geral a sexualidade da pessoa com deficiência mental, expondo diferentes temas, como: aspectos históricos e conceituais da deficiência mental, mitos sobre a sexualidade e a deficiência, sexualidade como direito inerente à pessoa com deficiência mental, casamento e procriação de deficientes mentais e o processo de educação sexual destas pessoas. O autor revela-se fiel às suas concepções religiosas e discorre sobre o tema do casamento à luz da ética católica enfatizando a visão humana e cristã da sexualidade. Entretanto, na revisão da literatura o autor limita-se a apresentar o tema de forma isenta, optando, quando é o caso, por expor suas ideias pessoais e religiosas sobre o assunto. Considerando a extensa revisão da literatura realizada pelo autor, utilizamos sua leitura entendendo-na como uma contribuição ampla, científica e atualizada que revela a visão de diferentes autores europeus.

complexo no caso das pessoas portadoras de deficiência mental, à medida que a manifestação sexual nessa população foi quase sempre vista como um "problema" e não como um "atributo humano positivo". Em geral, prevalece uma atitude restritiva em relação à sexualidade da pessoa com deficiência mental justificada de diversos modos, gerando sentimentos de temor, confusão e culpa. Isso se traduz numa série de preconceitos sociais, "mitos" ou crenças generalizadas, de influência poderosa, que se dão por certas e evidentes, irrefletidas ou inquestionáveis, destacando-se as seguintes premissas:

a) todos os portadores de deficiência mental são iguais;
b) a deficiência mental é sempre hereditária;
c) as pessoas portadoras de deficiência mental possuem uma sexualidade exacerbada;
d) a pessoa com deficiência carece de desejos e necessidades no terreno sexual.

O primeiro mito ou crença – *"todos os portadores de deficiência mental são iguais"* – defende que todas as pessoas portadoras de deficiência mental têm as características e limitações manifestadas socialmente da mesma maneira: baixo nível intelectual, pouca ou nenhuma autonomia e são marcadas por estigmas físicos. Todavia, ainda que todas as pessoas com deficiência mental apresentem um comprometimento cognitivo, em diferentes graus, preservam a dignidade humana e, como tal, sua expressão pessoal depende de condições psicossociais diversas, impossíveis de serem sempre homogêneas. Essa postura se deve a uma visão que enquadra o indivíduo em determinado grupo, exagerando as semelhanças intragrupais e as diferenças intergrupais (Amor Pan, 2003).

Para Amor Pan, a segunda crença – *"a deficiência mental é sempre hereditária"* – tem por trás uma ideia de que toda deficiência mental tem causa genética e pode ser transmitida à sua descendência. O temor à herança genética é o grande "fantasma perturbador que parece justificar que a sociedade mantenha os deficientes à margem da vida afetivo-sexual" (Amor Pan, 2003, p.50). A mentalidade eugênica teve grandes repercussões em muitas sociedades, justificando numerosas leis de esterilização compulsiva e de proibição do casamento entre deficientes mentais. Hoje, os deficientes mentais não são considerados uma ameaça para o futuro da raça humana, mas ainda geram esse desconforto quando há a ideia da procriação e manutenção da condição deficiente na prole:

> A consequência dessas afirmações é bastante óbvia. Considera-se que, em virtude dos grandes princípios morais, deve-se procurar, por todos os meios disponíveis, fazer que as pessoas portadoras de deficiência mental se mantenham afastadas de qualquer contato que possa desembocar numa relação sexual e, por conseguinte, numa descendência. A razão reside em que esses filhos inevitavelmente seguiriam os passos de seus progenitores e aumentariam a já pesada carga que a família e a sociedade em seu conjunto têm de suportar. [...] continua a ser causa suficiente para negar sua vida afetiva, em especial no caso das mulheres, que vêem muito mais dificultado o acesso a toda essa dimensão de sua condição humana, em virtude do medo de uma possível gravidez não desejada (Amor Pan, 2003, p.50).

Amor Pan explica que a terceira crença – *"as pessoas portadoras de deficiência mental possuem uma sexualidade exacerbada"* – reflete um pensamento bastante comum, o de que a pessoa com deficiência mental manifesta um comportamento sexual exagerado, guiado pelo instinto animal, difícil de ser controlado por mecanismos de inibição e sublimação: "desse modo, sua sexualidade se mostraria descontrolada e, às vezes, agressiva; por isso, deve ser objeto de amplas restrições" (Amor Pan, 2003, p.51). Essa opinião, infelizmente, não se baseia tão somente na opinião de pessoas pouco informadas e preconceituosas, mas também em pensamentos de educadores e pesquisadores.

A quarta e última crença citada por Amor Pan, *"a pessoa com deficiência carece de desejos e necessidades no terreno sexual"* – vai ao outro extremo da questão, anulando, igualmente em termos práticos, a humanidade e a sexualidade inerentes a todo ser humano. Essa crença compara a pessoa com deficiência mental a seres assexuados, livre de pulsões de caráter sexual, a seres angelicais. "De acordo com este ponto de vista, os portadores de deficiência mental são muito carinhosos e efusivos, como cabe à sua alma ingênua e pura, embora seu corpo seja o de uma pessoa de 30, 40, 50 ou 60 anos. Eles serão eternamente crianças" (Amor Pan, 2003, p.52). Os pais, especialmente, reproduzem essa crença. Desejam ensinar a seus filhos e filhas um comportamento social tolerado e respeitado pela sociedade, lutam para que eles alcancem parcelas de autonomia, entretanto, "são precisamente eles os que amiúde freiam seu desenvolvimento afetivo, de múltiplas maneiras e por variadas razões" (Amor Pan, 2003, p.52).

Glat (1989) comenta que, em geral, a intenção mais comum de pais e profissionais a respeito do relacionamento amoroso ou sexual entre as pessoas deficientes mentais é aprender a lidar com a sexualidade, pressupondo que ela é um problema, e não compreendê-la de fato. Para esta autora, a sexualidade da pessoa com deficiência mental não é qualitativamente diferente da sexualidade das demais pessoas, pois ela não é uma pessoa excepcional (assexuada ou hipersexuada) em seus desejos sexuais e afetivos. Nesse sentido, a dificuldade de lidar com o comportamento sexual de filhos e alunos com deficiência mental reflete a própria dificuldade dessas pessoas – profissionais e pais – diante das questões sexuais, isto é, o que está em questão como algo complexo é a sexualidade e não a deficiência.

A educação sexual limitadora e a impossibilidade de expressão social da sexualidade podem levar a problemas tanto para os deficientes quanto para familiares (pais e responsáveis), educadores e profissionais. Segundo Sinason (1993), é comum que os pais esqueçam que seus filhos, adolescentes ou adultos, deficientes mentais têm sentimentos e anseios sexuais; quando não o fazem, esperam que a escola (ou instituição) dê conta de fornecer uma orientação sexual adequada a seus filhos. Esse esquecimento, porém, pode prejudicar o potencial para um desenvolvimento emocional saudável. O silêncio dos pais não livrará seus filhos de serem alvos de uma educação sexual, mesmo que essa educação tenha sido construída pelo silêncio e pela negação da sexualidade e mostre-se, portanto, omissa, repressora e deturpada. Segundo Gale (1989), em função das limitações que uma pessoa com deficiência possa apresentar com relação à sexualidade, é fundamental para o desenvolvimento psicossexual o modo como a família percebe a sua sexualidade.

Segundo Lipp (1981), as famílias e os profissionais que lidam com a pessoa excepcional acabam ignorando ou negando a sexualidade dos indivíduos deficientes por falta de preparo e orientação sobre o assunto, especialmente quando se trata de deficientes mentais severos e profundos. Apesar de sua condição, muitas vezes de extrema dependência, estas pessoas não deixam de ser, como todos nós, pessoas sexuais, que têm emoções, desejos e acima de tudo a capacidade normal de ter impulsos sexuais e de ter prazer em dar e receber afetos. Segundo a autora:

> Estas pessoas podem ser deficientes na área intelectual, mas não o são necessariamente na área sexual. O excepcional dependente, como qualquer criança normal, descobre cedo na vida a satisfação que a área sexual lhes pode dar, e a masturbação (tocar no sexo) facilmente adquire significado especial para eles. É preciso compreender por que isso ocorre e o que se deve fazer quanto a isto, a fim de que conflitos e traumas possam ser evitados da parte do excepcional e dos seus pais ou professores (Lipp, 1981, p.12).

Para Ribeiro e Nepomuceno o mito da assexualidade dos deficientes mentais pode criar dificuldades para o desenvolvimento de relacionamentos e para a expressão adequada da sua sexualidade. Para esses autores:

> O deficiente mental, ao ser considerado um indivíduo assexuado, vê-se frente a dificuldades significativas de relacionamento, pois sua limitação intelectual cria barreiras ao entendimento do que seja o desejo sexual e porque os indivíduos indicados socialmente para sua educação ou tratamento lidam de forma agressiva e discriminatória frente ao comportamento sexual manifesto (Ribeiro e Nepomuceno, 1992, p.169).

Os profissionais (educadores) também veem e relatam dificuldades em lidar com a manifestação da sexualidade do deficiente, mas, ao contrário dos pais, os educadores incorporam o mito da hipersexualidade em seus alunos deficientes mentais. Três atitudes são mais comuns: o silêncio, a repressão (explícita ou não) ou uma orientação repressiva, reforçando valores preconceituosos. De qualquer forma, os educadores tentam controlar os "instintos sexuais", minimizando-os ou abolindo-os, pelo menos na situação escolar. Paira, em geral, no âmbito da instituição educacional, uma concepção do deficiente como criança e da sexualidade como genitalizada, centrada nos órgãos genitais. Segundo Dall'Alba (1998), essa dicotomia entre sexualidade e genitalidade está associada a uma visão ideológica da sexualidade e não à realidade do deficiente mental.

Para Pueschel e Scola (1988), um fato que dificulta o encorajamento da independência e da responsabilidade em pessoas com deficiência no período adolescente é a tendência frequente de pais e mães e, em geral da sociedade, em "olhar" para a pessoa com deficiência de modo infantilizado, que não estabelece condições necessárias para o pleno desenvolvimento dessas funções sociais típicas do período adolescente e da vida adulta.

Uma vez que é comum a pessoa com deficiência mental ser entendida como uma "eterna criança", muitas delas não vivenciam os rituais de passagem do mundo infantil para o mundo adulto. Dizendo de outro modo, as pessoas caracterizadas como deficientes mentais e forçadas a permanecer na condição de criança não costumam passar por nenhuma das provas que acompanham os ritos de passagem à vida adulta. Os indivíduos considerados adultos são caracterizados por terem condições de escolher uma profissão, administrar seu próprio dinheiro, selecionar um esposo ou esposa, casar, escolher a maternidade e paternidade, enfim, ter direito de participar ativamente da vida social e de escolher as manifestações sexuais desejadas visando à satisfação das necessidades afetivas.

A esse respeito citamos Amor Pan:

> O sexo foi tradicionalmente considerado uma matéria reservada aos adultos e dirigida à procriação, características que não se adaptam ao estereótipo do portador de deficiência mental como "uma eterna criança

em corpo de adulto" e cuja reprodução deve ser evitada a todo custo. A consequência é a tendência a considerar a sexualidade uma dimensão que deve permanecer impenetrável para essas pessoas e à qual se aplica um horizonte axiológico diferente do que existe entre as pessoas não portadoras de deficiência mental (Amor Pan, 2003, p.186).

Para Dall'Alba, no caso do adulto deficiente mental, uma vez que ele é considerado incapaz, imaturo e infantil, e por isso não é ensinado, ele não desenvolve adequadamente condições de assumir suas responsabilidades e de tomar decisões também no aspecto sexual. Nesse sentido, a sociedade transmite aos deficientes mentais mensagens que negam seus desejos e suas manifestações sexuais e disso resulta que eles próprios incorporam o infantilismo como uma premissa verdadeira. Esta autora relata entrevistas realizadas com professores sobre como eles percebem seus alunos e as suas manifestações sexuais no ambiente escolar e comenta que:

> Após a análise das falas foi possível constatar que a concepção dos professores sobre sexualidade humana encontrava-se no nível do senso comum, ou seja, a percepção de sexo tabu, genitalizado, biologizado, com função reprodutiva, parecendo destituída de qualquer conteúdo afetivo e de prazer. A sexualidade masculina foi vista como sendo diferente da feminina, o homem tendo maior direito às manifestações sexuais e tendo a "função" de despertar a sexualidade da mulher. A criança foi percebida como assexuada, apenas o adulto independente economicamente teria direito à sexualidade e o casamento seria a condição para uma vida sexual ativa. Quanto aos alunos, a visão de que eles seriam eternas crianças talvez seja decorrente da confusão apresentada pelos professores entre idade mental e idade cronológica, que parece ocorrer em virtude do pouco conhecimento ou do uso inadequado das definições e terminologias na área (Dall´Alba, 1998, p.196).

Behi e Behi (1987) afirmam que os pesquisadores têm claro que as pessoas com deficiência têm as mesmas necessidades sexuais que as pessoas não deficientes. Entretanto, considerando que a segregação da pessoa com deficiência mental tem profundas raízes históricas, é até compreensível que muitas pessoas ainda sejam apreensivas em relação à sexualidade do deficiente mental. Os autores argumentam que para os pais é mais fácil manter seus filhos em perpétua imaturidade, especialmente sexual. Os profissionais têm medo da crítica pública, da desaprovação dos pais ou da repreensão dos chefes e de não seguirem as normas e, por isso, costumam negar e reprimir a manifestação sexual dos alunos com deficiência mental nas instituições.

Portanto, a manifestação da sexualidade da pessoa deficiente mental vem sendo marcada por dois grandes equívocos (crenças sociais) gerais: primeiro que *"as pessoas deficientes mentais são assexuadas"* e, segundo que *"as pessoas deficientes mentais são hipersexuadas"*, desconsiderando que as necessidades, desejos e capacidades sexuais dos deficientes mentais são iguais às das pessoas não deficientes, embora no trato social essa manifestação possa ser, simbolicamente, registrada como diferente. Em ambos os casos, este dogma da assexualidade ou hipersexualidade acaba reforçando atitudes de isolamento, segregação dos sexos e ignorância sobre vários aspectos da sexualidade, impedindo, muitas vezes, qualquer tentativa de orientação sexual.

Para que uma crença como a de que a sexualidade do deficiente mental é diferente (ausente ou exacerbada) não seja generalizada, é preciso, cada vez mais, conhecer os procedimentos de ensino adequados para o desenvolvimento sexual saudável da pessoa com deficiência mental, podendo este conhecimento ser incluído nas atividades educacionais programadas para o deficiente, possibilitando um maior desenvolvimento das suas potencialidades humanas.

Há muitos estudos sobre a relação dos membros da família diante do nascimento de um filho(a) com deficiência mental. No início da vida, ao nascimento, a família manifesta preocupação e frustração diante do diagnóstico de deficiência mental. O comportamento dos pais relacionado a esse filho pode ser movido por sentimentos de rejeição, superproteção ou negação. O importante na discussão da sexualidade é que pode haver, desde a infância, um distanciamento entre os pais e o deficiente, incluindo ausência de contato físico, e um processo precário de experiência emocional e mesmo social deste bebê no âmbito de sua família (na socialização primária). Isso se agravaria na socialização secundária, isto é, podem ocorrer dificuldades quando a socialização desta criança começar a ser ampliada por outros cuidadores e/ou educadores ou então surgem evidências de uma imagem corporal distorcida, de dependência e de dificuldade para enfrentar situações frustrantes.[4]

Em relação às regras sociais, é comum observarmos que, em média, uma criança aos dois anos de idade já estabelece relações com o meio, controla o esfíncter, controla e discrimina os estímulos do ambiente, expressa emoções, mostra certa autonomia e tem maior socialização. Por outro lado, ao tratar-se de uma criança com deficiência mental, é comum observarmos certas limitações destas capacidades, pois, em geral, elas exigem mais persistência nos processos educacionais, condições mais favoráveis para aprendizagem e necessitam de uma linguagem mais clara e compreensível. Assim, uma criança com deficiência mental pode apresentar maior dificuldade para estabelecer e respeitar limites, atraso no controle do esfíncter, menor autonomia e baixa autoestima. Além destas dificuldades, os pais, em geral, apelam para a permissividade, a superproteção e o isolamento da criança, tentando minimizar frustrações e insucessos sem que isso, evidentemente, possa favorecer seu aprendizado (Gherpelli, 1995).

As dificuldades de socialização e de construção da identidade social na pessoa com deficiência mental podem ocasionar bloqueios emocionais e carências afetivas que os estimulam a desenvolver crenças irreais, falsas expectativas e, ainda, os levam a desenvolver sentimentos de

---

4 Entendemos por *socialização primária e secundária* os conceitos apresentados por Jerusa Vieira Gomes no artigo "Família e socialização" na Revista *Psicologia USP*, 3(1/2), 1992, pp.93-105, apresentados da seguinte maneira: "Socialização, como vimos, refere-se ao processo de transformação do ser biológico em um ser social típico. Esse processo é, de costume, dividido pelas ciências sociais em primário e secundário. Família e escola, nas sociedades que assim o determinam, acabam sendo as grandes agências socializadoras, respectivamente, da socialização primária e da socialização secundária" (Gomes, 1992, p.96).

inferioridade, de frustração e de baixa estima, além de uma autoimagem distorcida (Pinel, 1993).

Certos aspectos da socialização parecem, portanto, fundamentais na compreensão da vivência da sexualidade em pessoas com deficiência mental. Vasconcelos, V. O. (1996) aponta diferentes questões para reflexão. Primeiramente as relações parentais, que envolvem as expectativas e o incentivo social ao desenvolvimento ou não de relações de independência social e do potencial humano e social, incluindo aí o estigma de toda a família em relação a um membro deficiente; em seguida, as relações da comunidade, em especial, a comunidade escolar, cujo convívio poderá ou não estimular o desenvolvimento de uma concepção de cidadão. Decorrem daí outras questões que merecem reflexão: a) a escolha dos vínculos de amizade, que também implica em escolha de uns e rejeição de outros; b) restrição nas possibilidades de convívio com grupos sociais mais ampliados, limitando-se o contato aos jovens colegas deficientes da mesma escola ou a familiares e vizinhos mais próximos; c) vínculo afetivo junto a(o) professor(a), que estreita relações de amizade em detrimento do pedagógico e que é uma forte influência na aquisição de valores e regras morais; d) falta de contato com pessoas de sexo diferente, imposto pela instituição escolar, que pode favorecer as condições para o comportamento homossexual; e) carência de conceitos sociais adequados recebidos na escola e na família, o que aumenta a frequência de comportamentos socialmente inadequados; f) preconceitos e estigmas sociais em relação ao processo de interação social e ao desenvolvimento de relacionamentos afetivo-sexuais. Nas palavras da autora:

> As crianças com deficiência mental podem crescer como os outros filhos, frequentando escolas e fazendo amigos, namorando e casando. Assim como também podem ser segregadas, isoladas ao máximo do convívio social, resultando em dependência e relacionamentos apenas com pessoas mais próximas e familiares. Essa situação somente colabora para a manutenção de estigmas e preconceitos contra essas pessoas, além de interferir fortemente nos direitos que as pessoas deficientes mentais têm,

assim como todas as pessoas, de se relacionarem e viverem de maneira mais prazerosa possível (Vasconcelos, V. O., 1996, p.61).

Na maior parte das vezes, a criança com deficiência mental cresce segregada do convívio social e as poucas informações que recebe acabam sendo veiculadas genericamente e assimiladas de forma deturpada no imaginário do deficiente. O processo da construção social da identidade sexual na pessoa com deficiência mental acaba sendo prejudicado, o que é agravado pela manifestação de papéis sexuais nem sempre compatíveis com sua identidade de gênero ou nem sempre aceitos socialmente. Muitos deficientes mentais têm dificuldade de assumir, portanto, sua masculinidade ou feminilidade, pois percebem de forma deturpada os padrões de identidade sexual e os estímulos sociais na restritiva convivência social (Assumpção Júnior e Sprovieri, 1993; França-Ribeiro, 2001; Pinel, 1993).

Não encontramos, na literatura, especialmente a brasileira, estudos sobre a incidência de homossexualidade entre os deficientes mentais, mas, independentemente da orientação afetivo-sexual que eles possam vir a ter na idade jovem e adulta, todos terão formado uma identidade sexual (masculina ou feminina), ainda que esta não corresponda adequadamente à expectativa prevista pelos papéis sexuais.

A formação de relações interpessoais saudáveis e o desenvolvimento da autonomia e de uma boa autoestima são condições básicas para o desenvolvimento de uma sexualidade sadia. No que se refere aos aspectos específicos da sexualidade, outras diferenças podem ser observadas entre as pessoas deficientes mentais e as não deficientes. A descoberta dos genitais em uma criança não deficiente inclui a percepção corporal e uma compreensão da diferenciação sexual (homens e mulheres) e, além disso, a masturbação infantil é rapidamente assimilada pelas regras e representações sociais, principalmente porque a linguagem já está bem desenvolvida nesta fase (Assumpção Júnior e Sprovieri, 1993; Gherpelli, 1995).

Na criança com deficiência mental, o descobrimento dos genitais e a percepção corporal (de sensações e sentidos) aparecem tardiamente (em cronologia absoluta) e, em geral, de forma grosseira; a masturbação infantil coincide com a puberdade (é um corpo de adulto com atitudes infantis). Dependendo do nível de comprometimento, uma criança ou jovem com deficiência mental não irá entender as sensações e o tipo de estímulo que as produz e daí é comum observarmos manifestações inadequadas de prazer, pois o sujeito não aprendeu a manipular-se corretamente, o que pode levá-lo a ficar tenso e impaciente ou ainda causar situações embaraçosas e constrangedoras socialmente. Aos 6 e 7 anos podem se sentir inferiorizadas e descontentes pela falta de reconhecimento social sobre sua condição deficiente em relação a algumas habilidades, inclusive em relação à sexualidade. Dependendo do nível do comprometimento proporcionado pela deficiência e da qualidade das interações sociais, para alguns deficientes o único meio de gratificação pessoal será o prazer sexual manifestado por masturbações solitárias ou em jogos sexuais infantis. Muitas vezes a masturbação e os jogos sexuais infantis são encarados como perversões e aberrações, quando os participantes são deficientes (Assumpção Júnior e Sprovieri, 1993; Pinel, 1993).

Com o avançar da idade, o processo de socialização e interação social pode ficar ainda mais restrito. Ao invés de aumentar os grupos de convívio, muitos deficientes tornam-se pessoas solitárias e suas experiências sociais se restringem à vida na família e às relações na escola, quando esta é frequentada. Muitas pessoas com deficiência mental podem ter dificuldades em discriminar códigos de conduta e regras sociais e às vezes podem manifestar interesse sexual compulsivo (Assumpção Júnior e Sprovieri, 1993; Edwards, 1995; Gherpelli, 1995; Pinel, 1993;1999). A esse respeito, França-Ribeiro nos esclarece:

> Os portadores de deficiência mental, mais até do que os adolescentes não deficientes, necessitam de orientação neste sentido, para poderem adquirir complexas habilidades sociais, para um melhor relacionamento interpessoal. As dificuldades introduzidas pelo rebaixamento intelectual são acrescidas, sobremaneira, pelo fato de a maioria experimentar um estilo de vida segregado, onde carecem de oportunidades para se envolverem com outros grupos na comunidade, de modo que possam ter

chances para o aprendizado de comportamentos na área da sexualidade humana (França-Ribeiro, 2001, p.13).

Segundo Gherpelli, ser capaz de produzir coisas e realizá-las perfeitamente, ter iniciativa em relação à produção de coisas que sejam reconhecidas pelo grupo social são tarefas que favorecem, na pessoa com deficiência mental, o sentimento de aceitação social, a capacidade de ser útil socialmente e a integração com o grupo. Gherpelli comenta:

> Num trabalho de orientação sexual com jovens portadores de deficiência mental leve, pude observar a predominância de um sentimento de inferioridade e descontentamento consigo próprios pela falta de perspectiva de poder exercer uma atividade reconhecida socialmente, como a de jardineiro ou ajudante de cozinha. O conflito visível neles parecia interferir, inclusive, na manifestação dos impulsos sexuais. Os que podiam desempenhar atividades nas quais seu esforço e sua capacidade eram reconhecidos conviviam com seus impulsos sexuais de acordo com as expectativas sociais. Aqueles que, por sua própria limitação, ou quem sabe até por nossa incapacidade para descobrir seu potencial, não conseguiam corresponder às expectativas ou não chegavam a despertar o interesse por atividades dirigiam todo o seu prazer ao próprio corpo. O único tipo de gratificação pessoal para eles era o prazer sexual. Isso nos levou a refletir que os impulsos sexuais têm uma valorização maior ou menor, dependendo do grau de limitação pessoal e de interação social e produtiva de cada um (Gherpelli, 1995, p.62).

Ribeiro e Nepomuceno acreditam que as maiores dificuldades para a expressão da sexualidade nas pessoas com deficiência mental refletem uma dificuldade social no trato desta manifestação. Os jovens, em geral, são submetidos a limitações e restrições para expressar sua autonomia e sexualidade, limitações estas que são ainda mais exacerbadas quando se trata de alguém deficiente mental:

> É importante ressaltar que, da mesma forma que em relação aos adolescentes normais, os professores e pais devem procurar lidar com a

sexualidade de forma natural, sem repressão, sem desenvolver nos adolescentes sentimentos de culpa e medo. Os sentimentos e ansiedades dos adolescentes deficientes, relacionados não explicitamente à sexualidade, mas à dificuldade que têm em aceitar sua situação de excepcionalidade, suas dificuldades em não conseguir realizar as mesmas tarefas ou atribuições das pessoas normais, seus desejos afetivos, totalmente semelhantes aos dos outros adolescentes, se intensificam e torna-se muito mais difícil e conflituoso lidar com eles se são acompanhados de repressão (Ribeiro e Nepomuceno, 1992, p.170).

Para Assumpção Júnior e Sprovieri, ao redor dos 12 anos de idade os jovens com deficiência mental manifestam atividades masturbatórias e a curiosidade sexual de forma similar àquela encontrada no adolescente não deficiente mental. Entretanto, pelas suas melhores possibilidades intelectuais e adaptativas, estes últimos desenvolvem estratégias bem mais elaboradas para satisfazer seus desejos e curiosidades sexuais e estas lhes permitem uma adequação social satisfatória, fato que não acontece entre os jovens com limitação intelectual. Os autores relatam um caso que exemplifica essa questão:

> Um exemplo interessante pode ser visualizado em atitudes do tipo *voyeurista* do adolescente. Um rapaz que, aos quinze anos, saciando a sua curiosidade sexual e satisfazendo um impulso vinculado a prazer elabora uma estratégia na qual se utiliza de um binóculo para poder observar a vizinha trocando de roupa (fato esse sobejamente descrito em *charges*, filmes ou contos), o faz de forma a não ser surpreendido ou, se o for, não agredir de forma direta o meio ambiente. Isto é visualizável pela utilização do aparelho ótico, decorrente de sua maior autonomia e da sua capacidade de chegar, por meio de seu raciocínio, a esta possibilidade; e principalmente por meio da escolha do objeto, ou seja, alguém situado fora do seu ambiente próximo, de modo que (já por interiorização de normas que lhe são passadas a partir de todo o seu processo educacional) esta atitude seja avaliada somente como manifestação *normal* e saudável de sua sexualidade. O adolescente deficiente mental, em função de sua baixa autonomia e de sua pequena capacidade de elaboração de esquemas cognitivos eficazes, apresenta soluções primitivas que não satisfazem as exigências da adaptação de

seu ambiente. Assim, ao ser surpreendido olhando *pelo buraco da fechadura a tia trocar de roupa* (e este fato me foi narrado diversas vezes por diferentes famílias) é considerado um anormal, devido não ter levado em consideração princípios que a ele não foram passíveis de serem captados em seu processo de educação. Cabe, entretanto, considerar que, sob o ponto de vista do desenvolvimento, ambos os padrões de conduta são semelhantes; contudo, o primeiro mostra-se bem mais eficaz e, por isso, mais adaptado às necessidades do ambiente (Assumpção Júnior e Sprovieri, 1993, pp.43-44).

Nesse sentido, os autores Assumpção Júnior e Sprovieri ressaltam a ideia de que sentir desejo sexual é *"normal"* em todo ser humano e o que torna esse desejo diferenciado na pessoa com deficiência mental é a sua exteriorização, quase sempre incompatível com os valores e regras sociais de adaptação social. E os autores concluem:

> Podemos pensar a conduta do deficiente mental sob duas óticas: a) a relativa à vontade e ao desejo, como algo comum a todo ser humano com necessidades imperativas que reclamam satisfação, mas que apresentam dificuldades em sua expressão, por não acompanharem os padrões adaptativos do restante da população; b) a atividade sexual em si como possibilidade de realização de relacionamentos estáveis, com objetivos de segurança e proteção, e que determinam maiores seleções de parceiros e maiores expectativas de futuro. Pensando-se desta forma, temos que ver a conduta sexual do deficiente mental não como uma imitação falha no desenvolvimento psicossexual, mas como condutas aprendidas, decorrentes de seu relacionamento com o ambiente, levando-se em conta a sua dificuldade no processamento dos fatos que percebe. O problema é que, em nosso ambiente, quer de ordem institucional quer de ordem familiar, a tolerância com a sexualidade é pequena, principalmente no que toca à deficiência mental (Assumpção Júnior e Sprovieri, 1993, p.44).

As manifestações sexuais das pessoas deficientes mentais são entendidas, quase sempre, como inaceitáveis socialmente, mas é preciso considerar que essas manifestações aparentemente "perversas" são frutos da ignorância e da falta de treinamento adequado e que a própria sociedade não garantiu ao deficiente esse treinamento. A impulsividade, assim como a dificuldade de discriminar os comportamentos adequados, complica o processo de aprendizagem social e sexual no deficiente mental, mas não a torna impossível. Os especialistas reconhecem que a aprendizagem para essas pessoas depende de mensagens transmitidas de forma simples, concreta e repetida, o que não seria diferente numa sistematização de instruções voltadas para uma orientação sexual (Assumpção Júnior e Sprovieri, 1993; Buscaglia, 1997; Gherpelli, 1995; Pinel, 1993; 1999).

Para Assumpção Júnior e Sprovieri:

> A questão do tratamento médico ou psicológico fica relegada a casos extremos, cabendo, isto sim, toda a estruturação de esquemas educacionais que proporcionem condições adequadas de expressão da sexualidade. Antes, porém, temos que rever, obrigatoriamente, a questão do deficiente mental, para que ele possa ser visto como uma pessoa íntegra em sua totalidade e não como um deficiente também sob o ponto de vista erótico e sexual (Assumpção Júnior e Sprovieri, 1993, p.54).

Tang e Lee (1999) argumentam que a vulnerabilidade das pessoas com deficiência mental à violência reflete uma falta de conhecimento sobre os vários aspectos da sexualidade, uma educação sexual deficitária, a longa dependência dos adultos, uma falta de habilidade verbal e social e da aprendizagem de comportamentos preventivos. Todos esses déficits decorrem de um estigma social que atribui ao deficiente baixo *status* e lhes nega tanto o direito de expressão sexual quanto oportunidades de interação social. Segundo esses autores, o mito da assexualidade, isto é, a negação da sexualidade das pessoas deficientes, resulta do próprio fracasso social em reconhecer os riscos potenciais, em proteger e assistir e em ser corresponsável pela situação de vulnerabilidade a que essas pessoas estão submetidas. As instituições que educam os deficientes mentais desencorajam, em geral, todas as formas de expressão sexual de seus alunos, mesmo quando estas poderiam ser aceitáveis, como no caso da masturbação em espaço privado, para evitar escândalos e má reputação da instituição.

Autores como Edwards (1995) e Pinel (1993) defendem que a orientação sexual é fundamental para que a pessoa com deficiência mental desenvolva um repertório comportamental mais adequado em relação à sua sexualidade e à sexualidade dos demais e também para que aprenda comportamentos preventivos contra a exploração e a violência sexual. Essa educação pode torná-los mais integrados e participativos nas relações sociais da comunidade. Edwards comenta que:

> [...] deve-se assegurar um programa para socialização e educação sexual. É fundamental ensinar conceitos de privacidade à pessoa com síndrome de Down, para evitar a exploração; devem ser ensinados cedo, com reforço no lar. O treino de habilidades sociais (formas apropriadas de encontrar e cumprimentar pessoas estranhas e demonstrar carinho ao outro) deve ser encorajado desde tenra idade. As habilidades sociais apropriadas são fundamentais para a integração, na aceitação dos colegas "normais" e na participação na comunidade como adolescente e adulto (Edwards, 1995, p.269).

Pinel, finalmente, argumenta que a sexualidade da pessoa com deficiência mental não é diferente da de pessoas não deficientes, manifesta-se, muitas vezes, de forma considerada socialmente como inadequada em virtude tanto da falta de processos educativos oferecidos a essas pessoas como da dificuldade pessoal das pessoas em relação à própria questão da sexualidade:

> A impulsividade, assim como a dificuldade de discriminar os comportamentos adequados, complica o processo de aprendizagem social e sexual no deficiente mental. E se, por um lado, a sociedade reconhece que as mensagens transmitidas têm de ser simples, concretas e repetidas, frequentemente não revela a mesma paciência quando o tema é sexo. Pessoas que não se importam em repetir sistematicamente as instruções para comer ou vestir-se esperam que o deficiente mental deixe de masturbar-se na presença de outras pessoas após uma única intervenção. É justamente o caráter público das manifestações sexuais que incomoda as pessoas, tornando mais difícil o ato de encarar um deficiente mental que, por si só, espelha tudo o que preferiríamos não ver: nossas próprias limitações e temores (Pinel, 1999, p.223).

Assim, consideramos que a maior dificuldade não está na deficiência em si, mas nos tabus, estereótipos e preconceitos que se somam quando o assunto é a sexualidade do deficiente. Assumir explicitamente essas dificuldades é essencial para balizar um debate sobre as questões mais polêmicas apontadas.

Partiremos, agora, para a discussão de alguns temas referentes à sexualidade na vida cotidiana de uma pessoa deficiente mental. Muitos destes temas já foram mencionados neste texto, porém, julgamos pertinente um destaque mais pormenorizado de alguns deles relacionados à deficiência mental: a) a puberdade e a adolescência; b) masturbação; c) namoros e relacionamentos afetivo-sexuais; d) a questão da Aids; e) a descendência e a esterilização; f) e o abuso sexual.

A puberdade e a adolescência da pessoa com deficiência mental

A adolescência é compreendida como um período de transição da vida infantil para a vida adulta, independentemente da idade cronológica. A puberdade, que compreende todas as mudanças biológicas que dão início ao período adolescente, é universal, isto é, embora sofra influências sociais e culturais, as mudanças corporais correspondentes ao amadurecimento biológico manifestam-se em homens e mulheres, em diferentes culturas e momentos históricos. O sentido que daremos a essas mudanças depende das relações familiares e culturais, e a vivência do período adolescente dependerá de todo um contexto social, econômico e cultural.

O desenvolvimento da sexualidade humana nos seus aspectos biológicos, incluindo o impulso sexual, é um processo inerente ao ser humano ainda que sua manifestação seja inseparável do meio cultural e sócio-histórico.

Vários autores, como Amor Pan (2003), Assumpção e Sprovieri (1987), Coelho (1987), Edwards (1995), Evans e Mckinlay (1988), Gherpelli (1995), Glat (1989), Lipp (1981), Pinel (1993), Rebolho e Rebolho (1991), Robertson, Bhate e Bhate (1991), Vasconcelos, V. O.

(1996) e Zetlin e Turner (1985) afirmam que, nas pessoas deficientes mentais, o desenvolvimento biológico, na puberdade, de aspectos como as características sexuais secundárias e o amadurecimento sexual *ocorre de forma bastante semelhante ao das pessoas não deficientes mentais*. O que poderá se diferenciar substancialmente é o desenvolvimento psicossexual que depende de oportunidades sociais que podem facilitar ou não o aprendizado pelas experiências, isto é, depende das oportunidades educacionais relativas à vida afetivo-sexual. Esse desenvolvimento sexual na pessoa com deficiência mental só irá ocorrer de forma diferente quando a deficiência mental estiver associada a alguma síndrome com implicações mais abrangentes.[5] Mesmo assim, prevalece, entre os teóricos, a ideia de que a semelhança é mais preponderante que as possíveis diferenças.

Para alguns autores, a ocorrência da puberdade, da maturação e do desenvolvimento psicossexual vai depender do grau de comprometimento da deficiência mental – leve, moderada, severa ou profunda (Assumpção Júnior e Sprovieri, 1993; França-Ribeiro, 2001; Gherpelli, 1995). Nas palavras de França-Ribeiro:

> [...] no caso dos deficientes mentais severos e profundos, isto é acompanhado pela não maturação sexual. Entretanto, a maioria dos deficientes mentais é do tipo leve e moderado e estes desenvolvem suas características sexuais, demonstram interesse pela área, têm desejos e expectativas em relação às atividades afetivo-sexuais e muitos apresentam capacidade de reprodução (França-Ribeiro, 2001, pp.12-13).

Evans e McKinlay (1988) afirmam que algumas mulheres com síndrome de Down apresentam a menarca, em média, de um a um ano e meio antes da média da idade de pessoas não deficientes. No caso de mulheres com outras desordens mentais ou deficiência mental não associada a outras síndromes, a menarca ocorre em idade

---

5 Como lembra Amor Pan (2003, p.54), "A deficiência mental não é uma enfermidade ou síndrome única; encontramo-nos diante de um estado de diminuição reconhecido na pessoa, cujas causas e consequências são numerosas e diversas".

posterior à média. Puschel e Scola (1988) afirmam que os estudos anteriores à década de 1960 são contraditórios: alguns afirmam que a grande maioria das mulheres com deficiência mental apresenta menstruações regulares; outros que essas mulheres são amenorreicas. Vasconcelos, V. O. (1996) expõe que, após a década de 1980, os estudos afirmam que, comparando-se a idade da menarca e o fluxo menstrual de mulheres com deficiência mental e também com síndrome de Down às mulheres não deficientes mentais, não é possível encontrar diferenças significativas quanto à idade da menarca. Acrescentamos que a menarca e a menopausa são fenômenos decorrentes de influências tanto hormonais, como sociais e ambientais e que, ao longo do tempo, tem ocorrido uma mudança rápida nos padrões considerados normais.

A síndrome de Down[6] traz diferentes comprometimentos, entre eles a deficiência mental. Sobre o aspecto sexual há, na literatura, muita controvérsia, e algumas diferenças, no desenvolvimento sexual masculino e feminino, têm sido, em geral, divulgadas (Puschel e Scola, 1988).

Nas mulheres, a fertilidade é preservada, com riscos genéticos de gerar uma criança com a mesma síndrome, teoricamente, de 50%, e aumento da probabilidade de aborto, embora exista também a possibilidade do nascimento de crianças saudáveis. Nos homens, há infertilidade com uma quantidade reduzida ou mesmo ausência de espermatozoides nos testículos, anomalia cuja causa ainda é obscura. Sobre o desenvolvimento físico e o amadurecimento sexual, as mulheres raramente apresentam alterações dos órgãos sexuais externos e variações anormais na menarca. Quanto aos homens, a ocorrência de diferenças no desenvolvimento físico é frequente: estatura

---

6   A síndrome de Down ocorre devido a uma falha na divisão celular, especificamente no cromossomo 21, por translocação, mosaicismo ou trissomia livre, cuja modificação leva à formação de traços físicos específicos e função intelectual limitada na grande maioria das crianças. Para detalhes sobre a panorâmica-histórica e as causas da síndrome de Down, ver: PUESCHEL S. M. *Síndrome de Down: guia para pais e educadores*, capítulos 4 e 5, 1995.

mais baixa para a idade cronológica, excesso de peso, redução de pelos faciais e axilares, em alguns casos genitália menos desenvolvida quanto às medidas do pênis e volume dos testículos e variações hormonais disfuncionais (www.entreamigos.com.br/temas/sexualidade/17/04/2000);

Sobre esse assunto, Amor Pan esclarece:

> Representam um caso particular as pessoas cuja deficiência mental se deve à síndrome de Down, nas quais se podem de fato constatar algumas peculiaridades. Parece atestado que os homens têm testículos e o pênis com tamanho menor do que o habitual e que existe uma importante diminuição na quantidade de esperma produzida em cada ejaculação, o que torna pouco provável que cheguem a ser pais. Quanto às mulheres, parece que o tamanho dos ovários é também menor e, embora os caracteres sexuais secundários não costumem apresentar marcadas diferenças, observou-se que existe em alguns casos pequeno desenvolvimento dos seios e ausência de auréolos. As mulheres têm uma notável diminuição da fertilidade, embora muito menor que no caso dos homens. Apesar dessas peculiaridades, a sexualidade se desenvolve da mesma maneira numa pessoa com síndrome de Down que nos outros (Amor Pan, 2003, p.55).

Nesse sentido, as diferenças individuais nas pessoas deficientes mentais, como ocorre com os não deficientes, influenciarão o desenvolvimento e a maturidade dos órgãos sexuais, especialmente quando há alguma síndrome associada ao desenvolvimento. Entretanto, possíveis diferenças no desenvolvimento não tornam incomuns as manifestações sexuais normais na pessoa deficiente.

Nas palavras de Oliveira:

> A manifestação da sexualidade depende da patologia. E existem algumas síndromes em que os órgãos genitais não amadurecem. Em outras, maduram mais lentamente e, em algumas, tornam-se estéreis. Por isso nosso assunto não pode ser generalizado. Por outro lado, é importante esclarecer que as manifestações sexuais no deficiente mental são um processo de desenvolvimento comum a todos os indivíduos, pois não existe uma sexualidade específica do deficiente. O que existe é o comum a todos os seres humanos (Oliveira, 1988, p.18).

Estudos recentes têm revelado que, embora as características gerais da adolescência sejam comuns às pessoas com deficiência mental e às pessoas não deficientes, as primeiras atravessam esse período com problemas mais complexos. A adolescência, sendo um período de mudanças, exige do jovem a superação do papel de criança. No caso dos deficientes mentais, o mesmo desejo se manifesta, mas as condições sociais não o incentivam a assumir as responsabilidades exigidas na vida adulta. Para jovens não deficientes, a adolescência tem se revelado como um período conturbado, mas quando se trata de deficientes mentais esses problemas são ainda maiores. Muitos jovens com deficiência mental, incluindo os com síndrome de Down, têm atributos físicos "normais" para a idade, mas muitas vezes não têm condições de enfrentar as mudanças corporais, as demandas do ambiente e de seu próprio desejo de independência; um ambiente social que insiste em ver os deficientes como crianças e não como jovens em crescimento é o mais sério obstáculo ao desenvolvimento saudável de jovens (Puschel e Scola, 1988).

Miranda e Mori (2001, p.612) observaram que adolescentes com deficiência mental apresentam sonhos e expectativas semelhantes aos de outros jovens e que, apesar das limitações cognitivas, eles têm "dúvidas, sonhos, temores e expectativas semelhantes aos outros jovens". Neste estudo, grande parte dos jovens valorizou o trabalho, o estudo e o casamento, mas seus sonhos esbarravam na dependência familiar. As autoras afirmam que os pais relutam ou se recusam a criar condições que favoreçam a efetiva independência dos filhos com deficiência mental. Cechin, Damilano, de Souza e Forgiarini (2001) estudaram as implicações psicossociais na sexualidade de adolescentes com síndrome de Down e também constataram dificuldades no período adolescente em relação à preparação para uma vida independente, pois, segundo acreditam, a adolescência é um período conturbado para qualquer pessoa, mas há agravantes quando se trata de deficientes mentais.

Zetlin e Turner (1985) afirmaram que as mudanças na adolescência caracterizam-se pela emancipação dos jovens em relação a seus pais e pelo desenvolvimento de várias atitudes e estilos de comportamento no campo social e sexual, desenvolvendo o conceito de si mesmo, o plano vocacional e aspirações de vida. Pesquisas recentes apontam que, para a maioria dos adolescentes, a mudança pode ocorrer de forma gradual e natural e não se caracterizaria como um período de turbulência, "infernal" como usualmente é encarado na literatura tradicional; algumas famílias concordam que há grande turbulência e outras que é uma experiência positiva. O adolescente acumula experiências e conhecimentos que favorecem o padrão de comportamento adulto.

Segundo Zetlin e Turner (1985), a adolescência para a pessoa com deficiência mental é um período de desenvolvimento especial para sua vida. Apesar das transformações biológicas serem as mesmas que ocorrem em jovens não deficientes, as questões sociais associadas à adolescência – emancipação, autoconceito e sexualidade – podem ser consideradas exacerbadas pelas pessoas pelo fato de haver uma deficiência mental. O deficiente mental tem de lutar com essas questões com uma competência cognitiva parecida com a de uma criança, e ainda lidar com os papéis e expectativas da família, dos pares e de si mesmo devido à discrepância entre a idade cronológica, a maturidade física e sua capacidade funcional. Os pais mostram-se incertos quanto aos papéis de adolescente/adulto de seu filho deficiente e tornam-se inseguros ao preparar seu filho adolescente para a transição para a vida adulta. É mais comum que eles encorajem a dependência, a obediência e os comportamentos infantis que a independência, a autodireção, o assumir responsabilidades e o conhecimento pessoal da sexualidade. No entanto, mesmo com habilidade cognitiva limitada, o adolescente com deficiência mental é capaz de conhecer seus próprios limites, de construir sua identidade e, sobretudo, de reconhecer sua condição íntegra de pessoa humana. Para a pessoa deficiente, a adolescência é um período tumultuado e estressante, que ela deve enfrentar para determinar seu relacionamento com a sociedade; com os papéis e com o estilo de vida que querem assumir.

Pack, Wallander e Browne (1998) consideram que a adolescência é um período preocupante, pois é o período mais fértil para a ocorrência de comportamentos de risco para a saúde, o que causa um aumento da mortalidade prematura em jovens adolescentes: uso de substâncias tóxicas (cigarro, álcool, drogas), violência (brigas, porte de arma), suicídio, uso perigoso do veículo (não usar cinto de segurança, dirigir drogado) são comportamentos comuns nesta época. Esses autores acreditam que identificar esses comportamentos poderia aumentar a prevenção, mas que, entretanto, pouca atenção tem sido dada ao deficiente mental em relação a esses aspectos.

No período da puberdade e da adolescência ocorrem várias modificações biológicas, psicológicas e sociais, especialmente o desenvolvimento do pensamento abstrato, o desenvolvimento das características sexuais secundárias e da capacidade reprodutiva. A sexualidade se desenvolve paralelamente ao crescimento e ao desenvolvimento do corpo e de suas funções, próprias à vida adulta (capacidade reprodutiva, menstruação, masturbação, polução noturna, fantasias sexuais, genitalização). Na pessoa com deficiência mental, a puberdade pode até surgir com uma variação cronológica, mas se desenvolve de maneira natural, salvo casos isolados de disfunções hormonais. Na adolescência, porém, o deficiente mental pode não compreender suas sensações e muitas vezes não conseguir controlar seus impulsos sexuais. Todavia, muitos adolescentes com deficiência mental são capazes de aprender as regras sociais, se bem orientados. Dentre os mais comprometidos, poucos poderão adquirir um pensamento abstrato funcional e uma genitalização adulta bem adaptada. Nesta fase, o descompasso entre o desenvolvimento mental e o biológico fica mais explícito, pois as condutas infantilizadas ficam discrepantes em um corpo adulto e isso, muitas vezes, provoca uma inadequação comportamental intensa. O que poderá modificar essas intercorrências será a mediação entre os comportamentos inadequados e o meio educacional nas relações familiares, escolares e sociais (Pinel, 1993).

A literatura parece concordar que as pessoas com deficiência mental manifestam as mudanças na puberdade de modo similar às pessoas normais; porém, ainda são escassas as pesquisas sobre o período socialmente determinado a que chamamos adolescência. Como é vivida a adolescência das pessoas com deficiência mental?

Como esses jovens podem livrar-se do rótulo e do estigma de "eterna criança"? Como esses jovens podem vivenciar a adolescência como um período de transição para uma fase da vida que é tão negada para eles: a vida adulta, com suas características de independência, capacidade de gerenciar sua própria vida profissional, econômica e afetiva?

Masturbação e deficiência mental

O comportamento de masturbação faz parte da sexualidade de qualquer pessoa e é frequentemente observado na população deficiente mental. Para Lipp (1981), a masturbação ocorre quando a criança manipula seu órgão sexual para obtenção de prazer; não causa dano físico nenhum e faz parte do desenvolvimento sexual, contribuindo para um crescimento saudável e feliz. Como o toque na genitália é prazeroso, a criança, excepcional ou não, tenderá a tocá-la novamente.

Na pessoa com deficiência mental, o prazer em masturbar-se é igual ao observado em qualquer pessoa sem deficiência. No entanto, quando se trata de uma pessoa deficiente mental, em geral, o aprendizado do local mais apropriado para esse tipo de comportamento, muitas vezes, está comprometido, aliado à falta de atividades alternativas que sejam interessantes e que proporcionem prazer. Ou seja, como muitos deficientes mentais mais comprometidos têm uma vida ociosa, eles recorrem à masturbação com maior frequência: trata-se de um comportamento prazeroso que eles podem fazer por si mesmos (Behi e Behi, 1987; Lipp, 1981; Pinel, 1993; Ribeiro e Nepomuceno, 1992; Sinason, 1993).

Para Lipp (1981), os excepcionais dependentes provavelmente costumam masturbar-se mais do que as pessoas normais não em função de uma necessidade sexual maior que a das demais pessoas, mas porque seu repertório comportamental é muito restrito e o rol de atividades que realizam é menor e proporciona menos prazer que a masturbação pode lhe causar, pois, segundo a autora (*ibidem*, p.15), "se o excepcional passa tempo demasiado se masturbando, isto não é porque ele tenha necessidades sexuais exageradas, mas sim porque não tem disponíveis outras fontes de prazer e alegria". Nesses casos, a masturbação relaciona-se a uma dificuldade dos pais e educadores em lidar com a questão de ensiná-lo a discriminar locais públicos e privados. Porém, a masturbação é um comportamento adequado quando essa discriminação é aprendida.

A masturbação na escola, em geral, é considerada como um comportamento inadequado. Além disso, no âmbito educacional, as preocupações com o comportamento sexual incluem também os jogos sexuais e ainda a nudez em público. Crianças e jovens com deficiência mental percebem também que as diferentes partes de seu corpo causam sensações de prazer, entretanto, diferentemente das crianças não deficientes, demoram a compreender que certos comportamentos ligados ao corpo (urinar, evacuar, masturbar-se) devem ser restritos às situações privadas. Segundo Sinason (1993), esses comportamentos considerados "inadequados" podem gerar manifestações de vergonha e fracasso diante da incapacidade de contenção que as pessoas deficientes mentais, desde crianças, já percebem em si mesmas. Também algumas crianças com profundas incapacidades de aprendizado podem voltar-se para seu corpo em busca de conforto e autoestimulação prazerosa. Mas, seja qual for a razão, não é a deficiência em si que leva à masturbação "excessiva" e/ou "inadequada" e sim a falta de orientação desde a infância sobre os limites relacionados a essas condutas ou uma dificuldade desta pessoa deficiente nas relações interpessoais.

Para Lipp (1981), os deficientes mentais dependentes (mais comprometidos pela deficiência) nunca chegarão a efetivar uma relação sexual e por isso merecem gozar da única forma de expressão sexual a que eles têm acesso, que é a masturbação. Essa autora defende que a masturbação deve ser respeitada, desde que não ofenda a sensibilidade alheia, que seja feita em locais discretos e reservados e que seja feita moderadamente. Problemas poderão ocorrer quando: eles não se masturbam de forma adequada e acabam se machucando, se masturbam em público ou se masturbam excessivamente. Nesse caso, ainda segundo a autora, outras atividades poderão ser oferecidas aos sujeitos para que eles descubram outras fontes de prazer e satisfação, sem puni-los ou verbalizar preocupação, evitando até mesmo mencionar que alguém viu o que eles estavam fazendo.

A esse respeito, discordamos de Lipp pelo que se segue:

1) assim como França-Ribeiro (1995) acreditamos que é arriscado determinar *a priori* que os deficientes mentais dependentes (mais comprometidos) jamais realizarão uma relação sexual. A realização e a satisfação em uma relação sexual dependem de inúmeras variáveis e condições pessoais a que todos nós estamos sujeitos em nossa vida pessoal e sexual;
2) o critério para considerar a masturbação excessiva precisa ser objetivamente esclarecido, pois o termo "excessivo" pode abranger uma grande variedade de frequências e possibilidades, dependendo de quem está avaliando este comportamento. Entendemos que excessivo é aquele comportamento que exclui todas as outras atividades cotidianas que os sujeitos teriam condições de fazer, isto é, os sujeitos deixariam de comer, dormir, brincar etc., para se engajarem exclusivamente na masturbação, causando ferimentos pelo excesso de fricção na pele por um tempo demasiado;
3) entendemos que, ao contrário do que defende Lipp, os adultos que se propõem a ensinar os comportamentos privados não devem esconder dos sujeitos que o comportamento de masturbação foi presenciado. Podem sim, partindo dessa ocorrência, ensinar que aquilo que ele fez é prazeroso, faz parte do comportamento humano, mas deve ser feito em locais apropriados, assim como se ensina o uso do banheiro aos deficientes mentais mais comprometidos. Mesmo que o educador mude as atividades propostas, não achamos adequado ele fingir que não viu o que o deficiente estava fazendo, pois um comportamento não visto não "incomoda".

A esse respeito, citamos Pinel:

> Há algumas situações sexualmente explícitas que requerem uma abordagem complexa. A masturbação é uma delas. A ideia de que os deficientes mentais são masturbadores compulsivos decorre de dois fatores.

O primeiro relaciona-se à dificuldade que o deficiente tem em entender que, da mesma maneira que fazer xixi ou cocô requer um local privado, também não se pode brincar com os genitais na frente dos outros. Outro fator tem a ver com a ociosidade de inúmeros deficientes mentais profundos, que, na ausência de atividades, recorrem a pelo menos uma que lhes seja prazerosa. É preciso deixar claro que a maioria dos excepcionais tem condições de aprender a adequar a masturbação – tanto é que, ao contrário do que geralmente se pensa, a masturbação obsessiva e incontrolável, que chega a machucar o deficiente, é rara (Pinel, 1999, p.224).

Ribeiro e Nepomuceno observaram que a forma mais comum de manifestação da sexualidade em instituições especiais é a masturbação. Este comportamento é frequente em todo o ambiente escolar, nas salas de aula, nos corredores, nos banheiros, especialmente quando o grupo de alunos era misto. Os autores argumentam que a manifestação da sexualidade do deficiente mental independe do seu nível intelectual e a não aceitação deste fato e da própria sexualidade é que pode acarretar problemas no convívio do deficiente com seus pares e com outras pessoas. Os autores afirmam ainda que, no estudo que realizaram, a direção da instituição reconheceu a manifestação sexual dos alunos, mas além de tê-la tratado com preconceito, limitou-se a reprimi-la dando ordens para que os professores a controlassem ou evitassem:

> Os alunos são vistos de forma preconceituosa pela diretora, que embora saiba das manifestações sexuais por parte deles, limita-se a ordenar às professoras que não deixem os alunos saírem da sala de aula, e que, na hora do recreio "fiquem de olho no banheiro". Diz ser o maior escândalo um aluno se masturbar e que receia que se alguma mãe descobrir poderá tirar o filho de lá (Ribeiro e Nepomuceno, 1992, p.169).

O relato acima expressa, mais uma vez, que o problema da sexualidade dos deficientes mentais está relacionado a métodos inadequados de educação sexual. A direção desta instituição, e certamente muito profissionais e familiares que concordam com esta repressão às manifestações da sexualidade, mostra despreparo diante da sexualidade dos alunos, falta de iniciativas adequadas de orientação e educação, repressão explícita na tentativa de controle e um entendimento da sexualidade de seus alunos como genitalizada, pecaminosa, indesejada e aberrante; talvez até demonstre uma dificuldade pessoal com o tema da sexualidade.

Behi e Behi (1987) são outros autores que comentam sobre a masturbação entre pessoas com deficiência mental. Para eles, muitas pessoas com deficiência mental se masturbam por duas razões: primeiro porque isso faz parte do desenvolvimento normal e segundo porque este comportamento pode substituir o prazer de um relacionamento sexual inexistente. Esses autores comentam que a prática da masturbação compartilhada é frequente em instituições, especialmente entre os alunos de mesmo sexo. Porém, para esses autores, as relações homossexuais com masturbação mútua não significam, necessariamente, que os praticantes tenham uma verdadeira intenção homossexual, ou sentimentos homossexuais, mas muito mais provavelmente significa que eles vivem em um ambiente restritivo e este é o único contato físico possível a eles.

Buscaglia comenta sobre a questão de comportamentos homossexuais na população deficiente:

> Os pais de deficientes mentais às vezes preferem não correr o risco e organizam as atividades do filho apenas com membros do mesmo sexo. Agem assim temendo o contato heterossexual e uma gravidez. [...]. Então, esses mesmos pais se surpreendem e ficam ansiosos quando descobrem que os filhos se encontram envolvidos em experiências homossexuais. Já foi comprovado que em prisões e instituições em que as pessoas não têm contato com o sexo oposto, elas tendem a se adaptar a quem estiver disponível (Buscaglia, 1997, p.365).

Uma outra questão polêmica sobre a masturbação nas pessoas com deficiência mental discutida nos autores Behi e Behi (1987) é que, além desse comportamento ser, provavelmente, a única maneira pela qual uma pessoa severamente comprometida pela deficiência mental pode expressar sua sexualidade, muitas pessoas com deficiência mental são incapazes de se masturbar e precisam de ajuda para encontrar outra pessoa disposta a fazer isso para eles. Questões polêmicas emergem dessa realidade: quem irá realizar a masturbação funcional? A lei autoriza fazê-lo ou o educador ou familiar poderia ser acusado de invasão sexual? Os autores concluem que se o ensino da masturbação for realizado como parte do tratamento, por uma equipe multidisciplinar, provavelmente ela seria aceitável e traria muitos benefícios para a vida sexual da pessoa deficiente mental. Os autores concluem, ainda, que muitas das questões sexuais que envolvem a deficiência mental se devem a atitudes sociais opressivas e repressivas e a uma legislação que não considera a manifestação sexual um direito tanto para os deficientes quanto para os não deficientes e nos lança uma reflexão: se entendemos o sexo como uma parte normal e natural de nossas vidas, por que, quando se trata da pessoa com deficiência mental, o entendemos como uma "coisa" tão complexa antinatural e anormal?

Namoros e relacionamento afetivo-sexual

No caso dos deficientes mentais, antes mesmos de nos referirmos aos relacionamentos amorosos, devemos considerar que as manifestações sociais de afeto, compreendendo aí as amizades e as relações afetuosas, podem ser mais complexas se comparadas às manifestações entre as pessoas não deficientes. Muitos deficientes mentais, especialmente os institucionalizados, têm relações de afeto somente com seus pares deficientes, com seus familiares e, às vezes, com educadores e profissionais cuidadores. De qualquer forma, essas relações, muitas vezes, advêm de uma situação imposta, seja pela convivência natural, no caso da família, seja pela profissional, no caso de "amigos" na instituição ou na escola.

Para Gherpelli, as experiências de convívio social são muito restritas para os deficientes mentais. Muitas pessoas com deficiência mental não desenvolvem interações sociais satisfatórias, são solitárias e participam pouco de atividades grupais fora da escola, quando frequentam uma; com isso tendem a apresentar mais dificuldades em desenvolver códigos e regras sociais. Além disso, podem desenvolver a identidade sexual – noção de ser homem ou de ser mulher – mas podem não ter aprendido a se relacionar. Segundo a autora:

> Quanto aos deficientes mentais, podemos encontrar aqueles que adquirem uma identidade como homem ou mulher. Daí a saber como lidar com o sexo oposto numa relação amorosa é algo muito mais complicado. Eles podem sentir desejo, trocar carícias e beijos. Há os que possuem até iniciativa para buscar a relação sexual. Mas será que sua evolução permite vivenciar a sexualidade de forma mais ampla dentro de um relacionamento afetivo? Ou melhor, será que é apenas uma questão de pobreza de recursos adquiridos na infância ou será falta de credibilidade por parte da sociedade, que não lhes dá a chance ou o tempo de que necessitam para desenvolver uma relação amorosa? Tudo isto é muito controvertido (Gherpelli, 1995, p.73).

As crenças, preconceitos e desinformações podem ser impeditivos sociais que limitam a convivência social e, portanto, a expressão e a manifestação de relações amorosas entre as pessoas com deficiência mental, pois como afirma Denari (2002, p.13): "concede-se, à pessoa deficiente poucas oportunidades de convívio social, quer por uma velada proteção familiar, quer pelo sentimento de comiseração ou, ainda, pelo descrédito a elas atribuído".

França-Ribeiro (1995; 2001) também compartilha a ideia de que a socialização das pessoas portadoras de deficiência mental é restritiva e que isso dificulta a ocorrência de relações afetivas e sociais. Além disso, o autor afirma que ao reprimir a manifestação sexual, reprimimos toda uma vivência ampla da sexualidade, pois:

> [...] muitas pessoas que lidam com a população deficiente mental, esquecem-se de que a sexualidade não se restringe à atividade genital, podendo ser considerada como a mais íntima forma de manifestação de vida; é o desejo de amar e ser amado. Qual de nós portadores de deficiências ou não poderíamos viver plenamente sem esta possibilidade? (França-Ribeiro, 2001, p.14).

Cechin, Damilano, de Souza, Lopez e Forgiarini (2001) constataram que vários adolescentes com deficiência mental, síndrome de Down, possuíam baixa autoestima e, muitas vezes, relatavam sentimentos de rejeição e incapacidade de realizarem atividades sociais que envolvessem contato direto com seus colegas, especialmente do sexo oposto. Em geral, os alunos que esses autores observaram apresentaram dificuldades de relacionamento na escola, mostrando ora isolamento, ora apego excessivo a alguns colegas de sala ou às professoras. Essa dificuldade de relacionamento social associada ao despertar da sexualidade, do ponto de vista das professoras, atrapalhava a rotina escolar e as questões da aprendizagem.

Glat analisou o depoimento de 35 mulheres com deficiência mental, com idades entre 13 e 60 anos, predominando, em 23 participantes que frequentavam três instituições especializadas, a faixa etária entre 13 e 29 anos. Com relação ao relacionamento afetivo, a autora observou que a maioria das amizades relatadas pelas participantes referia-se aos colegas da mesma instituição, ou seja, ao grupo igualmente estigmatizado pela deficiência mental. A falta de amizades "fora" da instituição foi atribuída, pela maioria das mulheres, à falta de oportunidades ou às características de sua moradia, embora algumas mulheres relatassem que sentiam medo de serem ridicularizadas em relacionamentos com pessoas fora da instituição:

> Pelo que foi constatado, a maioria das mulheres portadoras de deficiência mental que participaram desta pesquisa praticamente não mantêm relacionamentos e amizades fora dos círculos fechados da família e da instituição. Seu contato com as pessoas "de fora" ou "da rua" é, de maneira geral, inseguro, tenso e mutuamente hostil. Os "outros" são vistos como figuras ameaçadoras, persecutórias, ou no mínimo indiferentes. Esses dados confirmam minha experiência assim como de outros autores (Glat, 1989, p.117).

Ainda sobre os resultados da pesquisa de Glat (1989), das 13 mulheres que comentaram sobre namoro, dez já tiveram, ou tinham no momento do relato, relacionamentos com rapazes da própria instituição, e outras três disseram namorar rapazes "de fora". Os relatos sobre namoros incluem condutas como: troca de fotos, diálogos, passeios, separações e saudades, problemas na relação, paquera, troca de olhares e também regras disciplinares das instituições, como não poder namorar ou beijar dentro da escola. O que predominam são experiências ingênuas, de pouco contato físico. Nas palavras da autora:

> Talvez uma característica deste grupo de mulheres com deficiência mental que poderia ser considerada atípica (pelo menos pelos padrões do Rio de Janeiro) é o pouco contato físico com rapazes ou relacionamento sexual propriamente dito que elas mantêm. A maioria das entrevistadas falou de seus namoros de forma bastante ingênua e platônica, o que definitivamente não é muito comum hoje em dia [...]. Na verdade, se fosse generalizar, diria que as pessoas com deficiência mental tendem mais para repressão e timidez em seus encontros amorosos. Essa atitude pode ser vista como resultado da negação da sua sexualidade por aqueles que supostamente deviam orientá-las... (Glat, 1989, p.129-130).

Outro fato interessante apontado por Glat (1989) é que as mulheres entrevistadas não comentaram sobre casamento ou sobre filhos. Nem como uma possibilidade esse tema pareceu fazer parte do universo dessas mulheres, o que revela que "é essa a mensagem que a sociedade em geral, e as famílias e profissionais em particular, lhes transmitem: casamento, filhos e vida sexual ativa não é para vocês" (Glat, 1989, p.131). Das três mulheres (das 35 que participaram) que comentaram sobre casamento, uma pareceu compensar a frustração e a raiva de não poder casar, brincando com esse fato dentro da instituição (casou de brincadeira, na escola) e as outras duas mulheres expressaram o desejo de casar, reproduzindo o mito do amor romântico: uma delas espera o namorado que irá chegar um dia, como que por encanto, e a outra espera que o namoro atual caminhe na realização de suas fantasias – casamento, lua de mel numa ilha, viagens, dois filhos etc. Sobre a polêmica questão do casamento, Glat afirma que:

> A questão do casamento é bastante delicada, envolvendo até mesmo, problemas jurídicos. Muitas pessoas com deficiência mental, por diversas razões, inclusive econômicas (para receber pensão do Estado),

são declaradas "interditadas", ficando, portanto, legalmente impedidas de casar. Talvez por esse assunto ser tão controvertido, a maioria dos autores parece indecisa, sem expressar diretamente uma opinião. Alguns chegam a aconselhar os pais a incutir em seus filhos a ideia de que casamento não é importante [...]. Esse tipo de orientação é na verdade uma tentativa de negar o problema do casamento e da própria deficiência mental em si, visando criar nessas pessoas a futura ilusão de que elas optaram por não casar. A posição mais adequada parece ser a de que se de fato existe contraindicação ou improbabilidade que uma pessoa com deficiência mental possa se casar, que isso seja debatido abertamente com ela. Inclusive, é importante não ter receio de discutir que eles não são "tão normais" quanto quaisquer outros; que eles têm certas limitações que talvez os impeçam de realizar alguma de suas aspirações, casamento entre elas (Glat, 1989, pp.131-132).

Acreditamos que as pessoas com deficiência mental não somente incorporam valores e regras sociais que propõem o que seria permitido e proibido na sexualidade, mas tomam tais regras como sendo suas ideias próprias, negando até mesmo seus direitos sexuais. Além disso, acreditamos que essas pessoas incorporam inclusive os estereótipos, as atitudes discriminativas e preconceituosas em relação a seus pares.

Dall'Alba (1990) relata que, na escola, os próprios alunos têm preconceitos e discriminações em relação aos seus pares. Ou seja, os alunos com deficiência mental acabam discriminando a condição deficiente e a escola especial que frequentam, rejeitando os colegas da mesma instituição. A autora dá alguns exemplos: uma aluna diz que tem vergonha de contar que estuda na Apae e mente dizendo que é ajudante na instituição; um menino diz que as professoras da instituição são bonitas (*"gatinhas"*), mas as meninas da escola são horríveis; e ainda uma menina diz que ela tem os namorados dela sempre fora da instituição, porque diz que *"esses daqui da Apae ela não quer porque são uns bobinhos"*.

A internalização dos preconceitos e das regras sociais relativos à sexualidade pela pessoa deficiente mental é comentada pelos autores Castelão, Jurberg e Schiavo (2002). Segundo eles, mesmo que se reconheça que a cognição e a sexualidade não estão necessariamente correlacionadas ou, dizendo de outro modo, que a deficiência mental não compromete, necessariamente, o desenvolvimento das características sexuais secundárias, a funcionalidade e o desempenho sexual, é preciso admitir que, no campo das relações afetivo-sexuais, ter uma deficiência mental implica uma diferença que resulta em repressão e incompreensão. A pessoa deficiente mental vai experienciar sentimentos contraditórios, pois vai sentir tanto o desejo de contato físico, sexo e afeto quanto a repressão que limita essa possibilidade. Os autores apresentam, em seu texto sobre a sexualidade e a síndrome de Down, a transcrição de uma cena do filme *The eighth day* ("O oitavo dia"), de Philippe Godeau, que descreve um diálogo entre os jovens personagens "Natalie" e "Georges", ambos com síndrome de Down. Na cena, os dois estão sozinhos, escondidos e namorando, e Georges tenta uma aproximação com a garota para uma relação sexual. Há privacidade, e a garota está igualmente interessada e apaixonada por Georges. Mesmo assim, ela argumenta que eles não devem ter uma relação sexual e revela ter incorporado a repressão familiar às suas manifestações sexuais. Além disso, revela que os adolescentes deficientes mentais entendem a relação sexual como algo possível somente às pessoas adultas, incluindo aí algumas condições prévias como o trabalho e a existência de condições financeiras satisfatórias:

– Não é permitido.
– O quê?
– Você sabe... fazer amor.
– Quem disse?
– Meu pai disse.
– Mas seu pai faz.
– É diferente. Ele é normal, trabalha... é diretor, tem carro e tudo.
– Mas com ele eu não quero (Castelão, Jurberg e Schiavo, 2002, p.64).

Jameson (1998) argumenta que, com o paradigma da inclusão, o contrato social é fundamental para garantir a qualidade de vida almejada pelas pessoas com deficiência mental, mas para isso a comunidade deveria ser mais receptiva e acolhedora. Nesse sentido, além de a comunidade oferecer recursos institucionais e serviços para receber o deficiente mental, estudos recentes têm apontado que o relacionamento social entre pessoas com e sem deficiência é fundamental e, além disso, os benefícios que essa relação pode trazer aos deficientes, familiares e comunidade são evidentes.

A sexualidade da pessoa com deficiência mental, manifestada em relacionamentos com outros parceiros (beijos, afagos, contatos corporais e uma relação sexual), ocorre, na maior parte das vezes, em contatos com colegas da mesma instituição escolar que frequentam, ou seja, com pessoas igualmente estigmatizadas pela deficiência mental. Em geral, esses deficientes sofrem um certo isolamento social se pensarmos na ampla gama de relações interpessoais que poderiam ocorrer com as pessoas no meio social em que vivem, mas que, geralmente, não acontecem, não são estimuladas nem são oferecidas como uma opção de vivência social ao deficiente (Amor Pan, 2003; Assumpção Júnior e Sprovieri, 1993; Buscaglia, 1997; França-Ribeiro, 2001; Gherpelli, 1993; Pinel, 1993).

Para Amor Pan (2003) alguns estudos evidenciam que muitas pessoas com deficiência mental manifestam sentimentos e desejos afetivos e sexuais. O autor comenta que estes estudos mostram que é mais comum as mulheres com deficiência mental efetivarem o casamento do que homens; muitas mulheres com deficiência mental leve geram filhos, chegando a casarem-se ou não. No caso de mulheres com deficiência mental grave, também há casamentos efetivos, e, em alguns poucos casos, com filhos. Este autor cita vários estudos comentando alguns dados, os quais apontam que vários jovens e adultos com deficiência mental:

a) mostram interesse por atividades afetivo-sexuais;
b) expressam desejo de namorar e casar;
c) frequentam festas e outros locais de encontros sociais;
d) quando a deficiência é de grau leve ou moderado chegam satisfatoriamente a efetivar o casamento;
e) muitos têm um vocabulário correto para se referir às distintas partes do corpo humano.

E resume:

[...] ... temos de concluir que, apesar da precariedade de suas fontes de informação nessa área, da escassez de oportunidades para estabelecer relações interpessoais e dos poucos espaços de intimidade de que dispõem, os comportamentos sexuais das pessoas portadoras de deficiência mental não se mostram afastados do comportamento considerado normal pela sociedade. A amizade, o noivado e uma vivência da sexualidade no âmbito do privado e sem desvios ocorrem entre esses homens e mulheres caso tenham a oportunidade de encontrar-se e relacionar-se (Amor Pan, 2003, p.93).

Koller, Richardson e Katz (1988) acreditam que há muita resistência social em relação à ideia do casamento entre pessoas com deficiência mental, especialmente por medo da reprodução. É interessante observar que os autores notam semelhanças e diferenças quando comparam o casamento de deficientes mentais com o de não deficientes. As mulheres com deficiência parecem se casar com mais frequência do que homens deficientes e a maioria dos casais se constituem de relações heterossexuais entre deficientes e não deficientes. Os autores comentam que não observaram nenhum caso de um deficiente mental severo ter se casado. No caso do casamento de deficientes mentais moderados com pessoas não deficientes, os autores encontraram muitos problemas referentes à situação financeira ou sexual, mas também encontraram alguns casamentos saudáveis. Quando ambos os parceiros têm a deficiência mental, os autores encontraram inúmeros problemas no casamento. Em relação às dificuldades sexuais apontadas pelos casais deficientes, os autores ressaltam que os jovens não deficientes teriam maiores possibilidades de reavaliar os problemas encontrados, além de ter contato com informações e esclarecimentos sobre o assunto, o que seria imprescindível para casais deficientes. Os autores afirmam que, apesar das dificuldades, muitas pessoas com deficiência mental moderada podem ter ou têm de fato um casamento satisfatório.

Nesse sentido, no caso de pelo menos um dos parceiros ser uma pessoa com deficiência mental, é necessário que a comunidade garanta uma preparação adequada que assegure condições mínimas para um convívio saudável entre os adultos. Apesar de alguns estudos apontarem que os problemas são mais evidentes no caso de casamento entre deficientes e não deficientes, acreditamos que a ênfase na deficiência pode estar relacionada a preconceitos, pois sabemos que problemas no casamento são encontrados tanto na população deficiente quanto na não deficiente.

Apesar de os encontros amorosos serem desejáveis, possíveis e necessários ao desenvolvimento saudável de toda pessoa, quando se trata de um deficiente mental, tais encontros ainda são vistos como um "problema" e muito comumente são encarados de forma negativa, indicando uma repressão social. Segundo Glat (1992), os deficientes mentais sofrem uma educação sexual incompleta, deturpada e/ou inexistente, e têm pouca oportunidade de se envolverem em um relacionamento amoroso, de garantirem sua privacidade (encontros não supervisionados), apresentam também grande desconhecimento sobre temas básicos da sexualidade como: as funções corporais, a reprodução e o nascimento, os métodos anticoncepcionais, a menstruação e as doenças sexualmente transmissíveis, inclusive a Aids. Mas será que eles estão sendo preparados e educados para desempenhar adequadamente esses papéis?

Para Gherpelli (1995), a escolha de um parceiro ou a construção de um vínculo de amizade ou namoro dependerá do grau de comprometimento decorrente tanto da deficiência mental quanto das relações sociais. Em geral, pessoas com deficiência mental moderada realizam escolhas afetivas do mesmo modo que as crianças o fazem na fase de socialização infantil, antes da puberdade; o namoro é interpretado a partir de ações como andar de mãos dadas e alguns contatos corporais, como abraçar, beijar, fazer carinhos. As pessoas com deficiência mental – severa e profunda – dificilmente irão desenvolver um repertório de escolha de parceiros. Já as pessoas com deficiência mental leve têm mais possibilidades de eleger um parceiro afetivo, emocional e sexual, isto é, "não só elegem alguém para objeto de seu desejo e amor como também se fazem escolhidos, amados e desejados pelo outro" (Gherpelli, 1995, p.93). Sundram e Stavis (1994) acreditam que no momento em que as pessoas com deficiência mental viverem e trabalharem na comunidade, elas terão grandes oportunidades para desenvolver relações afetivas de amizade e relacionamentos íntimos, podendo inclusive resultar em casamento e em reprodução. Tanto para as pessoas não deficientes como para as deficientes mentais, se a vida sexual efetiva pode acarretar riscos à saúde física e emocional, é também um aspecto normal e importante da vida adulta.

O relacionamento e a procriação entre pessoas deficientes mentais são questões polêmicas e merecem destaque e reflexão. A despeito de toda a dificuldade que existe para a sociedade em arcar com um bebê que os progenitores não são capazes de assumir (educar, sustentar etc.) ou ainda a questão de que o bebê pode ser igual ou mais comprometido que seus progenitores, o grande problema quanto à possibilidade de efetivação de uma relação afetivo-sexual para uma pessoa deficiente mental está fundamentado em um preconceito social, pois, em muitos casos, segundo Sinason (1993, p.96), "... casamentos entre pessoas deficientes têm sido pelo menos tão bem-sucedidos quanto da população normal. A criação dos filhos tem sido, no mínimo, tão bem-sucedida quanto de outros grupos vulneráveis".

Behi e Behi (1987) comentam que muitas formas de relacionamento humano, homossexual ou heterossexual, levam, necessariamente, a relações permanentes ou ao casamento. Para qualquer pessoa não deficiente mental, viver esses relacionamentos passageiros é permitido; mas quando são pessoas com deficiência mental, não se tem tanta liberdade para iniciar ou romper os relacionamentos, especialmente se essas pessoas vivem em casas ou residências assistenciais. Da mesma forma, a perda da virgindade é mais problemática quando se trata de deficientes mentais. Ter uma relação sexual antes do casamento pode não ser o ideal católico de pais muito conservadores, mas atualmente é socialmente aceito e é considerado "normal" entre pessoas não deficientes. Quando se trata de alguém com deficiência mental, qualquer atividade sexual fora do casamento é severamente punida por lei porque é interpretada como abuso e exploração sexual. Os autores questionam o fato de que, evidentemente, algumas leis são necessárias para proteger pessoas deficientes mentais contra a exploração sexual, mas incluir qualquer atividade sexual pré-marital como uma exploração sexual é uma atitude inadequada e preconceituosa. Se duas pessoas consentem um relacionamento sexual, se há um entendimento mútuo, comunicação, amor e respeito, por que a lei é diferente para essas pessoas?[7]

Behi e Behi (1987) reconhecem que a diferenciação da lei reflete a ideia de que as pessoas com deficiência mental são incapazes de entender, de se comunicar, de desejar e assumir, com responsabilidade, a escolha, as consequências e a natureza de uma relação sexual. Porém, argumentam que esse conhecimento e entendimento só poderá ser garantido para essas pessoas se elas receberem uma educação sexual adequada e passarem por experiências e aprendizagens sociais sobre relacionamentos afetivo-sexuais. E fazem uma reflexão: como uma pessoa com deficiência mental poderia saber se está sendo vítima de um abuso sexual? Como poderia distinguir entre o certo e o errado se nunca se explicou nada para ela em relação a isso? Os autores concluem que a atenção à sexualidade dos deficientes mentais tem sido voltada para questões como a masturbação, a esterilização e o abuso sexual, em vez de possibilitar ao deficiente mental desenvolver um comportamento sexual adequado e responsável. Isto é, programas de orientação sexual deveriam ocorrer em todas as escolas especiais para crianças com deficiência mental e, se necessário, continuar ocorrendo em centros de treinamento para jovens e adultos, e deveriam incluir o desenvolvimento das habilidades necessárias para namorar, ter relações sexuais e construir relacionamentos duradouros.

Os familiares têm grande influência no favorecimento das relações afetivas de seus filhos com deficiência mental. Para Behi e Behi (1987), relações de namoro e casamento entre pessoas deficientes mentais não somente são possíveis como muitas vezes são viven-

---

[7] Lembramos que os autores são norte-americanos e referem-se a leis específicas de alguns estados dos Estados Unidos.

ciadas de forma "mais normal e estruturada" que muitos casais não deficientes mentais. Questões como o namoro e o casamento, porém, são vivenciadas com ansiedade pelos pais de deficientes mentais que, sob o argumento de cuidar deles e de protegê-los, contribuem para o isolamento de seus filhos nas relações familiares e nos espaços da casa e da escola. Nesse sentido, a segregação de filhos deficientes mentais que moram com seus pais ocorre de forma sutil, pois há restrições espaciais e emocionais que dificultam o engajamento do deficiente em atividades sociais. Isso reduz o número de pessoas que poderiam ser parceiras em potencial e diminui a chance de desenvolver relacionamentos próximos. Glat (1989) acrescenta que muitas famílias de mulheres deficientes mentais que ela entrevistou contribuem para que suas filhas incorporem a impossibilidade de desenvolver vínculos duradouros, como um casamento. Dessa forma negam sua sexualidade, pois muitos pais são contrários ao namoro, casamento e permanecem tratando suas filhas como crianças, negando-lhes a manifestação de afeto e a construção de um vínculo amoroso. Para proibir essa manifestação, alguns pais, inclusive, optam pela esterilização, raramente levando em conta os desejos dos indivíduos em questão.

Assumpção Júnior e Sprovieri (1993) têm uma visão negativa do casamento entre pessoas deficientes mentais. Para eles, as manifestações eróticas e afetivas da sexualidade humana são um direito indiscutível desta população, assim como para qualquer outra pessoa não deficiente, mas entender o casamento nestes casos como uma instituição social desejável e realizável é um fato bem mais complexo e polêmico. Os autores acreditam que tanto o processo biológico quanto o psicossocial estão comprometidos no casamento entre pessoas com deficiência mental, isto é, as relações de aliança parental e de filiação (reprodução), esperadas e cobradas socialmente de uma família, não se desenvolvem satisfatoriamente neste caso devido às limitações intelectuais que dificultam que os deficientes mentais participem ativamente, se integrem no sistema familiar e assumam a maturidade emocional e as atividades produtivas no mundo que caracterizam essa instituição. Ressaltam, ainda, que o casal deficiente mental tem incapacidade para gerir os seus próprios recursos, não responde às necessidades básicas para viver em sociedade nem compreende as reais necessidades e expectativas que têm um em relação ao outro quando assumem um casamento. Isso resultaria em altos índices de dissolução de casamentos entre deficientes mentais, que não conseguem desenvolver nem manter a identidade do casal. Os autores relatam sete casos de homens e mulheres, de diferentes idades, com deficiência mental leve ou moderada, em que as consequências do casamento foram desastrosas: separação, filhos anormais, exigências de cuidados constantes paternos ou externos, abortos etc. E concluem então:

> Pudemos, ainda, verificar que as causas principais da dissolução do casamento foram a não satisfação das necessidades afetivas, bem como a impossibilidade de se estruturarem de forma independente, e, sob o ponto de vista econômico, nos parece não existir uma prevalência de problema. É evidente que a falta de condições para prover sua subsistência, enquanto um sistema, é o aspecto fundamental. A ajuda social é viável, mas, nem por isso, o sistema tem condições de subsistir; precisa, também, ajuda a nível emocional e educativo. A grande dificuldade está em como compatibilizar as duas em todas as famílias e, na de casais deficientes mentais, esta dificuldade fica mais evidente. Precisamos pensar que um casal de deficientes tem as suas fronteiras intersistêmicas por demais permeáveis e não consegue manter a sua identidade (Assumpção Júnior e Sprovieri, 1993, p.94).

Evidentemente, reconhecemos todas as dificuldades que existem em manter a instituição conjugal e familiar, para um casal deficiente mental, referentes às relações sociais mais amplas e às expectativas sociais de produtividade, procriação e independência emocional. Reconhecemos também, sobretudo, a necessidade de oferecer ajuda *emocional e educativa*. É exatamente por reconhecer essas dificuldades que somos favoráveis ao estabelecimento de relações afetivo--sexuais duradouras entre as pessoas deficientes mentais, se essas pessoas assim o desejarem. Opor-se ao casamento e à constituição da família, bem como à possibilidade de procriação, pode ser tanto um argumento para que a pessoa deficiente mental possa gozar mais livremente de suas necessidades e desejos sexuais e eróticos sem ter as consequências sociais decorrentes, como também pode ser um argumento para que se negue à pessoa seu direito a uma vida sexual e afetiva, à tentativa de desenvolver vínculos emocionais e afetivos duradouros e à possibilidade de escolher ou não a reprodução; enfim, pode ser um argumento para negar ao deficiente mental seus direitos humanos universais de cidadania. Cabe à sociedade refletir que caminho seguir e a quem servimos com nossas opções e argumentos.

Todo o processo de viver a sexualidade reflete a educação sexual que as pessoas com deficiência receberam da sua família, escola e comunidade mais ampla. Uma vez que esse processo de aprendizagem sobre as questões sexuais, segundo Pinel (1993), Sinason (1993), Edwards (1995) e Gherpelli (1995), pode estar prejudicado nas pessoas com deficiência mental, faz-se ainda mais necessária a orientação. Tratar de temas como as relações sexuais e o casamento implica preparo adequado dos profissionais e diálogo com os familiares. A viabilidade destes aspectos na vida sexual do deficiente depende do nível de gravidade da deficiência, do apoio familiar, da comunidade e das pessoas que fazem parte do mundo educativo desta pessoa deficiente.

Para Edwards (1995), quando os pais percebem que seus filhos com síndrome de Down apresentam crescimento e desenvolvimento sexual normais, começam a compreender a capacidade reprodutiva deles. Esse período, então, caracteriza-se por preocupações sociossexuais, pois os filhos deficientes poderão manifestar o desejo de, ou mesmo efetivar, relacionamentos como namoro ou casamento que podem levar à procriação. Essas formas de relacionamento podem acontecer de diferentes modos. O importante é que os familiares contribuam para o desenvolvimento saudável dessa forma de socialização, que auxiliem na autoestima da pessoa, ajudando-a a desenvolver habilidades sociais que a levem à independência, como ocorre com qualquer outro jovem adulto. Nas palavras de Edwards:

Para alguns, a vida a dois pode significar um casamento cuidadosamente montado, com apoio da família e advogados. Para outros, pode representar uma vida de moradia com um companheiro de quarto, num apartamento ou numa moradia de grupo misto ou casa adotiva para adultos, onde se permite aos jovens a formação de relacionamentos de amizade que fornecem a oportunidade para o carinho, o toque e a expressão emocional, o que representam necessidades humanas básicas. Alguns outros jovens com síndrome de Down podem preferir ficar na casa dos pais, asseguradas as oportunidades de socialização. Nas primeiras atividades de socialização e namoro, o jovem com síndrome de Down pode necessitar de supervisão. É mais simples aos pais auxiliar seu filho a encontrar relações sociais satisfatórias do que enfrentar os problemas que podem emergir na falta de assistência (ou seja, escolha pobre de companheiros ou retraimento e isolamento) (Edwards, 1995, pp.269-270).

Nesse sentido, o papel dos profissionais, educadores e psicólogos envolvidos com a pessoa com deficiência mental é fundamental no favorecimento de relações afetivas que culminem em sua emancipação, levando-se em conta suas necessidades e expectativas emocionais. Glat conclui que:

Ao examinar a literatura encontra-se muito material sobre sexo, educação sexual, socialização do deficiente mental etc., porém muito pouco sobre amor. Os profissionais em sua maioria adotam uma postura distanciada, pseudocientífica, como se as pessoas classificadas de deficientes mentais fossem também deficientes emocionalmente. Entretanto, quando se para para ouvir o que eles têm a dizer, percebe-se que eles sentem amor, desejo, raiva, ciúmes, medo e insegurança como qualquer um e, portanto, seus sentimentos têm que ser levados a sério. [...]. Uma relação amorosa entre um homem e uma mulher em termos sentimentais é basicamente a mesma, quer eles frequentem uma universidade ou uma escola para deficientes mentais. As vivências, problemas e desejos das mulheres com quem conversamos poderiam ser encontrados nos relatos de qualquer outro grupo social. Se nós, que nos consideramos especialistas, não começarmos a encarar normalmente o relacionamento entre pessoas com deficiência mental, não poderemos avaliar em que aspectos elas têm dificuldades e necessitam de nossa ajuda especializada (Glat, 1989, pp.141-143).

Para Denari (2002), a existência de uma deficiência mental não deve constituir-se previamente em uma condição impeditiva ou proibitiva da manifestação da sexualidade, incluindo aí a possibilidade de troca de carinho, comunicação, enamoramento, relações sexuais e também a procriação, atividades sociais e afetivas que fazem parte dos relacionamentos humanos.

Aids

Um aspecto bastante relevante quanto à saúde sexual é a questão da Aids. Atualmente a Aids é uma patologia considerada problema de saúde pública com repercussões psicossociais. A ciência traz, a cada dia, novas informações sobre o vírus HIV e a infecção que ele causa. No entanto, não são todas as pessoas que têm acesso a informações adequadas sobre esta patologia, que se alastra de forma espantosa, em todo o mundo. Apesar do avanço da ciência no sentido de controlar os efeitos desta doença, sabemos que a cura ainda não existe e, portanto, a única maneira para se conter esta epidemia ainda é a *prevenção*.

A denominação Aids é a abreviação do nome da síndrome em inglês (*Aquired Immune Deficiency Syndrome*) que, traduzida para a língua portuguesa, significa Síndrome da Imunodeficiência Adquirida. A própria nomenclatura desta patologia já explicita suas características principais: é chamada *síndrome* porque não se trata de uma única doença, e sim um conjunto de sinais e sintomas que se manifestam; o termo *Imunodeficiência* é utilizado porque a síndrome atinge o sistema imunológico, causando deficiências no sistema de defesa do organismo para combater outras doenças; a palavra *Adquirida* se justifica pelo fato de a Aids ser causada por um agente externo, o vírus HIV, portanto, por contaminação após contato com ele (Pinel e Inglesi, 1996; Sesc, s.d.). Há uma diferença entre estar contaminado pelo vírus HIV e desenvolver Aids. Muitas pessoas portadoras do vírus da Aids não necessariamente desenvolvem a doença logo depois da contaminação, mas podem transmiti-la da mesma forma a outras pessoas. Saber disso é um passo fundamental para a prevenção.

A Aids está classificada como uma doença sexualmente transmissível (DST) e, como ocorre com todas as demais DSTs, as pessoas parecem ainda não ter conhecimento ou não procuram ter, uma vez que o pano de fundo das chamadas DSTs é a questão da relação sexual desprotegida, que remete, em última instância, ao grande tabu social que é a sexualidade humana.

As campanhas governamentais têm propagado informações gerais sobre Aids em diferentes veículos da mídia e, assim, supõe-se que o nível de informação sobre os aspectos de transmissão e prevenção da Aids seja suficiente. Entretanto, sabemos que o domínio das informações quase não garante mudanças de atitudes nas pessoas com relação às práticas preventivas.

Especificamente com relação a Aids, os jovens parecem ter informações quanto aos riscos de transmissão, mas apenas uma pequena parcela afirma adotar medidas preventivas (Gir, Moryta e Figueiredo, 1994; Mota,1999; Ribeiro, M. A.,1998). Apesar do conhecimento sobre as formas de prevenção e transmissão, a maioria das pessoas não mostra comportamentos efetivamente preventivos. A dificuldade está na mudança de atitudes relativas à sexualidade, o que implica um processo de educação sexual mais amplo (Cavalcanti, 1993; Vitiello, 1995a).

Ribeiro, M. A. comenta que:

> O comportamento humano, em geral, e o comportamento sexual, em particular, constituem a dimensão-chave da equação das DSTs e Aids. Estudos têm mostrado que a decisão de mudar um comportamento sexual é complexa e depende de inúmeras variáveis, e não só do conhecimento que as pessoas têm sobre os riscos de serem contaminadas (Ribeiro, M. A., 1998, p.6).

Parece estar claro para as pessoas a informação de que o uso do preservativo seria uma forma eficaz de prevenção ao contágio do vírus da Aids. Porém, diferentes variáveis envolvem a dificuldade existente para muitos parceiros em manterem o uso do preservativo em todas as relações sexuais e, mesmo quando ele é usado, também outras variáveis restringem sua função de prevenção. Embora a maioria das pessoas reconheça a eficácia da camisinha como método preventivo, ela não é utilizada devidamente em todas as relações sexuais. Seu uso está muito mais associado à contracepção e às relações instáveis ou pouco frequentes, uma vez que, em geral, o preservativo é negligenciado em relações afetivas mais estáveis (Mota,1999; Sesc, s.d.). Assim uma grande dificuldade é a negociação do uso do preservativo. Muitas mulheres têm dificuldade de solicitar ao parceiro o uso da camisinha na relação sexual. O machismo, a submissão feminina e o pressuposto da sexualidade masculina como detendo o poder na relação a dois dificultam a possibilidade de prevenção e aumentam ainda mais o risco de contaminação destas mulheres (Gir, Moryta e Figueiredo, 1994; Pinel e Inglesi, 1996). Também se deve considerar que a eficiência do preservativo está diretamente relacionada ao seu uso correto: colocá-lo adequadamente, respeitar o prazo de validade, não deixá-lo exposto ao calor e exigir um produto de qualidade que apresente o registro do Inmetro (Instituto Nacional de Metrologia, Normalização e Qualidade Industrial). Sabe-se também que há muita resistência à sua adoção. A camisinha precisa ser vista como uma parte da relação sexual, visando proteger os parceiros de qualquer doença sexualmente transmissível e não como uma obrigação devido ao "temor à morte".

Enfim, os estudos são claros em mostrar três questões:

a) tem aumentado a incidência de contaminação pelo HIV (Aids) em pessoas mais jovens (estudantes adolescentes e jovens universitários);
b) os jovens, pelas condições biopsicossociais são mais vulneráveis às situações de risco;
c) nos meios educacionais parece haver muita informação a respeito do tema da Aids nos seus aspectos gerais, embora, aparentemente, isso não garanta comportamentos preventivos nesta população, o que indica a existência de uma lacuna entre ter a informação e tomar a atitude correta.

O que ocorre quando este jovem é uma pessoa com deficiência mental? Como informar ao jovem deficiente mental sobre como praticar "sexo seguro", como usar camisinha e, além disso, como discutir e refletir sobre a importância de seu uso e desenvolver a capacidade de negociar seu uso com um(a) parceiro(a)?

Não encontramos na literatura brasileira estudos sobre a incidência e as repercussões psicossociais do vírus HIV ou da Aids em pessoas com deficiência mental. Mas supomos, dada a relevância e a pertinência do tema, que é urgente a necessidade de pensar nestas questões e inclusive de discutir, junto à família, a necessidade de prevenir abusos sexuais e o contágio de doenças sexualmente transmissíveis, incluindo a Aids, para que as pessoas com deficiência mental possam gozar da sua vida sexual de forma prazerosa, segura, saudável e responsável.

Vasconcelos, V. O. (1996) analisa diferentes autores na literatura internacional e afirma que é provável que as pessoas com deficiência mental sofram com um aumento de contágio do HIV e que um deficiente mental, sendo portador do vírus, irá sofrer preconceitos e estigmas sociais ainda maiores. Esta autora conta que na década de 1980, nos Estados Unidos, houve um caso de um jovem adulto, homossexual, com deficiência mental leve que contraiu HIV e foi excluído pelo grupo administrativo da residência em que morava para não expor os demais aos riscos da contaminação. Outro caso foi de um adolescente, também com deficiência mental de grau leve e contaminado pelo HIV, bissexual, que mantinha relações sexuais com uma garota, mas que se mostrava irresponsável quanto à administração dos medicamentos necessários ao controle da doença e ainda contrário à utilização de preservativos, fatos que levaram a administração a quebrar o sigilo de sua situação, visando preservar a saúde da namorada em relação ao contágio do HIV.

Desse relato, podemos observar algumas questões:

a) os deficientes mentais têm mostrado que podem levar uma vida sexual ativa e, portanto, como qualquer outro jovem nas mesmas condições, devem ser informados e educados para garantir comportamentos seguros de prevenção ao contágio da Aids;
b) no caso relatado, o jovem não mostrou comportamentos respon-

sáveis após o seu próprio contágio, mas alertamos para a necessidade de uma educação sexual preventiva (não meramente informativa e remediativa) em que a responsabilidade possa fazer parte de seu aprendizado e de sua educação geral;

c) os casos relatados datam da década de 1980, quando a Aids ainda era considerada uma "doença gay" e quando ainda havia, em todo mundo, a concepção de que a doença se restringia ao chamado grupo de risco. Atualmente, sabemos que não existem grupos de risco e sim comportamentos de risco, e que, sem prevenção, todos somos possíveis alvos do vírus. Nesse sentido, devemos lembrar que as pessoas com deficiência mental, assim como todos nós, estamos sujeitos aos riscos do contágio, independentemente da orientação afetivo-sexual.

Vasconcelos, V. O. (1996) ressalta também que há uma polêmica entre os autores sobre a necessidade ou não de realizar testes compulsórios de HIV nas pessoas com deficiência mental. Alguns autores defendem que pesquisas sobre a incidência de Aids nesta população poderiam defender propostas de orientação sexual e ainda garantir proteção aos sujeitos mais propensos ao contágio, enquanto outros autores defendem que essas pesquisas compulsórias seriam uma discriminação e uma violação dos direitos de escolha dessas pessoas e que os testes involuntários geram complicações éticas e legais. Enfim, a autora conclui que é a falta de informação que gera os comportamentos inadequados e a exposição aos riscos e que programas preventivos de orientação devem ser realizados de modo compatível com as necessidades éticas, médicas e legais. Curiosamente, apontamos que entre as pessoas normais a informação, ainda que seja importante, não garante totalmente a prevenção; como fica essa contradição quando pensamos na informação para pessoas deficientes mentais? Com a população deficiente mental, é preciso, além de garantir o acesso e entendimento da informação, investir em processos de educação, familiar e escolar, que garantam a apreensão da informação de forma a torná-la aplicável e útil como medidas e atitudes preventivas relacionadas a doenças e a gestações indesejadas.

Acreditamos, então, que essas informações devem ser oferecidas como parte de processo de educação sexual mais amplo e reflexivo, pois, se a Aids se espalhar entre a população deficiente mental, pode ocorrer a defesa, de forma mais evidente, do discurso da assexualidade, da castração e da negação da possibilidade de expressão da vida sexual do deficiente mental sob a alegação de proteger e garantir a saúde dessa pessoa. A saúde sexual deve ser garantida através de medidas educacionais preventivas e não através de medidas inibitórias, proibitórias e repressivas.

Campanhas de educação sobre prevenção ao contágio da Aids têm sido oferecidas nas escolas públicas, na televisão e em fôlderes informativos. A pessoa com deficiência mental está exposta às mesmas informações que as pessoas normais, mas Robertson, Bhate e Bhate argumentam que essas pessoas têm, em geral, limitações para assimilar e compreender completamente essas informações, embora desenvolvam, normalmente na puberdade, as características sexuais secundárias e o processo de crescimento psicossexual. Para estes autores, apesar de as pessoas com deficiência mental manterem uma vida sexual ativa, dificilmente elas compreenderão, totalmente, as possíveis consequências de seus atos, como a gravidez ou o contágio de uma doença sexualmente transmissível, e esse é o motivo pelo qual não costumam tomar precauções apropriadas.

> Elas podem não ser seletivas em suas escolhas de parceiro(s) e são alvos de um risco particular de serem abusadas por pessoas inescrupulosas. Todavia, pessoas com uma deficiência mental podem ter riscos de contraírem e transmitirem infecção de HIV pela sua inabilidade em se beneficiarem das medidas educacionais oferecidas àquelas pessoas que têm inteligência, habilidade de leitura e compreensão normais [Tradução da autora] (Robertson, Bhate e Bhate, 1991, p.476).

Robertson, Bhate e Bhate discutem dois casos de pessoas com deficiência mental moderada que mantêm vida sexual ativa com um ou mais parceiros e que, entretanto, apresentam dificuldades para compreender os riscos a que estão expostas. Os autores comentam que os dois casos apresentados mostram pessoas potencialmente expostas aos riscos de adquirir e transmitir Aids. A essas pessoas foi oferecido um consultor para dar esclarecimentos sobre as questões da Aids e da sua prevenção. Os autores defendem que essas informações devem ser oferecidas numa linguagem que seja compreensível para essa população, com materiais apropriados e de forma repetitiva, e que elas devem, ainda, ser apresentadas num contexto educacional que inclua o relacionamento social e afetivo--sexual. As instruções sobre o uso do preservativo, por exemplo, devem ser muito explícitas. Antes de iniciar qualquer educação sexual com elas, é importante garantir que percebam a necessidade de tal educação e também tentar garantir a cooperação dos pais, que é fundamental para o sucesso do processo. A testagem de HIV é uma questão polêmica, mas no mínimo deve haver consentimento do próprio jovem ou de seu responsável.

Robertson, Bhate e Bhate concluem que, apesar da dificuldade em compreender as informações, toda pessoa com deficiência mental pode ter uma vida sexual ativa e deve receber adequadamente as informações que permitam a ela aprender hábitos preventivos:

> Onde quer que uma pessoa com deficiência mental esteja vivendo, ou na comunidade ou em uma instituição, se ela/ele é sexualmente ativo ou gostaria de ser sexualmente ativo, então é vantajoso para eles/elas ter uma educação própria relacionada à Aids. Qualquer profissional que é educado, informado e interessado poderá ajudar, isto é, assistentes sociais, psicólogos, enfermeiros e doutores da comunidade ou de hospitais. Esta educação deve ser transmitida em linguagem simples e deve ser repetida tantas vezes quantas forem necessárias. Centros de treinamento ou centros de lazer podem ser espaços para oferecer esta educação [Tradução da autora] (Robertson, Bhate e Bhate, 1991, p.479).

Ensinar, portanto, o uso do preservativo é importante tanto para evitar uma gravidez indesejada, como para a proteção contra o contágio do vírus HIV e de outras Doenças Sexualmente Transmissíveis. O incentivo ao uso de preservativos em todas as relações sexuais é imperativo tanto para os jovens deficientes mentais como para os não deficientes, mas sobretudo para os primeiros porque esses jovens têm vida sexual ativa e mantêm relações sexuais com pessoas que têm alta probabilidade de realizar comportamentos de risco e, além disso, porque a maioria tem condições de aprender a finalidade e o manejo do preservativo (Gherpelli, 1995).

A questão da descendência e da esterilização

Muitas atitudes repressoras em relação à sexualidade de pessoas com deficiência mental giram em torno da questão da descendência. Para Amor Pan, embora muitas pessoas admitam o fato de que as pessoas com deficiência mental podem ser capazes de assumir as responsabilidades próprias do casamento, a questão de gerar e cuidar de filhos ainda gera polêmica. Amor Pan afirma que:

> O debate sobre o desenvolvimento da sexualidade do portador de deficiência mental, sobre sua liberdade sexual e seu acesso ao casamento, gira em ampla medida em torno do tema dos filhos e, concretamente, alude-se insistentemente à necessidade de um controle da natalidade para prevenir uma gravidez não desejada e, sobretudo, a discussão se polariza com excessiva frequência no tema da esterilização. O ponto crítico desse debate centra-se na proteção legal indispensável para que as medidas restritivas que possam ser adotadas de fato beneficiem o sujeito e não sejam uma imposição meramente satisfatória e tranquilizadora dos pais e da sociedade em geral (Amor Pan, 2003, p.376).

Buscaglia (1997) argumenta que alguns jovens, deficientes ou não, passarão por experiências sexuais, apesar das proibições da sociedade. Nesse sentido, como uma atitude de transgressão, uma possível relação sexual desprotegida pode desencadear consequências como algumas doenças sexualmente transmissíveis e/ou uma gravidez indesejada. Em deficientes mentais severos pode haver, ainda, relações sexuais caracterizadas pela exploração alheia, quando estes jovens são, intelectual e emocionalmente, incapazes de dizer "não" ou de discernir um romance consentido de uma agressão. O autor defende a garantia de estratégias de ensino e de reflexão sobre as questões sexuais para esta população, considerando a maturidade e a capacidade de compreensão dos jovens com deficiência mental. Mas, em caso de essas estratégias não serem bem-sucedidas e visando prevalecer a possibilidade de efetivar relações sexuais satisfatórias e sem riscos, o autor recomenda o controle anticoncepcional e a esterilização.

Amor Pan é outro autor que tem um entendimento semelhante da questão: defende uma condição favorável às pessoas com deficiência mental em relação a efetivarem um relacionamento estável com um(a) parceiro(a) ou um casamento com relações sexuais, mas que se deve levar em conta os direitos do futuro filho. Ele explica que o nascimento de um filho deve prever um ambiente adequado e favorável ao desenvolvimento das potencialidades do indivíduo. Os filhos são uma parte relevante do casamento, mas não imprescindíveis para uma vida conjugal harmoniosa e feliz. Contando com uma grande possibilidade entre os casais com deficiência mental de não haver condições ideais para receber e educar um filho, o autor defende que é:

> [...] oportuno afirmar que não parece conveniente nem recomendável que essas pessoas tenham descendência e, por conseguinte, se torna necessário arbitrar os mecanismos pertinentes para que o exercício de sua sexualidade não gere uma gravidez para a qual presumivelmente não mostram condições (Amor Pan, 2003, p.397).

Amor Pan (2003) levanta, ainda sobre o tema da esterilização, questões polêmicas que merecem algumas reflexões:

a) os pais com deficiência mental, como homens e mulheres, têm direito à paternidade e à maternidade, mas os filhos também teriam o mesmo direito de nascer em um ambiente adequado; qual seria a hierarquia de valores?
b) o desejo de ter um filho não pode responder à mera satisfação de determinadas necessidades dos indivíduos ou do casal, por mais nobres que sejam;
c) antes de embarcar na aventura de ter um filho, é preciso examinar se, de fato, se está disposto a trazê-lo à vida com um mínimo

de garantias que o leve à uma vida viável de criação e de desenvolvimento;
d) os filhos de pessoas com deficiência mental, se tiverem condições de educação e de desenvolvimento saudáveis, poderão alcançar níveis cognitivos muito maiores do que o de seus pais e isso poderá causar problemas;
e) uma possível paternidade e maternidade para qual nem as próprias pessoas com deficiência mental nem o ambiente estão preparados seria um obstáculo à normalização desse grupo e poderia significar, inclusive, atitudes repressivas e discriminativas;
f) o uso de métodos anticoncepcionais para pessoas com deficiência mental deve ser indicado, considerando a decisão dos indivíduos em optar pelo seu uso ou não, e garantindo a escolha de métodos moralmente mais aceitáveis e menos agressivos ao corpo humano do que a esterilização, por exemplo.

O autor conclui que os pais e tutores devem assumir a responsabilidade de esclarecer às pessoas com deficiência mental sobre a possibilidade ou não de gerar filhos e cuidar deles, sobre o uso de métodos anticoncepcionais que respeitem os valores pessoais e sociais implicados, entendendo que seria irrealista e injusto propor a abstinência total como a melhor solução dos problemas implicados na paternidade responsável das pessoas com deficiência mental. A esterilização só seria indicada em casos extremos, quando for o melhor caminho para poder garantir à pessoa com deficiência mental a realização de outros direitos e valores de liberdade, autonomia e de realização pessoal e sexual (Amor Pan, 2003).

A esterilização é uma intercorrência cirúrgica realizada pelo médico, que prevê o controle da natalidade, impossibilitando a homens e mulheres a concepção. A cirurgia realizada nos homens chama-se vasectomia e consiste basicamente no rompimento do canal deferente que transporta os espermatozoides ao líquido seminal. Nas mulheres, chama-se laqueadura e consiste basicamente no rompimento das tubas uterinas que transportam o óvulo ao útero. Os livros que versam sobre planejamento familiar ou sobre os métodos anticoncepcionais detalham a vasectomia e a laqueadura como procedimentos realizados para se evitar uma gravidez, em geral, agrupados com a nomenclatura de "métodos irreversíveis" ou "métodos definitivos" (Carvalho, 1987; Guttmacher, 1994; Kloetzel, 1987; Monzu, 1992; Suplicy, 1999; Vitiello, 1995b).

No Brasil, não há consenso na literatura sobre a questão da esterilização como um procedimento recomendado às pessoas com deficiência mental. Os profissionais, familiares e educadores mostram posturas favoráveis e desfavoráveis em relação à esterilização, de acordo com crenças pessoais e individuais. A legislação trata da esterilização quando cita a lei de Planejamento Familiar (Ministério da Saúde). A esse respeito, as autoras Luiz e Citeli comentam que:

> O reconhecimento da complexidade que envolve os fatores sociais relativos à esterilização cirúrgica tem se refletido em mudanças no plano legal. A lei de Planejamento Familiar de 1996 e as Portarias 144/97 e 48/99 do Ministério da Saúde normatizam os procedimentos, permitindo que o SUS (Sistema Único de Saúde) os realize gratuitamente, em acesso universal. Atualmente, são estes os critérios legais para a realização da esterilização pelo SUS: ter capacidade civil plena; ter no mínimo dois filhos vivos ou ter mais de 25 anos de idade, independentemente do número de filhos, manifestar por escrito a vontade de realizar a esterilização, no mínimo 60 dias antes da realização da cirurgia, ter tido acesso a serviço multidisciplinar de aconselhamento sobre anticoncepção e prevenção de DST/Aids, assim como a todos os métodos anticoncepcionais reversíveis, ter consentimento do cônjuge, no caso da vigência de união conjugal. O serviço que realizar o procedimento deve oferecer todas as opções de meios e métodos anticoncepcionais reversíveis e seguros, bem como serviço multidisciplinar de aconselhamento sobre anticoncepção, visando a desencorajar a esterilização precoce e informando sobre os riscos da cirurgia, possíveis efeitos colaterais e dificuldade de reversão. A lei impõe, ainda, restrições quanto à realização da laqueadura durante o parto cesáreo, buscando coibir o abuso de partos cirúrgicos realizados exclusivamente com a finalidade de proceder à esterilização (Luiz e Citeli, 2000, p.1).

Luiz e Citeli (2000) comentam que é preciso que o Ministério da Saúde avalie e controle o atendimento da rede pública de saúde, fiscalizando os hospitais que não respeitam às regras impostas na Lei de Planejamento Familiar e Portarias do Ministério da Saúde. Uma pesquisa feita pelas autoras, na região metropolitana de São Paulo em 1999, em 23 hospitais, mostrou que é grande o número de serviços que desrespeitam os diferentes critérios legais: 60% dos serviços desrespeitam o critério da "conjugalidade", 60% o critério do número de filhos vivos, 57% o critério da idade, 17% o critério do aconselhamento, 9% o critério de oferta de métodos reversíveis, 4% o critério de risco à saúde e, finalmente, 4% desrespeitam o critério de consentimento informado. Que podemos pensar quando esses critérios são aplicados à pessoa com deficiência mental?

Há, na literatura, diferentes pontos de vista sobre a esterilização de pessoas com deficiência mental, incluindo diferentes atitudes médicas, legais e sociais.

Na América do Norte, a exemplo do Canadá, a esterilização em menores de 15 anos de idade é uma prática proibida pelo Ministério da Saúde desde 1978 nos hospitais públicos e, em se tratando de pessoas com deficiência mental, exigem-se orientações do Estado sobre o caso, através de um comitê de avaliação da *Ontario Association for Mental Retarded*. Essa avaliação, no entanto, não minimiza o fato de que, para a maioria dos deficientes mentais esterilizados, não se cumpriu a regra do consentimento informado e estes acabaram sofrendo a cirurgia sem serem informados sobre ela e/ou sem serem consultados para dar seu consentimento (Wolf e Zarfas, 1982).

Behi e Behi (1987) contam que no ano de 1987 um juiz autorizou a esterilização de uma jovem de 17 anos com deficiência mental, o que provocou, nos Estados Unidos, discussões emocionais, morais e legais. Publicações diversas versaram sobre a questão de que seria impossível concordar com a retirada dos ovários de meninas com deficiência mental sem colocar em risco os direitos humanos. Os autores comentam que defesas em prol dos direitos humanos e reprodutivos são mais evidentes quando a sociedade tem que se posicionar diante de algum caso extremo. Porém, segundo eles, há casos mais ocultos e sutis, em que também se negam ao deficiente os mesmos direitos. Por isso, concluem, devemos ser sempre vigilantes das práticas que excluem os deficientes e negam a eles o direito à vida sexual e, nesse sentido, para evitar a opressão sexual, toda a sociedade, os profissionais da saúde, da educação e os políticos, necessitam realizar maiores discussões sobre esse tema.

Behi e Behi (1987) acreditam que a sexualidade é um direito básico do ser humano que não pode ser negado à pessoa porque ela tem deficiência mental. Os autores querem chamar a atenção para o fato de que as punições sociais ao comportamento sexual e às suas consequências estão relacionadas à deficiência mental, eximindo a sociedade, que nunca ensinou comportamentos mais adequados, da responsabilidade que lhe cabe. Os autores questionam: seria a negação aos direitos sexuais e reprodutivos de deficientes mentais uma forma velada de retrocesso histórico ao movimento eugênico? Se atualmente temos defendido que pessoas com deficiência mental devem ter os mesmos direitos que pessoas normais que vivem na comunidade, por que esses direitos não incluem a possibilidade de desenvolver e experimentar padrões sexuais normais?

Em uma sociedade em que a socialização parece ser tão estimulada para a população deficiente, parece impossível negar o direito a estas pessoas de viver o mais normalmente possível sua vida afetivo-sexual, incluindo aí a escolha sobre o casamento e filhos. Segundo Wolf e Zarfas (1982), a discussão sobre a esterilização de deficientes mentais deve incluir a questão da diversidade humana, de que deficientes mentais não formam um grupo homogêneo, mas sim um grupo de pessoas com diferentes habilidades, limites e potenciais diferenciados, também em relação ao casamento e à procriação.

Em um outro estudo, Bambrick e Roberts defendem o direito das pessoas com deficiência mental à sua sexualidade e entendem a esterilização como um problema social relacionado às questões morais e, em alguns países, à questão legal. Argumentam que as instituições e os familiares de pessoas com deficiência mental devem encarar e reconhecer o problema da esterilização e se manifestarem efetivamente em relação a essa questão. Enfatizam que atualmente é de suma importância que se ofereça à população deficiente mental, assim como aos não deficientes, serviços como educação sexual, educação para a saúde, aconselhamento, ajuda e orientação e, quando for o caso, planejamento familiar. Porém, diante do estereótipo da sexualidade patológica das pessoas com deficiência mental e da ideia de que estas possuem uma sexualidade exagerada, sem habilidade de refrearem-se, muitas pessoas, inclusive familiares, optam pela esterilização como uma medida para diminuir as possíveis atividades sexuais dos deficientes e suas consequências, como uma gravidez. Comentam, inclusive, que a prática da esterilização tem diminuído, pois embora haja alguns autores favoráveis à esterilização de mulheres com deficiência mental severa, no período de cinco anos, entre 1986 e 1991, ocorreram somente quatro casos, solicitados por pais. Por várias e diferentes razões, os pais de pessoas com deficiência mental chegam a solicitar a esterilização, mas depois de orientados, desistem:

> Nenhum procedeu à esterilização, mas as razões para a solicitação giram em torno do medo de uma gravidez indesejada em seus descendentes mentalmente retardados, nos riscos do nascimento de uma criança anormal, na inabilidade em cuidar da criança, da necessidade de constante supervisão, das conhecidas desvantagens e riscos do uso de uma contracepção medicamentosa prolongada, e da reconhecida dificuldade com o dispositivo intrauterino. Os pais podem sentir a pressão da sociedade em manter seus descendentes com deficiência mental longe de atividades sexuais e suas consequências, e podem perceber a esterilização como a melhor e mais fácil opção para reduzir ansiedade e tensão. [Tradução da autora] (Bambrick e Roberts, 1991, p.354).

Vasconcelos afirma que diferentes autores, na literatura internacional, acreditam que os discursos existentes na legislação em relação aos direitos das pessoas com deficiência mental revelam uma concepção histórica da deficiência. A legislação sobre a esterilização das pessoas com deficiência mental sofreu mudanças em decorrência dos avanços históricos e sociais na concepção de deficiência. Nesse sentido, no início do século XX as leis incentivavam a esterilização compulsória, através de injeções e laqueadura das tubas uterinas, pois prevaleciam os princípios eugênicos e os interesses de proteger a sociedade da "degeneração da espécie". A esterilização das mulheres era um procedimento usual, visto como necessário e realizado independentemente da vontade dos deficientes em diversos estados norte-americanos, na Grã Bretanha e na Alemanha. Vasconcelos conta que:

> Um caso bastante ilustrativo de como as leis reforçavam a eugenia ocorreu em 1927, com o julgamento de Buck *versus* Bell, quando, ao autorizar a esterilização involuntária da ré, o Juiz Oliver Wendell Holmes, da Suprema Corte dos Estados Unidos afirmou que: *é melhor para todos que a sociedade evite a continuidade da espécie daqueles manifestadamente incapazes, ao invés de o Estado esperar para executar seus descendentes por crime, ou deixá-los passar fome, por sua imbecilidade [...]. Três gerações de imbecis já são suficientes* (Vasconcelos, V. O., 1996, p.64).

Ainda segundo Vasconcelos, V. O. (1996), em 1942 a Suprema Corte dos Estados Unidos proclamou que a reprodução era um dos direitos fundamentais do homem, fato que deu início a um segundo momento da legislação em relação à esterilização, marcado pela proibição da realização dessa prática de forma compulsória nos deficientes mentais; e, nos anos 1970, em razão de reações contrárias da população e de publicações científicas, a maioria dos estados nos Estados Unidos reconheceu a esterilização como um ato inconstitucional. Nos anos 1980 não houve mudanças em relação a este assunto e, no início da década de 1990, um terceiro momento da legislação em relação à esterilização emergiu quando leis estaduais passaram a permitir ou proibir a esterilização dependendo do caso. Segundo a autora (1996, p.67) no ano de 1996, "dos 51 Estados norte-americanos, por exemplo, restaram apenas 20 com estatutos autorizando a esterilização dessas pessoas e, dentre estes vinte, um deles permite o procedimento apenas após a maioridade. Os outros 31 Estados não autorizam mais esse procedimento".

Vasconcelos resume os três momentos da legislação em relação à esterilização:

> Analisando-se as três fases históricas citadas, vê-se que no começo do século XX as leis não protegiam a pessoa com deficiência mental, pois, segundo se apresenta, os deficientes mentais eram vistos como incompetentes e incapazes de responder por seus atos. Na segunda fase a

questão passou pelos direitos humanos inerentes a qualquer cidadão, e que a pessoa deficiente mental deveria ser protegida, como todos, de práticas abusivas à sua pessoa. Na terceira fase (ou atualmente), vigora a individualização dos casos, isto é, o estatuto detalhado do contexto de cada pessoa e a necessidade de se respeitar seus desejos e direitos, obedecendo às leis vigentes em cada país. Nessa fase, a presença de deficiência mental, por si só, não justifica a esterilização ou a negação arbitrária da mesma (Vasconcelos, V. O., 1996, p.69).

Para França-Ribeiro, o fato de que a esterilização ainda fosse prescrita negava à mulher deficiente o direito de decidir sobre seu próprio corpo e sobre a possibilidade de exercer a maternidade. Nas palavras do autor:

> Essa esterilização prescrita de forma generalizada, me parece um abuso de autoridade, uma forma de negar à mulher o direito de decisão sobre seu próprio corpo, castrando-se um aspecto básico da identidade feminina, que é a possibilidade de acesso à maternidade. Acredito que a postura mais razoável seria um estudo minucioso de cada caso, e que se realizasse a opção pela esterilização apenas em situações onde fosse impossível a prática de outras formas de controle sobre o comportamento sexual (França-Ribeiro, 1995, p.160).

O tema da esterilização em pessoas com deficiências é polêmico, especialmente, porque envolve valores da família, da comunidade e a legislação do país. Parece a nós que os direitos da pessoa com deficiência e a luta contra o preconceito devem prevalecer, analisando-se a necessidade e a pertinência da esterilização caso a caso e considerando, para isso, uma equipe de profissionais, incluindo médicos, psicólogos, educadores, além dos familiares e da própria pessoa, mulher ou homem, que deverá ser esterilizado. Acreditamos que essa prática é discriminatória em relação à pessoa com deficiência mental, pois os motivos que levam algumas pessoas a crer que o impedimento da maternidade ou paternidade é melhor alternativa para os deficientes estão relacionados enfaticamente à concepção preconceituosa predominante com relação à deficiência mental e não à possibilidade de gerar, criar e sustentar filhos. De fato, há muitas pessoas não deficientes mentais com poucas condições para gerar, criar, sustentar e educar seus filhos, mas nesses casos a legislação não impede a reprodução e na comunidade não imperam sentimentos discriminatórios nem são propostas práticas de esterilização compulsória.

Na literatura brasileira, os autores e pesquisadores mais conhecidos versam sobre a esterilização em mulheres deficientes mentais, especialmente as mais comprometidas, ora com uma posição contrária, com base em argumentos humanitários, ora com uma posição favorável em alguns casos, argumentando que essa medida pode contribuir para que a pessoa com deficiência mental possa usufruir da vida sexual sem riscos de danos à sua vida e à vida de um possível bebê. É difícil encontrarmos, atualmente, defensores radicais da laqueadura compulsória em mulheres deficientes mentais que não considerem a problemática social e familiar envolvida nesta decisão. Também é pouco comum que estes autores versem sobre a esterilização masculina – vasectomia –, pois parece que o conceito da esterilização discutido entre os autores brasileiros não tem como preocupação fundamental a possibilidade de gerar ou não gerar descendentes saudáveis, mas sim, preocupa-se com o ônus que uma gravidez vai acarretar na vida de uma pessoa com deficiência mental e de seus familiares.

Como já foi dito, a Legislação do Planejamento Familiar coloca como um dos critérios legais para a autorização da esterilização cirúrgica a *capacidade civil plena*, que no caso da deficiência mental, estaria comprometida legalmente. Na legislação brasileira, mais especificamente a Lei nº 3.071 de 1º de janeiro de 1916, que esteve em vigor até o final do ano de 2002, afirmava que:

> Art. 5º: São absolutamente incapazes de exercer pessoalmente os atos da vida civil: I – os menores de 16 anos; II – os loucos de todos os gêneros; III – os surdos-mudos que não puderem exprimir sua vontade; IV – os ausentes declarados tais pelo Juiz (Código Civil Brasileiro).

A Lei nº 10.406 de 10 de janeiro de 2002, que entrou em vigor em janeiro de 2003 e instituiu o novo Código Civil, confere a condição de "absolutamente incapazes" aos casos de enfermidade e deficiência mental e ainda de "relativamente incapazes" aos "deficientes mentais" e aos "excepcionais":

> Art 3º: São absolutamente incapazes de exercer pessoalmente os atos da vida civil: I – os menores de dezesseis anos; II – os que, por enfermidade ou deficiência mental, não tiverem o necessário discernimento para a prática desses atos; III – os que, mesmo por causa transitória, não puderem exprimir sua vontade.
>
> Art 4º: São incapazes, relativamente a certos atos, ou à maneira de os exercer: I – os maiores de dezesseis e menores de dezoito anos; II – os ébrios habituais, os viciados em tóxicos, e os que, por deficiência mental, tenham o discernimento reduzido; III – os excepcionais, sem desenvolvimento mental completo; IV – os pródigos (Código Civil Brasileiro).

Como podemos observar, a legislação brasileira não é clara sobre o assunto. Os casos chamados de "incapazes" na legislação referem-se a conceitos que historicamente já foram alterados, lembrando Aranha (1991) e Mendes (1995). Neste caso, os deficientes mentais foram chamados de "loucos" de forma genérica e inespecífica e recentemente de "deficientes mentais" e "excepcionais". O texto da lei não explicita a diferença entre os conceitos de "deficiência mental" e "excepcional", nem explicita o conceito de "discernimento reduzido" na primeira versão da lei.

Por outro lado, na mesma legislação brasileira, especialmente tratando-se dos "portadores de deficiências" (entre elas a deficiência mental), o decreto número 3.298 de 20 de dezembro de 1999, que regulamenta a Lei 7.853/89 sobre a Política Nacional para Integração da Pessoa Portadora de Deficiência, traz princípios adequados e conceitos bastante claros sobre a pessoa deficiente e seus direitos, favorecendo a inclusão social. No que diz respeito ao direito à maternidade, o artigo segundo diz que:

> Art 2º: Cabe aos órgãos e às entidades do Poder Público assegurar à pessoa portadora de deficiência o pleno exercício de seus direitos básicos, inclusive dos direitos à educação, à saúde, ao trabalho, ao desporto, ao turismo, ao lazer, à previdência social, à assistência social, ao transporte, à edificação pública, à habitação, à cultura, ao amparo à infância e

à maternidade e de outros que, decorrentes da Constituição e das leis, propiciem seu bem-estar pessoal, social e econômico [...].
Art. 16º: Os órgãos e as entidades da Administração Pública Federal direta e indireta responsáveis pela saúde devem dispensar aos assuntos objeto deste Decreto tratamento prioritário e adequado, viabilizando, sem prejuízo de outras, as seguintes medidas: I – *A promoção de ações preventivas, como as referentes ao planejamento familiar, ao aconselhamento genético, ao acompanhamento da gravidez, do parto e do puerpério, à nutrição da mulher e da criança, à identificação e ao controle da gestante e do feto de alto risco*, à imunização, às doenças do metabolismo e seu diagnóstico, ao encaminhamento precoce de outras doenças causadoras de deficiência, e à detecção precoce das doenças crônico-degenerativas e a outras potencialmente incapacitantes. [...]. [Grifo da autora]. (Política Nacional de Integração da Pessoa Portadora de Deficiência).

Se a legislação brasileira prevê a assistência à maternidade, deveria opor-se à esterilização, embora não trate especificamente deste assunto. Os hospitais públicos brasileiros são proibidos pelo Conselho Federal de Medicina de realizarem a cirurgia de esterilização sem motivos de necessidade extrema e sem riscos de morte à mulher, especialmente no caso de mulheres na idade reprodutiva. No caso de mulheres menores e/ou de mulheres com deficiência mental, é preciso uma autorização judicial, mediante pedido, para que o responsável ou para que o curador[8] possa solicitar ao juiz a autorização para a realização da cirurgia.

---

8   Curador é o nome que se dá à pessoa que se torna, mediante autorização judicial, responsável por dirigir e administrar os bens e representar uma pessoa incapacitada nos atos da sua vida civil. Os deficientes mentais estão sujeitos à curatela por não terem condições de gerir os atos da vida civil (vender, comprar, contratar etc.). O conceito de Curatela, no *Dicionário Jurídico Brasileiro*, é "encargo conferido judicialmente a alguém para zelar, cuidar dos interesses de outrem, que não pode exercitá-lo pessoalmente. Estão sujeitos à curatela: a) os loucos de todo gênero; b) os surdos-mudos, sem educação que os habilite a enunciar precisamente a sua vontade; c) os pródigos; d) os ausentes, como tais declarados; e) os nascituros. Nos três primeiros casos, a curatela pressupõe a interdição do incapaz, requerida pelos pais, pelo cônjuge ou parente próximo, ou pelo próprio Ministério Público" (Acquaviva, 1993, p.405).

No Brasil os casos de solicitação para as cirurgias não são comuns. Podemos supor que as famílias de maior renda encontrem meios de realizar a cirurgia em clínicas ginecológicas particulares. No Sistema Público de Saúde (SUS), é preciso que todos os casos sejam autorizados pelo juiz, após processo de averiguação. Como não há lei específica sobre o assunto nem, portanto, regulamentação, os casos de solicitação, em geral, recorrem à jurisprudência.[9] Pensando nisso, procurou-se levantar alguns casos para conhecer como os juízes têm se posicionado a respeito e encontrou-se:

Cautelar de Supressão de Consentimento – Filha esquizofrênica e viciada em drogas – Autorização para esterilização – Ligadura de Trompas (...) Mas, mantém-se a autorização para impedir eventual e futura gravidez (Tribunal de Justiça do Rio Grande do Sul – TJRS – AC nº 298.388.213 – Rio Grande do Sul, 17/03/1998).[10]

Interdição – Curatela – Pedido de Autorização Judicial para Cirurgia de Laqueadura das Trompas – Deferimento – Hipótese de alienada mental, portadora de esquizofrenia irreversível, ou pelo menos, de recuperação inadequada e insuficiente para torná-la plenamente capaz de reger sua própria pessoa (TJSP – A CIV 92.948 – Araraquara, 4ª C, 14/04/1989).

As sentenças relatadas mostram que os juízes têm aceitado a solicitação mediante a hipótese de incapacidade das pessoas para "gerir sua própria vida". Mas as sentenças dizem pouco sobre os trâmites de um processo e sobre o que os familiares, a sociedade e a própria pessoa com deficiência mental pensam sobre o assunto. Nesse sentido mostraremos, resumidamente, um processo em que o pai pede ao juiz

---

9 Jurisprudência é o termo usado para designar cópia de sentenças a casos semelhantes já ocorridos anteriormente. Essas sentenças são usadas como modelo, pelo defensor ou pela promotoria, para auxiliar juízes na decisão ou sentença de uma solicitação.

10 Esta autorização tem caráter de supressão de consentimento pois, na ocasião da sentença, já havia ocorrido o nascimento do filho da "incapaz". Então, embora não tenha sido realizada a cirurgia na ocasião do parto, a decisão judicial manteve o consentimento favorável à esterilização.

para ser curador de sua filha deficiente mental grávida e que seja feita uma cirurgia de laqueadura na ocasião do parto.[11]

O referido processo ocorreu em uma cidade do interior paulista registrado no ano de 2000.[12] O pai José Souza conta que sua filha Cláudia Souza tem 22 anos de idade e é portadora de deficiência mental e não tem condições de gerir os atos da vida civil, nem zelar pela sua própria pessoa. Conta também que sua filha mantém relações sexuais com terceiros e que, na ocasião, encontra-se grávida de 8 meses sem saber dizer quem é o pai do feto. O pai José pede, então, à Promotoria de Justiça que declare sua filha interdita e que autorize, na ocasião do parto, a realização da laqueadura nas tubas uterinas da gestante para evitar novas gestações.[13] Ainda na abertura do processo apresenta-se a urgência do caso ressaltando que é premente e necessária a perícia da paciente, pois a mesma já estava no 8º mês de gestação e seria interessante aproveitar a mesma intervenção cirúrgica do parto para a realização da laqueadura, caso a sentença fosse favorável.

Dando sequência ao caso, o Ministério Público solicita à perícia que responda os seguintes quesitos:

1) a paciente [...] apresenta anomalia ou anormalidade psíquica? 2) Em caso afirmativo, qual a natureza da moléstia? É de caráter permanente ou transitório? 3) Se positivo o primeiro quesito, é esse mal congênito ou adquirido? 4) Se adquirido o mal, qual a data ou época, ainda que aproximada, de sua eclosão? 5) Tem o paciente condições

---

11 O acesso a esse processo se deu mediante contato pessoal com um advogado. Após a leitura do processo e a redação da análise, foi feita uma consulta com o juiz da comarca para solicitar a divulgação dos dados obtidos nesta tese. O juiz consentiu que fossem usados os dados relatados, desde que se omitissem informações que pudessem identificar os envolvidos no processo.

12 Os nomes citados para descrever o caso são fictícios para preservar o anonimato das pessoas envolvidas.

13 Nesses casos, o pai só pode solicitar a autorização para laqueadura em sua filha se esta for considerada incapaz. Por isso, no mesmo processo, o pai solicita ser curador da filha e a autorização para sua esterilização.

de discernimento, com capacidade de, por si só, gerir sua pessoa e administrar seus bens e interesses? 6) No caso do quesito 4º, a eclosão do mal gerou, desde logo, a incapacidade do paciente de, por si só, gerir sua pessoa e administrar seus bens e interesses? 7) Se positivo o quesito 5º, o paciente sofre de restrições, ainda que reduzidas, na capacidade de gerir e administrar seus bens e interesses, ou para a prática de todos os atos da vida civil? Em caso positivo, em que consistem tais restrições? São elas temporárias ou permanentes? 8) Demais considerações, entendidas necessárias, a critério do(s) Senhor(es) Perito(s) (Processo 1.696/2000, p.7).

Segue, então, o interrogatório realizado pelo Poder Judiciário à jovem Cláudia Souza no final do ano de 2000. No interrogatório, Cláudia respondeu adequadamente seu nome, idade e data de nascimento, endereço e que não estava na escola, embora tivesse estudado até a 4ª série, pois tinha parado porque "não aprendia mesmo". No que se refere às questões de sexualidade, Cláudia responde de forma confusa. Transcrevo, a seguir, algumas perguntas da Juíza (J) e as respostas (R) de Cláudia por ocasião do interrogatório:

J: E essa barriga?
R: Essa barriga eu não vi nada entrando, porque eu estava dormindo, mas eu tinha que ver.
J: Você já tinha mantido relação sexual com outro homem?
R: Minha primeira relação sexual foi com 17 anos.
J: Você conhecia o rapaz?
R: Eu conheci ele no mesmo dia, aí, nós saímos e já rolou.
J: De lá pra cá você saiu com outros homens?
R: Sim, saí com vários homens.
J: Já engravidou outra vez?
R: Se engravidei, eu não lembro. Não tem nenhuma outra criança que mora comigo e que me chame de mãe.
J: Você lembra dessa relação que você teve? Quanto tempo você não se relaciona sexualmente com um homem?
R: Sábado foi o último dia e, mesmo depois de grávida, eu continuei a me relacionar sexualmente com outros homens.

J: Esses homens o que são seus? Eles te dão dinheiro?
R: Eles são meus paqueras e às vezes me dão dinheiro e às vezes, não.
J: Você quer ter o filho?
R: Se for filho ou filha, eu quero ter, mas não quero ter nenhum outro.
J: Você tentou tirar essa criança dentro da sua barriga? O que você fez?
R: Eu tentei, mas dói muito. Eu usei uma navalha e o sangue tem cheiro muito forte e eu desisti porque dói (Processo 1.696/2000, p.13).

A Juíza nomeia o pai José como curador de sua filha Cláudia e a encaminha para exame com Sr. Perito em um Ambulatório de Saúde Mental para avaliação, visando decidir sobre o pedido da laqueadura do Ministério Público. Intimada a comparecer ao ambulatório, Claudia realizou a perícia em dia e horário marcado, cujo laudo médico psiquiátrico procedido responde que:

[...] Histórico: Relata seu pai que [...] passou por várias internações psiquiátricas [...]. Aos 17 anos começou apresentar alterações de comportamento, delírios e alucinações que ocasionaram suas internações. Ao Exame: Estado de gravidez avançado, confusa, delirante, desorientada no tempo e espaço, alterações do senso de percepção. Discussão e Conclusão: Trata-se de portadora de diagnóstico de esquizofrenia e portanto sem condições para gerir suas coisas e sua própria vida. Resposta aos Quesitos: 1) sim; 2) esquizofrenia, permanente; 3) adquirido; 4) aos 17 anos; 5) não; 6) sim; 7) prejudicado; 8) ver laudo. Salvo melhor Juízo, este é o nosso parecer (Processo 1.696/2000, p.25).

Como em todo processo, seguindo a legislação brasileira, foi nomeado um advogado que, para defender os interesses da jovem, "contesta o pedido do autor por negação geral, devendo o mesmo provar os fatos alegados na inicial". Essa contestação é genérica e não questiona o laudo realizado, nem a natureza da solicitação. Essa contestação data de março de 2001.

O Ministério Público do Estado de São Paulo publica, então, no dia 5 de maio de 2001, em jornal da cidade, folhas 18, o edital de publicação da sentença de interdição (Processo nº 1.696/2000), em que destacamos o seguinte trecho:

Como bem salientou o Dr. Promotor, faz-se necessária a concessão da curatela definitiva ao requerente, tendo em vista a total dependência da interditanda em todos os seus atos diários. Diante dos documentos juntados aos autos, forçoso concluir que a requerida apresenta um quadro mental que compromete, fundamentalmente, a sua higidez mental, visto que a requerida não tem capacidade para reger sua pessoa e desempenhar as atividades da vida diária. Ora, dispõe o Código Civil, em seu artigo 5º, que são absolutamente incapazes para os atos da vida civil os portadores de doença mental, que, segundo o mesmo repositório de leis civis, devem ser interditados e postos em curatela. Assim, o acolhimento do pedido de tutela jurisdicional é de extremo rigor. Quanto ao pedido de cirurgia de laqueadura, bem ponderado pelo Dr. Promotor de Justiça, a interditanda é portadora de esquizofrenia permanente e já tem 02 filhos, não tendo discernimento para zelar, até pelo seu próprio corpo, mantendo relação sexual com qualquer pessoa, dando causa a gravidez. Não é possível que permaneça a requerente, sem ter qualquer consequência sobre seus atos, gerando filhos que não poderá cuidar. Assim, a melhor medida a ser tomada é, justamente, que se proceda a sua laqueadura [...]. E para que chegue ao conhecimento de todos e no futuro ninguém possa alegar ignorância, expediu-se o presente edital que será publicado e afixado na forma da lei. Nada mais, [...] 19/04/2001.

Após publicação da sentença, sem que ninguém da comunidade tenha se manifestado, a Juíza concedeu ao pai José, a nomeação de curador definitivo de sua filha Cláudia. E, finalmente, acrescentou-se ao processo um documento da maternidade informando ao promotor de Justiça, respondendo à solicitação por ofício, que a cirurgia de laqueadura foi realizada na jovem no dia 30 de junho de 2001. Como o parto de Cláudia estava previsto para janeiro de 2001, é evidente que a cirurgia foi realizada na jovem após o nascimento de seu filho, que já havia ocorrido quando finalizou o processo que incluía a sentença favorável à laqueadura. Nada sobre o fato foi comentado no processo.

Este é apenas um exemplo de como ocorrem as tramitações legais para solicitar a esterilização pelas vias públicas no Brasil. É evidente que o processo tem várias ambiguidades e carece de uma fundamentação e de uma análise técnica mais aprofundadas. Algumas contradições são evidentes:

a) o pai mora sozinho com a filha, pois a mãe está morta, e as atividades e cuidado da casa são todas realizadas pela jovem; mesmo assim, afirmam que ela não é nem será capaz de cuidar de suas atividades diárias;
b) o pai relata que a menina têm relações sexuais frequentes e que esta é a primeira gravidez, fato que não é coerente com o relato da sentença publicado no jornal onde se afirma que Cláudia já tem dois filhos;
c) o laudo psiquiátrico é, ao mesmo tempo, frágil e categórico, respondendo os quesitos de forma simples, direta e após um único encontro de avaliação; durante todo o processo o diagnóstico não é conclusivo, ora se fala em "deficiência mental", ora o diagnóstico é de "esquizofrenia";
d) em nenhum momento apresenta-se a possibilidade de a jovem fazer uso de outros métodos anticoncepcionais menos agressivos do que a laqueadura e não irreversíveis ou mesmo de ela receber atendimento psicológico, orientação sexual e esclarecimentos sobre seus relacionamentos.

Em seu relato, Cláudia afirma ter relacionamentos sexuais com "paqueras", mostrando que, pelo menos de sua parte, há afetividade dirigida à pessoa com que tem relações sexuais. Não se trata de um caso de deficiência mental severa, em que o sujeito não tem assistência social nenhuma, estando exposto à comunidade, vulnerável em demasia às situações de risco de exploração e de abuso. A nosso ver, trata-se de um caso em que ela poderia sim receber auxílio e orientação para aprender a discriminar as diferentes relações de afeto e outros tipos de relação: amizade, namoro, casamento, relações sexuais com conhecidos ou estranhos, relações sexuais protegidas contra doenças e gravidez indesejada etc. Cláudia pode não saber explicar como ocorre a concepção, mas demonstrou entender o que é uma gravidez e suas consequências: quer ter filhos, mais não quer mais uma outra gravidez; quando constatou a ocorrência da gravidez, tentou o aborto.

Acreditamos que essa jovem, com todas as limitações que a suposta "deficiência mental" possa acarretar na sua vida diária e nas relações interpessoais, poderia compreender a importância da anticoncepção e aprender a administração de diferentes métodos anticoncepcionais, inclusive o uso de pílulas ou da camisinha. Além disso, a esterilização garante que ela não fique mais grávida, mas não que ela deixe de ser ingênua quanto às relações sexuais, isto é, ela não deixa de correr o risco de ser explorada sexualmente. Em nenhum momento se cogitou, por parte do pai, do advogado, do psiquiatra, da promotoria, nem mesmo na decisão judicial, a possibilidade de oferecer um esclarecimento sobre a vida e a saúde sexual visando prevenir tanto a gravidez indesejada quanto as eventuais violências relacionadas à sexualidade.

Abuso sexual

Para Pinel (1993), a falta de esclarecimentos e informações detalhadas e a falta de iniciativas de orientação sexual para o deficiente mental, muitas vezes, acabam deixando-o mais vulnerável, física e emocionalmente, o que pode aumentar os riscos de ser vítima de agressões, explícitas e implícitas, em vários aspectos. Para essa autora, a maneira como a pessoa deficiente mental vem sendo educada é inadequada. Em geral, os educadores, talvez no intento de compensar o estigma que pesa sobre a deficiência, estimulam o deficiente para ser exageradamente "dócil", gentil e receptivo, o que o expõe a várias tipos de exploração afetiva e sexual.

O abuso seria caracterizado pela interação, para estimulação sexual entre adultos e crianças, adolescentes e adultos deficientes mentais. Para Cole (1986) pode-se considerar abuso sexual com deficientes mentais todo tipo de toque, contato ou intercurso sexual não consentido feito por alguém mais velho e não deficiente mental.

É difícil confiar totalmente nas estatísticas sobre o número de pessoas deficientes mentais abusadas, mas algumas pesquisas afirmam que 54% de todas as vítimas de abuso sexual são pessoas com deficiência mental. Em 71% dos casos há contato sexual (masturbação forçada, carícias, intercurso sexual oral, anal ou vaginal); em 29% deles não há contato sexual, mas o abusador obriga o sujeito a se expor à pornografia e nudez (Lumley e Miltenberger, 1997).

A ocorrência do abuso sexual entre pessoas com deficiência mental é frequente e ocorre repetidamente em diferentes ambientes, incluindo as instituições e as residências dos deficientes, por abusadores que podem ser cuidadores, membros da família ou mesmo pares com deficiência mental (Cole, 1986; Gherpelli, 1995; Sundram e Stavis, 1994; Tang e Lee, 1999; Watson, 1984).

Watson (1984) afirma que o indivíduo deficiente mental é mais vulnerável ao abuso sexual por diversos motivos. Primeiro pelas incapacidades, que o fazem depender de outras pessoas. Em geral, somente em 8% dos casos os abusadores são estranhos aos deficientes mentais, sendo a maioria muito próximos, familiares, cuidadores, vizinhos ou ainda pessoas que transitam nas instituições. Segundo, porque a pessoa com deficiência mental tem um julgamento pobre – não reconhece situações de risco de agressão sexual ou não tem habilidade para escapar delas. Terceiro, porque há uma lacuna na educação sexual que não ensina nada sobre isso.

Rusch, Hall e Griffin (1986) afirmam que há pouca informação sobre o abuso sexual em indivíduos deficientes mentais institucionalizados, e que é importante saber se há relação entre as características do indivíduo deficiente mental e a ocorrência de um abuso, isto é, se a pessoa com deficiência facilita, de alguma forma, a ocorrência do abuso sexual. Tais informações poderão ajudar na implementação de programas de prevenção. Os autores, revisando a literatura sobre o tema, afirmam que há alta incidência do abuso sexual na população com as seguintes incapacidades: retardo mental, paralisia cerebral, epilepsia, autismo e dislexia severa devido a alguns fatores: a) a percepção dos pais sobre a deficiência e as dificuldades de seus filhos; b) a falta de atratividade física; c) a ocorrência de agressividade e desobediência em algumas crianças; d) o sexo da criança deficiente (menino ou menina) sendo que os meninos são mais alvos que as meninas; e) as desordens de fala e linguagem; f) o isolamento social, como viver restrito à casa e/ou à instituição.

Para Lumley e Miltenberger (1997) as definições de abuso sexual não explicam como se define o consentimento dado pela pessoa deficiente mental, pois mesmo que ela consinta, ainda se pode pensar em abuso. Para esses autores, há uma grande lacuna na educação sexual formal que afeta a habilidade da pessoa deficiente mental em discriminar (julgar, aceitar ou repudiar) uma atividade sexual. Esses indivíduos não têm conhecimento da diferença entre atividade sexual e agressão sexual e seu consentimento em relação ao comportamento do outro estará, em geral, relacionado ao nível de comprometimento de sua deficiência mental.

Khemka e Hickson (2000) afirmam que, atualmente, algumas questões sobre abuso já estão bem documentadas: que indivíduos com deficiência mental são mais vulneráveis à exploração sexual por terceiros; que os abusadores em geral são membros da família, cuidadores ou conhecidos dos deficientes e, finalmente, que as mulheres com deficiência mental são mais frequentemente vítimas de abuso que os homens. Os autores acreditam que para os deficientes protegerem a si mesmos contra o abuso sexual, ou qualquer outra forma de exploração, necessitam desenvolver habilidades que vão além do conhecimento e do treinamento de comportamentos sociais apropriados, isto é, precisam aprender o que são privacidade e intimidade e a estabelecer limites pessoais e afastar estranhos. Os indivíduos com deficiência mental são, em geral, ensinados desde cedo a serem obedientes, dependentes e submissos e, por isso, são mais vulneráveis à exploração de terceiros. Essa vulnerabilidade é associada a sua condição de isolamento social e às experiências de relacionamento interpessoal restritas.

Para Gherpelli, a ocorrência de abuso sexual em adultos e crianças com deficiência mental é frequente, e tanto os familiares quanto os educadores das instituições precisam tomar consciência disso. Diante da impunidade do agressor, diante das limitações do deficiente mental que dificultam para ele relatar o ocorrido ou delatar seus agressores, e também diante da dificuldade do deficiente em julgar a natureza do que está acontecendo e daí consentir ou não alguma aproximação indevida, agressões de diferentes naturezas têm sido observadas. Para exemplificar, transcrevemos uma dessas agressões relatadas por Gherpelli:

> Depois de 20 anos de um casamento não muito feliz, a dona de casa Marlene já não se interessava em manter relações sexuais com o marido. Mas, por medo de que ele arranjasse outra mulher fora de casa, ela não se esquivava do ato quando ele a procurava com esta intenção. Até que encontrou o que parecia a solução ideal. Sua filha de 20 anos, portadora de síndrome de Down, andava muito nervosa e inquieta às voltas com os impulsos sexuais. Para acalmá-la, Marlene sugeriu ao marido que passasse a ter relações sexuais com a garota. O marido concordou. Desde esse dia, em vez de procurar a esposa para satisfazer suas necessidades sexuais, ele começou a procurar a filha (Gherpelli, 1995, p.104).

O exemplo narrado ilustra bem como é que familiares e a comunidade tratam a pessoa deficiente mental: como se ela não fosse uma pessoa, isto é, como se ela não tivesse emoções, vínculos afetivos, relacionamentos humanos etc. Interpretando suas necessidades sexuais segundo seus próprios referenciais e valores, *muitos adultos não deficientes tomam atitudes muito mais grotescas e aberrantes* do que as ações supostamente atribuídas às manifestações sexuais de pessoas com alguma limitação intelectual.

4
SEXUALIDADE E DEFICIÊNCIAS FÍSICAS

A sexualidade é importante para a obtenção de prazer e, se vivida adequadamente, favorece a autoestima e a construção de uma identidade sexual equilibrada. Os fatores que impedem a plena manifestação da sexualidade em pessoas com deficiência física[1] encontram-se nas três dimensões humanas: a biológica, a psicológica e a sociocultural. Quanto à imagem corporal, seu processo de elaboração passa por três momentos: 1) a percepção do próprio corpo e do corpo do outro; 2) aspectos afetivos e eróticos; e 3) os modelos socioculturais relacionados ao corpo ideal (Alzugaray e Alzugaray, 1995; Blackburn, 2002; Maior, 1988; Moura, L. C. M., 1992; Pinel, 1999; Salimene, 1995; Vash, 1988; Werebe, 1984).

---

1 O volume 4 dos Parâmetros Curriculares Nacionais, *Adaptações curriculares em ação – Estratégias para educação de alunos com necessidades educacionais especiais*, publicado pelo MEC/Secretaria da Educação em 2002, apresenta a deficiência física da seguinte maneira: "Variedade de condições não sensoriais que afetam o indivíduo em termos de mobilidade, de coordenação motora geral ou da fala, como decorrência de lesões neurológicas, neuromusculares e ortopédicas, ou, ainda, de malformações congênitas ou adquiridas" (Brasil, Secretaria da Educação Especial, 2002, p.31).

A negação da sexualidade das pessoas deficientes físicas ocorre a partir de uma visão fragmentada do corpo imperfeito. As limitações da sensibilidade nos órgãos sexuais são generalizadas à vida afetivo-sexual, especialmente quando a sociedade entende o conceito de sexualidade restrito à genitalidade e ao sexo.

Maior (1988) é uma das autoras que discutem a sexualidade do portador de deficiência física, especialmente os pacientes com lesão medular. Ela comenta que durante muito tempo os profissionais da saúde e os próprios pacientes com lesão medular mostraram-se preconceituosos em relação ao sexo e à sexualidade. Uma visão de sexo estreita e preconceituosa predominava nas pessoas deficientes físicas como na população em geral. Os profissionais da equipe de saúde e os próprios pacientes compartilhavam uma visão estereotipada da deficiência física e da sexualidade, dificultando o diálogo sobre o tema. Os profissionais mostravam-se inseguros e sem conhecimento, e os pacientes mostravam-se depressivos, inferiores, com distúrbios da imagem corporal e uma autoestima comprometida. Nesse sentido, entre pacientes com lesão medular e os profissionais pouco se conversava sobre a sexualidade; daí, os pacientes não só incorporavam os mitos de improdutividade, infelicidade e assexualidade como também os reproduziam nas suas relações familiares e interpessoais.

Autores como Maior (1988) e Blackburn (2002) defendem que a pessoa com deficiência física, os familiares e profissionais devem ter uma clara noção de sexualidade ampliada. Mesmo que dificuldades possam surgir no plano orgânico, a sexualidade humana é mais ampla que a questão biológica, passando pelas questões psicológicas e culturais. Embora limitações ocorram na efetivação de uma relação sexual (coito), o impulso sexual estará preservado e merece ser reconhecido. Para vivenciar a sexualidade de forma satisfatória é preciso, primeiramente, que se rompa a dicotomia sexo-sexualidade:

Nas palavras de Maior:

> O sexo é um impulso primário, subcortical, modulado por influências corticais normalmente inibitórias, que determinam a ocasião, o modelo e a intensidade da manifestação sexual. Ato sexual é o compor-

tamento assumido, envolvendo as áreas erógenas secundárias, jogos preliminares, contato corporal e a relação genital. Sexualidade corresponde à soma de impulso sexual, ato sexual e todos os aspectos da personalidade envolvidos na comunicação e no relacionamento interpessoal: diálogos, atividades e interesses partilhados e outras formas de expressar afeto e amor. A sexualidade engloba atitudes e comportamentos masculino e feminino de uma pessoa nas suas relações com o mundo. Para cada indivíduo será mais fácil e gratificante a relação sexual que se fundamente num conceito amplo de sexualidade, com menor influência possível de comportamentos preconcebidos, os quais transformam o sexo em motivo de ansiedade e sentimento de culpa (Maior, 1988, p.16).

E nas palavras de Blackburn:

A diferenciação entre os conceitos de sexo, sexualidade e saúde sexual pode, às vezes, ser confusa. Profissionais da saúde costumam usar os termos inte-relacionando-os [sic] e às vezes de forma inapropriada. [...] Sexo, todavia, refere-se a diferenças de gênero, assim como à relação sexual ou ao desejo de efetivar uma relação sexual. Em contraste, a sexualidade é caracteristicamente um potencial. Ela não diz respeito somente à atividade sexual. Em outras palavras, a sexualidade não é somente o desejo ou o ato do intercurso sexual, mas uma identidade sexual individual. A sexualidade tem sido descrita como um autoconceito individual, moldado pela personalidade e expresso em sentimentos, atitudes, crenças e comportamentos sexuais, manifestados por meio de uma orientação sexual heterossexual, bissexual ou transexual. A saúde sexual pode ser descrita como um bem-estar físico, emocional, psicológico, social e cultural da identidade da pessoa e a capacidade e liberdade de usufruir e expressar sua sexualidade sem exploração, opressão e mal-estar físico ou emocional [Tradução da autora] (Blackburn, 2002, pp.2-3).

Dentro do conceito amplo de sexualidade, a imagem corporal é sem dúvida um aspecto importante na construção da identidade pessoal, da identidade sexual, da autoestima e da capacidade de autoaceitação perante um grupo social. Por isso, para entendermos a relação entre sexualidade e deficiência física é preciso refletir sobre a imagem corporal.

Werebe analisou alguns aspectos da relação entre corpo e sexo, entre imagem corporal e identidade sexual. A autora procurou investigar a relação entre identidade sexual e autoimagem do deficiente portador de deficiência física. A autora conta que a noção de esquema corporal foi introduzida somente no século XIX, com uma conotação dualista (mente-corpo), por isso ela prefere o uso da expressão "imagem corporal" porque acredita que a expressão "esquema corporal" levanta ambiguidades e têm limitações. Nesse sentido, ela utiliza a expressão imagem corporal para indicar uma relação dialética entre o real e o imaginário, subjacente às mudanças nas representações do corpo, pois isto quer dizer que a imagem que temos do corpo não é estática, como uma fotografia, mas é o resultado de uma construção dinâmica de representações com significados diferentes e complexos que é construída constantemente dentro de um processo histórico-social. Duas facetas aparentemente distintas, porém concomitantes e que se influenciam mutuamente, expressam a autoimagem das pessoas: o que é percebido e o que é vivenciado:

> Pode-se admitir, até certo ponto, que o corpo "percebido" se baseia principalmente no "saber" que passa pelos dados sensoriais, próprios e exteroceptivos e vestibulares, por movimentos, deslocamentos, atividades, bem como pela linguagem associada às diferentes partes do corpo. E que, por sua vez, o corpo "vivenciado" seria mais subjetivo, baseando-se mais em valores, exprimindo a apreciação do indivíduo, os julgamentos de valor e os critérios estéticos vigentes no seu meio (e que ele vai progressivamente assimilando). Porém, se o conhecimento, em termos de saber, constitui de fato um dos elementos importantes na construção da imagem do corpo, é preciso notar que não se desenvolve por si só, fora do plano afetivo subjacente às representações corporais. O conhecimento se situa justamente na confluência entre o social, o simbólico e o afetivo (Werebe, 1984, p.45).

Werebe também argumenta que a construção da imagem corporal é relacional, na medida em que a representação do corpo influencia a noção que o indivíduo tem dos outros corpos e de outros objetos (meio ambiente). A partir de três anos de idade a diferenciação da pessoa em relação aos outros se consolida. A imagem corporal vai se diferenciando progressivamente do meio: suas sensações, seus movimentos tornam-se diferentes do que é exterior a ele. As partes do corpo são percebidas de modo diferente quando são suas ou quando são de outra pessoa; comparações e diferenças tornam-se conceitos importantes na consciência do próprio corpo e da identificação pessoal e sexual. Porém, este processo, quando tratamos da criança com deficiência física, revela a ela um corpo desvantajoso em relação aos outros não deficientes:

> Neste particular, as crianças com deficiência física, em especial as que são incapazes de se locomover sozinhas, são desfavorecidas. Suas deficiências as impedem de ter uma vida social normal com seus pares, os contatos físicos com ele (sobretudo com as crianças não deficientes). O próprio corpo representa para elas fonte de impotência, de insegurança e, consequentemente, de angústia. A dependência para seus deslocamentos gera o sentimento de impotência para poder criar seu próprio espaço, para aproximar-se e distanciar-se dos outros, dos objetos, como desejaria. Esta impotência significa obstáculo à comunicação social e afetiva [...]. Note-se porém que a repercussão psicológica dos problemas decorrentes da deficiência física depende em grande parte das atitudes do meio em que vive a criança, em particular dos pais (Werebe, 1984, p.47).

Werebe também afirma que um outro fator relacional na construção da imagem corporal e da identidade sexual é o aspecto afetivo, sensual e erótico relacionado ao outro, em especial à mãe na primeira infância. A necessidade de afeto, de amar e ser amado, é fundamental para que a criança seja aceita e aceite a si mesma. Para isso, o meio familiar pode e deve contribuir para a autoestima de filhos com deficiência física. No entanto, nas famílias destas crianças, podemos encontrar conflitos, com a manifestação de atitudes ambivalentes de frustração e culpa, isto é, pais e familiares que rejeitam o nascimento do filho deficiente, além de outras atitudes como: abandono (efetivo ou indireto), negação da deficiência ou mesmo superproteção. No âmbito da sexualidade, essa construção poderá se refletir em dificuldades e sentimentos de inadequação e solidão na vida adulta, pois:

> Na maioria dos trabalhos que tratam dos problemas sexuais enfrentados pelos deficientes, os autores salientam justamente a importância da carência afetiva de que são vítimas, da necessidade que sentem de contatos sociais e afetivos: necessidade de carinho, de ternura, de reconhecimento, possibilidade de estabelecer um intercâmbio verdadeiro com alguém. O problema sexual parece ser assim primordialmente um problema de comunicação (Werebe, 1984, pp.48-49).

Segundo Werebe (1984) os demais fatores que influenciam a elaboração da imagem corporal são socioculturais, isto é, crenças, valores e conhecimentos históricos relativos a cada cultura. Os modelos culturais que propagam uma determinada aparência física como adequada, um padrão de beleza restrito, papéis sexuais e formas específicas de utilização do corpo refletem uma forma repressiva de construção da imagem corporal, da consciência de si mesmo e da autoestima. Os padrões sociais de corpo e beleza física são "exagerados" tanto para as pessoas não deficientes como para as deficientes. Wolf (1992) discorre sobre o mito da beleza que recai, sobretudo nas mulheres, como uma necessidade imprescindível à sobrevivência mas que, no entanto, se configura como um sistema determinado pela política e pela dominação ideológica masculina, que nada tem de natural. Wolf comenta que:

> A qualidade chamada "beleza" existe de forma objetiva e universal. As mulheres devem querer encarná-la, e os homens devem querer possuir mulheres que a encarnem. Encarnar a beleza é uma obrigação para as mulheres, não para os homens, situação esta necessária e natural por ser biológica, sexual e evolutiva. Os homens fortes lutam pelas mulheres belas, e as mulheres belas têm maior sucesso na reprodução. A beleza tem relação com sua fertilidade; e, como esse sistema se baseia na seleção sexual, ele é inevitável e imutável. Nada disso é verdade. A "beleza" é um sistema monetário semelhante ao padrão ouro. Como qualquer sistema, ele é determinado pela política e, na era moderna no mundo ocidental, consiste no último e melhor conjunto de crenças a manter intacto o do-

mínio masculino. Ao atribuir valor às mulheres numa hierarquia vertical, de acordo com um padrão físico imposto culturalmente, ele expressa relações de poder segundo as quais as mulheres precisam competir de forma antinatural por recursos dos quais os homens se apropriaram. A "beleza" não é universal, nem imutável, embora o mundo ocidental finja que todos os ideais de beleza feminina se originam de uma Mulher Ideal Platônica (Wolf, 1992, pp.14-15).

Nesse sentido, os padrões de beleza e estética corporal são apelativos tanto para as pessoas "normais" quanto para as diferentes. Ainda que neste último caso as pessoas sofram de forma mais contundente e drástica os efeitos desses padrões na vivência e na percepção corporal, ambos os grupos de pessoas – deficientes ou não – estão sujeitos à discriminação predominante na nossa sociedade. Como afirma Werebe:

> O fato é que os padrões culturais de aparência física valorizados positivamente pela sociedade estão criando cada vez maiores problemas para os que não podem competir com os bem-dotados fisicamente. As pessoas com características físicas inabituais encontram, mais do que as outras, dificuldades (maiores ou menores, segundo suas deficiências) para levar uma vida "normal". São vítimas da intolerância em relação à diferença (Werebe, 1984, p.49).

Werebe comenta que os padrões culturais para o corpo impostos socialmente são, além de intolerantes e rígidos, associados imediatamente a traços de personalidade, isto é, muitas pessoas tornam-se estigmatizadas em função de sua aparência física, estigmas abertamente veiculados na televisão e no cinema: "os personagens com "boa" aparência física são os "bons", os "feios" são os "vilões", o sexo só é belo quando os parceiros são jovens e bonitos" (Werebe, 1984, pp.49-50).

Essa influência ideológica advém não somente, de modo sutil e implícito, das mensagens da *mídia*, mas também explicitamente das regras sociais que excluem o deficiente da vida sexual normal. Werebe (1984) quer dizer que os deficientes físicos recebem, em geral na adolescência, muitas informações que impõem a eles uma negação da sexualidade e os obrigam a uma tomada de consciência de suas limitações diante de um conceito de sexualidade restritivo. Esta tomada de consciência será influenciada, em certa medida, pela ausência ou presença de certas sensações físicas, por experiências pessoais, observações sobre os outros, condições de educação, pela história de vida etc.

Nas palavras de Werebe, vejamos algumas reflexões:

> Convém assinalar ainda que, via de regra, as informações sexuais eventualmente oferecidas a estes indivíduos (como, aliás, é o caso para os não deficientes também) se encerram numa visão restrita da sexualidade que legitima tão somente o ato sexual procriador (dentro do casamento) e condena os comportamentos sexuais com alvos psicológicos distintos da reprodução. Esta concepção estreita de sexualidade, vigente em nossas sociedades, dificulta para o deficiente a busca e a aceitação de novas modalidades sexuais que podem lhe ser acessíveis [...]. Caberia, pois, indagar se os deficientes físicos se sentem apenas como "homens" ou "mulheres" mutilados ou se, na verdade, se veem (e porque assim foram sempre vistos) antes de mais nada como "seres humanos mutilados" e, como tais, mutilados na sua identidade sexual. Foram eles amados, rejeitados ou abandonados? Foram reconhecidos como seres humanos completos, apesar de suas deficiências? São múltiplos os mecanismos pelos quais a sociedade marginaliza os seres "diferentes", isto é, aqueles que se desviam das normas aprovadas culturalmente, sejam elas de ordem física, sexual, intelectual, racial, mental etc. [...]. Aceitar a própria diferença é um sinal de plenitude para os indivíduos tanto quanto para as civilizações (Werebe, 1984, pp.54-55).

Para Amaral (1994), a complexa questão da sexualidade e da deficiência física abrange duas vertentes: as próprias pessoas com deficiência e a representação da sexualidade por parte da família, dos profissionais e da comunidade, pois mesmo supondo que uma pessoa com deficiência tenha desenvolvido uma imagem de si que permita o reconhecimento de sua sexualidade como algo sadio, interessante e desejável, haveria limites reais no mundo que a cerca, partindo das atitudes dos pais e/ou dos profissionais.

Blackburn (2002) acredita que falar do sexo da pessoa com deficiência física ainda é um dos grandes tabus da sociedade moderna. A experiência e o conhecimento sobre a sexualidade para as pessoas com deficiência dependem do processo de socialização, experimentação e desenvolvimento de habilidades sociais. Segundo essa autora a autoestima e a imagem corporal, assim como o desenvolvimento da identidade sexual e da moral são fundamentais para uma transição saudável da infância para a idade adulta. Uma educação sexual adequada pode influenciar de forma saudável o processo de socialização de alguém com deficiência física, e o sistema familiar tem profunda influência no desenvolvimento da criança e do adolescente, particularmente em relação a sua saúde psíquica e sexual.

Blackburn (2002) também afirma que a adolescência é um período em que tanto as pessoas com deficiência física como as não deficientes são particularmente sensíveis em relação a sua aparência no meio social. Para um jovem não deficiente, as atividades sociais, em geral, aumentam neste período: relacionamentos interpessoais, desenvolvimento psicossexual, atitudes de independência e de autonomia são encorajadas e isso os ajuda a enfrentar as dificuldades relacionadas à autoimagem. Para um jovem com uma deficiência física, entretanto, essas experiências sociais são restritivas quando não, ausentes. É comum que as dificuldades físicas (de mobilidade e locomoção) e de comunicação enfrentadas pelos deficientes físicos contribuam para um quadro de fragilidade emocional, como o estresse e a depressão.

Para Blackburn (2002) é por meio do processo de socialização que as interações sociais e os relacionamentos afetivos emergem entre os jovens. Neste processo de socialização, através das atividades sociais e dos vínculos de amizades, os jovens desenvolvem sua personalidade, sua identidade e sua sexualidade. Neste período adolescente os comportamentos serão vulneráveis às reações do grupo social a que pertencem, incluindo os professores, os pais, os cuidadores e os colegas. Manifestar a sexualidade é uma questão complicada para qualquer jovem, o que se agrava quando se trata do jovem com deficiência física.

A esse respeito, os autores Blackburn (2002) e Silva-Costa (2000) comentam:

> Pode ser difícil para um adolescente não deficiente atingir uma plena e satisfatória vida social e sexual. Eles devem enfrentar muitos obstáculos como a autoridade e desaprovação dos pais, restrições financeiras, demandas da educação escolar etc., antes de encontrar uma pessoa ou grupo compatível. Para um jovem deficiente, esses problemas cotidianos são incrementados pelas dificuldades causadas pelas restrições de mobilidade, incontinência, poucas facilidades de acesso, doença, pressão dos pares e aceitabilidade. É provável que os adolescentes deficientes encarem um aumento de isolamento, num momento frequentemente relatado como um período em que seu círculo social deveria estar aumentando [Tradução da autora] (Blackburn, 2002, p.23).

Ao se adicionar às dificuldades da adolescência uma deficiência física qualquer, o indivíduo poderá encontrar-se numa condição que dificultará o acesso e ou pertencimento a uma "turma", a um grupo de "iguais". As características diferenciadas do deficiente físico, sejam as pernas paralisadas ou os braços defeituosos, apresentam-se como uma barreira, um obstáculo que distancia as outras pessoas; tal distância envolve os interesses afetivos e também a atração sexual. A aparência física passa a ser uma marca que o indivíduo possui e que o distingue pejorativamente dos outros; uma diferença que leva à segregação social, fazendo com que seja marginalizado pela sociedade. O desenvolvimento da sexualidade como um aspecto comum da vida passa então a ser um entrave, ainda maior, para o desenvolvimento do adolescente portador de deficiência (Silva-Costa, 2000, p.51).

Pinel comenta as dificuldades de socialização da pessoa com deficiência física em função de sua autoimagem negativa e deteriorada. O preconceito e a discriminação social em relação ao diferente, muitas vezes, são incorporados pela própria pessoa deficiente, o que potencializa as dificuldades nas relações sociais. Nas palavras da autora:

> O comprometimento da imagem corporal mistura-se facilmente às dificuldades de socialização, provocando bloqueios emocionais e

carências afetivas que estimulam no deficiente a construção de falsas expectativas. A sede de amar torna-se mais e mais voraz a cada frustração. Deterioram-se a autoimagem e a autoestima. O sentimento de inferioridade e a vergonha de parecer diferente atrapalham o processo de socialização, criando uma dependência física, emocional e/ou econômica que limita o indivíduo ainda mais que a própria deficiência física. Condutas inadequadas como o retraimento ou a agressividade excessiva aparecem, frequentemente, como resultado desse sofrimento, dificultando ainda mais a aceitação do indivíduo na sociedade. Os preconceitos sociais vigentes não são unidirecionais. O próprio deficiente os lança contra si e contra seus pares provocando muitas vezes um autoexílio em ambos os mundos (Pinel, 1999, p.217).

Salimene aponta que, embora o sexo seja tido como função natural humana, o exercício da atividade sexual e a manifestação da sexualidade dependem de condições psicossociais. Isso quer dizer que problemas físicos como doenças ou lesões podem alterar o padrão orgânico da resposta sexual, mas essa alteração sofrerá as influências dos padrões socioculturais que tendem a reprimir a sexualidade humana em geral, de modo mais intenso a da pessoa com deficiência física. Nas suas palavras:

> Se os valores culturais simbólicos presentes na sociedade tendem a reprimir e controlar a expressão da sexualidade humana, estes tendem a se tornar mais repressivos no que se refere aos portadores de deficiência. Existe a ideia preconcebida de que um corpo fisicamente limitado será também um corpo sexualmente limitado. Além disso, existe a falácia de que um corpo que não encontra ajuste sexual, que não corresponde ao chamado "padrão de resposta sexual" tenderá para as práticas "grotescas". Por esta razão, o corpo terá de ser controlado. O que ainda pensa o senso comum é, na verdade, que a manifestação da sexualidade, a obtenção do prazer, inexiste para os portadores de deficiência física. O preconceito, como valor cultural, cristaliza a ideia de que a pessoa portadora de deficiência é assexuada. Trata-se da negação do prazer – a repressão – e a concepção do uso do corpo voltado para o processo produtivo, para o trabalho, como centro do fazer humano [...]. Estes valores atingem de modo mais severo os que são portadores

de deficiência. [...] é um dado inquestionável que a presença da lesão medular traz impossibilidades físicas e funcionais. Isso não quer dizer, entretanto, que necessariamente traga impossibilidades quanto à manifestação da sexualidade tomada no seu conceito ampliado. [...] o homem portador de uma deficiência física é ao mesmo tempo um produto das determinações sociais e contém em si os valores subjacentes ao seu meio. A despeito de passar a portar uma deficiência física, prossegue vivendo e convivendo no interior do modelo sociocultutal que o produziu e que, agora, o exclui. Nesse processo de exclusão encontra-se a própria sexualidade desses indivíduos que tem sido negada pela sociedade de modo geral. Tal sociedade os concebe como pessoas incapacitadas física e emocionalmente, assim como assexuadas. Todavia, permanecem as emoções e necessidades dessas pessoas, pois elas estão presentes em sua existência. Consequentemente, esse tratamento discriminatório provoca repressão, conflitos e desajustamento no plano da sua individualidade. Estes indivíduos acabam sentindo que lhes são negados os sentimentos que percebem possuir (Salimene, 1995, pp.38-43).

Alguns estudos têm mostrado que a manifestação da sexualidade nas pessoas com deficiência física é acompanhada por alguns mitos:

a) a relação sexual satisfatória depende somente de um pênis ereto;
b) a satisfação sexual depende do orgasmo;
c) a certas dificuldades orgânicas, como a incontinência urinária por exemplo, corresponde uma incompetência genital;
d) à ausência de sensações corresponde uma ausência de sentimentos;
e) a inabilidade de locomoção significa inabilidade de usufruir e oferecer prazer;
f) à perda das funções genitais corresponde a perda da sexualidade;
g) pessoas deficientes físicas são assexuadas;
h) pessoas deficientes geram filhos deficientes;
i) pessoas deficientes físicas devem relacionar-se e casar-se com pessoas também deficientes;
j) pessoas não deficientes só têm relações sexuais com deficientes se tiverem problemas de solidão;

k) todo problema sexual da pessoa deficiente física decorre de sua invalidez.

Todos esses mitos respondem à repressão sexual, ou seja, essas falácias, na verdade, revelam a rejeição social e o preconceito da sociedade; sua dificuldade de reconhecer, aceitar e contribuir para a manifestação saudável da sexualidade das pessoas com deficiência física, que, em última instância, poderia garantir a elas o direito de exercer sua sexualidade de modo saudável e prazeroso (Masters e Johnson, 1979; Pinel, 1984; 1999; Salimene, 1995).

Para esclarecer esses mitos é preciso saber que a deficiência pode gerar dificuldades no plano orgânico e psicossocial, sendo este último o mais importante. Os problemas orgânicos podem ser decorrentes de complicações clínicas e funcionais. As complicações clínicas incluem alterações anatômicas, fisiológicas, farmacológicas ou sequelas cirúrgicas que interfiram na resposta sexual (ereção e/ou ejaculação no homem e lubrificação vaginal e/ou sensibilidade clitoriana na mulher). São exemplos disso as malformações genitais, lesões medulares, efeitos colaterais de medicamentos e cirurgia pélvica extensa por câncer. As complicações funcionais podem ser causadas por paralisia, espasmos musculares e dor ou falta de ar. São exemplos: esclerose múltipla, paralisia cerebral, artrite reumatóide, enfisema pulmonar, câncer, uremia. Os problemas psicossociais referem-se às mensagens negativas, à ansiedade sobre a doença e à condição deficiente, ao cotidiano desgastante com os cuidados diários, à preocupação pessoal quanto ao desempenho sexual e mesmo aos problemas conjugais ou de relacionamento que possam existir entre o casal. Esses fatores interferem demasiadamente no funcionamento sexual de homens e mulheres deficientes físicos, isto é, na resposta sexual, especialmente nas fases da excitação e orgasmo (Pinel, 1999).

Segundo Di Girolamo (1996), as reações típicas de homens e mulheres diante da deficiência física são: dependência física e emocional, atitudes de rejeição da realidade, depressão, perda da autoestima, conflitos com a imagem corporal e com identidade sexual. No caso das mulheres, Di Girolamo (1995) aponta que muitas delas apresentam dificuldades de se identificar com o padrão estético de beleza, sofrem preconceitos dos homens, reproduzem os mitos da mulher deficiente física como frágil e incapaz, sofrem com uma imagem sexual desfavorável em relação àquela veiculada pela *mídia*, têm poucas informações sobre a sexualidade e a deficiência, têm poucos serviços de orientação sobre saúde sexual, são alvos de diversos casos de abuso sexual e, enfim, sofrem uma dupla discriminação quando se trata de portadora de uma deficiência física e também bissexual ou homossexual.

Uma das causas mais comuns da deficiência física é a lesão medular. A lesão medular ou lesão da medula espinhal (LME) consiste na interrupção das vias nervosas, após trauma ou enfermidade, que afeta a medula espinhal, ao longo da coluna vertebral. Os distúrbios decorrentes dessa lesão resultam na perda permanente da sensibilidade e/ou da motricidade abaixo do nível medular lesionado, acarretando paralisia, além de alterações viscerais, sexuais e outras. Ou seja, esses distúrbios podem ser paralisias totais ou parciais das extremidades, disfunções de sensibilidade, falta de controle voluntário sobre micção e evacuação e alterações na resposta sexual e na capacidade de fertilidade. A paralisia pode ainda ser uma paraplegia, que ocorre nas extremidades inferiores, ou uma tetraplegia, em que ocorre a paralisação das quatro extremidades. Para a questão do ato sexual, as mudanças após uma paraplegia ou tetraplegia dependem das diferenças de gênero e da gravidade da lesão (completa ou incompleta) (Alzugaray e Alzugaray, 1995; Di Girolamo, 1996; Pinel, 1999; Salimene, 1995).

Segundo Salimene (1995), a etiologia da lesão medular pode ser congênita ou adquirida, mas a maior parte delas é adquirida através de traumatismos. As lesões traumáticas podem ocorrer decorrentes de fraturas, luxações e ferimentos de armas de fogo ou armas brancas. As lesões não traumáticas podem ocorrer decorrentes de infecções inespecíficas e específicas, tumores ósseos, lesões vasculares (aneurismas, tromboses, embolias), má-formação (agenesias, mielomeningocele), lesões degenerativas (esclerose múltipla) e outras lesões compressivas diversas (espondilose, hérnia de disco, estenose espinhal etc.). As implicações clínicas após a lesão vão depender dos efeitos fisiopatológicos que a lesão provocou na medula e devem ser considerados sob os seguintes aspectos: nível e grau da lesão e tempo de instalação da deficiência. O nível da lesão refere-se ao segmento da coluna vertebral atingido; o grau da lesão é considerado completo, quando todas as funções motoras e sensitivas encontram-se interrompidas, e incompleto, quando alguma função motora e/ou sensitiva abaixo do nível lesionado encontra-se preservada. Geralmente o quadro de perda física faz o indivíduo com lesão medular manifestar uma dependência funcional em diferentes graus para a locomoção e para outras atividades de vida diária e ainda desenvolver complicações orgânicas como ulcerações cutâneas (escaras) e infecções urinárias.

A lesão medular vai acarretar em homens e mulheres distúrbios motores, sensitivos, autônomos e também emocionais (Maior, 1988). Isso quer dizer que muitos aspectos relevantes das relações familiares e conjugais sofrerão mudanças. Para Vash (1988) e Alzugaray e Alzugaray (1995), após uma lesão medular súbita, homens e mulheres terão que se adaptar emocional e socialmente às mudanças. É comum que os indivíduos vivenciem sentimentos de ansiedade e tristeza e que existam problemas relacionados à autoimagem. Muitas pessoas, após uma lesão medular, não se sentem mais como seres sexuais, como "homens" ou "mulheres", nem desejáveis. É necessário um certo período de tempo até que eles aprendam a se adaptar a uma nova realidade corporal e social. O relacionamento interpessoal e os aspectos psicossexuais necessitam ser reestruturados. Essa possibilidade depende da vida sexual anterior à lesão:

> No caso de relacionamentos anteriores à lesão medular, podem ocorrer disfunções sexuais, acrescentadas às alterações fisiológicas, devidas a problemas de relacionamento e comunicação, ainda que sejam anteriores à lesão e agravados por esta, ou por rigidez nos modelos de relacionamento, que impede a flexibilidade necessária para adaptar-se às novas necessidades. Quando a relação entre o casal é posterior à lesão, a incidência de problemas não é maior do que na população em geral, uma vez que o relacionamento se fundamenta em uma base já

estabilizada e conhecida. Resumindo, podemos dizer que a sexualidade de uma pessoa com lesão medular pode ficar alterada em qualquer de suas funções básicas – erótica, de relacionamento e reprodutora – como consequência direta da lesão neurológica e, também, indiretamente, como resultado da reação psicológica. Apesar disso, uma orientação e tratamento adequados permitirão que a pessoa que tenha sofrido uma lesão de medula volte a ser capaz de manter relações sexuais satisfatórias para ela e para seu parceiro, assim como, em muitos casos, aceitar tranquilamente a paternidade ou maternidade. Tanto nas pessoas normais como nos deficientes físicos, a sexualidade não se reduz a poder realizar os movimentos do coito: o prazer sexual e sensual tem um forte componente psicológico (Alzugaray e Alzugaray, 1995, pp.599-560).

As reações psicológicas após uma lesão medular variam. Alguns indivíduos irão se tornar, pelo menos num primeiro momento, dependentes de outras pessoas, física e emocionalmente. Outros assumem uma atitude de rejeição e negação da realidade e esperam por um milagre ou cura; outras reações incluem depressão e perda da autoestima. Em geral, com o tempo, os indivíduos passam a aceitar melhor a realidade (Maior, 1988). A ocorrência súbita de uma lesão ou de uma deficiência física implica na vivência do "luto" da pessoa íntegra e "normal" para a pessoa cuja nova identidade refere-se à presença da deficiência.

Puhlmann comenta sobre essas reações psicológicas:

> [...] as reações psicológicas mais comuns em pessoas que se tornam deficientes físicas envolvem dependência emocional, atitudes de rejeição da realidade, fases alternadas de depressão e euforia, perda da autoestima, falta de confiança e de satisfação com o próprio corpo, com presença de sentimentos de inferioridade e abandono, rebaixamento do desejo sexual, ou preocupação excessiva com a sexualidade. Ocorrem também conflitos com a imagem corporal e aparecem sentimentos de vergonha, medo e isolamento, com temores da rejeição social e sexual (Puhlmann, 2000, p.36).

Para Maior (1988) e Di Girolamo (1996), neste período de adaptação três áreas estão fortemente relacionadas à sexualidade: imagem corporal, autoestima e identidade sexual. Por imagem corporal compreende-se o conjunto de informações, percepções e sentimentos relacionados ao nosso próprio corpo. Após a lesão, em geral, há um conflito relacionado à dificuldade de aceitação e adaptação às novas circunstâncias e à nova imagem corporal. Ao corpo deficiente, tanto o próprio lesionado quanto as demais pessoas atribuem aspectos negativos, e não é raro a pessoa tratar a parte do corpo imobilizada como "inimiga" de si mesmo, à parte de si mesmo. A autoestima refere-se à confiança e à satisfação que a pessoa experiencia com relação a diferentes fatores, entre eles, ao próprio corpo. Em geral, ela está atrelada à imagem corporal e sua percepção alterada pode levar à baixa autoestima e a sentimentos de inferioridade. A identidade sexual refere-se à percepção pessoal masculina ou feminina. No caso da ocorrência de uma deficiência física, muitas pessoas precisam ser orientadas para entenderem que, apesar da deficiência, continuam sendo homens ou mulheres e que devem e podem manifestar-se como tal. Todavia, a sociedade valoriza a aparência física e a estética corporal como condições *sine qua non* para o sucesso e a felicidade sexual. As transformações estéticas da pessoa deficiente física vão fazê-la enfrentar essa valorização de forma mais contundente. A maneira como esse enfrentamento ocorrerá poderá influenciar, em menor ou maior grau, o reequilíbrio e a adaptação positiva na vida afetivo-sexual de homens e mulheres.

Nas palavras de Maior:

> Uma nova imagem precisa ser construída a partir das reações deste corpo e das reações das outras pessoas ao novo corpo. [...]. Previamente, muitos adotam uma atitude de isolamento e, até mesmo, de indiferença para com o seu problema. Para estabelecer sua nova imagem corporal, a pessoa com lesão medular precisa conhecer suas limitações e modificações, inclusive saber lidar com os equipamentos que utiliza (cadeira de rodas, muletas, coletor de urina), numa nova vivência do próprio corpo; precisa ser capaz de expor esta situação diferente aos demais. [...]. As pessoas que baseiam sua autoestima na capacidade física terão maior dificuldade de se reajustar após a lesão. Em sonhos, a maioria dos pacientes, não se vê como deficiente, traduzindo a relutância em abandonar sua

imagem corporal prévia. [...]. Até que este conflito esteja equacionado, pelo menos no plano consciente, dificilmente o indivíduo será capaz de participar do processo de reabilitação e de estabelecer relações positivas com outras pessoas. [...]. Elaborar a nova imagem corporal e recuperar a autoestima e a identidade sexual são os pontos básicos para o reequilíbrio da personalidade, surgindo então a confiança para reassumir um papel sexual e social positivo (Maior, 1988, pp.24-25).

Vash acredita que a deficiência atinge diferentemente os casamentos realizados antes da sua instalação e os realizados após sua instalação. Se a deficiência ocorre antes do casamento, a escolha dos parceiros é consciente e ambos têm uma visão mais realista das dificuldades e das possibilidades existentes na relação conjugal. Se a deficiência ocorre depois, isso pode alterar substancialmente as bases psicossociais da relação conjugal e afetar as expectativas de relacionamento íntimo. Nesse sentido, muitos dos casamentos desfeitos após a deficiência em um dos cônjuges refletem problemas de relacionamento anteriores; por outro lado, o impacto da deficiência pode até fortalecer os laços de uma relação anteriormente sólida, isto é: "a sobrevivência de um casamento após a instalação da deficiência depende bastante de sua solidez anterior e da natureza da relação" (Vash, 1988, p.77).

Nas palavras da autora:

> Caso a sexualidade tenha ou não sido um aspecto central ou periférico de um relacionamento anterior à instalação da deficiência, quase certamente ela se tornará uma área importante de ajustamento após a deficiência, se é que mudanças significativas estão envolvidas. A excitação sexual é altamente vulnerável a estresse (tais como circunstâncias físicas ou emocionais alteradas) e os padrões de comportamento sexual que liberam satisfação no passado são abandonados com muita relutância (Vash, 1988, p.78).

Para Vash (1988) a possibilidade e a efetivação da relação sexual para a pessoa deficiente pode ser uma maneira eficiente e conveniente de gratificação das necessidades humanas de dar e receber amor. Apesar de as pessoas não deficientes preferirem acreditar que as pessoas deficientes não se relacionam sexualmente ou que elas não se reproduzam, o desejo de efetivar uma relação afetivo-sexual provavelmente está preservado em qualquer pessoa. Para algumas pessoas deficientes físicas, a capacidade de atrair amantes serve como uma prova importante para mostrar a si mesmo e ao mundo a continuidade do próprio valor diante da autorrejeição e do menosprezo social. O que ocorre, entretanto, é que a busca de um parceiro afetivo é complexa, seja para as pessoas deficientes ou não. Além disso, é com um corpo "deformado", longe dos padrões ideais de beleza e perfeição, que a pessoa deficiente física irá construir sua identidade social, sua autoestima e seu conceito de atratividade física. As limitações e "imperfeições", evidentes no corpo da pessoa deficiente física, são cruelmente mais enfáticas que os pequenos desvios do padrão estético presentes nas pessoas "normais". Nas palavras de Vash:

> A vulnerabilidade de ser exposto como não escolhido no jogo do amor é bastante temida por ambos os sexos. Falham os adjetivos quando as pessoas têm deficiências que o objeto de seus desejos podem rejeitar. Numa sociedade que venera gente bonita, defeitos sérios parecem intoleráveis [...]. A linha de frente no acasalamento é a atração física, essa frequentemente está prejudicada pela deficiência. A confusão de cadeiras de rodas, próteses e muletas; a visibilidade da atrofia por desuso, deformidade de ossos e juntas, ausência de extremidades, olhos afundados e cicatrizes; e as irregularidades corporais que podem acompanhar o retardo mental são mais difíceis de se camuflar do que a ausência de busto, uma entrada maior do cabelo, ou pernas grossas (Vash, 1988, pp.83-84).

Vash argumenta, ainda, que, nas relações afetivas presentes na formação de um casal, uma relação favorável da pessoa deficiente com seu corpo (imagem corporal), a autoestima preservada e autoaceitação são fundamentais, pois:

> Do ponto de vista das atitudes, a imagem corporal é um assunto central. Se uma deficiência alterou a aparência e/ou a mobilidade de

uma pessoa para além das normas aceitas, a antipatia pelo corpo pode assumir proporções que interferem no encontro sexual. Os medos de que um amante em perspectiva possa achá-lo grotesco ou não convidativo acumulam-se acima da linha de base normal das ansiedades relativas a um encontro esperado. As aberrações do corpo relacionadas com a deficiência, que podem ser disfarçadas pela roupa cuidadosamente escolhida, serão reveladas quando o casal se retira para o quarto. Além do mais, a mobilidade limitada pode provocar uma falha imperdoável estes dias de liberação e preocupação sexuais: uma relação sem graça. Se à equação se acrescentar os coletores de urina e fezes, a aceitação positiva do corpo que deles necessita pode afundar precipitadamente. No fundo, se você odeia a aparência do seu corpo e o modo como ele se comporta, não será fácil oferecê-lo alegremente a um amante. Aprender a amar o próprio corpo, sem se importar o quão longe ele esteja do ideal induzido pelo cinema (ou mesmo por um padrão mais razoável) leva tempo e é parte de um processo mais amplo de autoaceitação [...]. Eles descobriram que seus corpos são amados porque eles são amados, com seus espasmos, deformidades, coletores e tudo o mais (Vash, 1988, pp.89-90).

Pinel argumenta que a maioria dos jovens com deficiência cresce segregada do convívio da comunidade e que as informações sobre sexo que eles acabam absorvendo são genéricas e muitas vezes deturpadas. Somada à falta de informações ocorre uma falta de experiência que contribui para que o indivíduo com deficiência física nutra uma certa inflexibilidade na percepção das manifestações sexuais em geral. Pinel comenta que:

Qualquer expressão sexual, que não seja o coito nem envolva um pênis ereto, uma vagina e fertilidade, adquire a conotação de "desvio", "alternativa" ou "substituição", o que se complica em situações em que há incontinência urinária ou fecal. Dificilmente os profissionais de saúde orientam os pacientes quanto aos cuidados com as sondas ou colostomias durante as relações sexuais. Esse exemplo de omissão obscurece ainda mais um panorama caótico, que alimenta no deficiente a sensação de ser incapaz de adquirir ou oferecer uma vida sexual plena (Pinel, 1999, p.218).

Assim, parece ser importante considerar o ciclo da resposta sexual para refletir sobre as eventuais alterações que ocorrem quando se trata da deficiência física. Segundo Masters e Johnson (1979), os organismos masculino e feminino têm anatomias diferentes, mas reagem fisiologicamente de forma semelhante aos estímulos internos ou externos. Essas reações formam o que os autores chamaram de *Ciclo da Resposta Sexual*[2] que apresenta quatro fases: fase do excitamento, platô, orgasmo e resolução que foram sumariamente descritas por Souza (1990) da seguinte forma:

- Fase do excitamento: caracterizada pelo aumento da tensão sexual quando o indivíduo é exposto a um estímulo efetivo que pode ser somático (carícias, beijos) ou psicológico (fantasia sexual, lembranças). Essa tensão sexual expressa-se de forma subjetiva por um estado de desejo sexual que varia dependendo das características pessoais e socioculturais e de forma objetiva por um conjunto de reações fisiológicas genitais e extragenitais. O que marca a fase da excitação são os fenômenos da lubrificação vaginal nas mulheres e da ereção peniana nos homens, decorrentes do processo de vasocongestão localizado nos órgãos genitais.
- Fase do platô: caracterizada pelo estágio avançado da fase da excitação em que a tensão sexual é intensificada. Os níveis de excitação orgânica se elevam e sua duração depende da continuidade e da efetividade do estímulo sexual, além do estado de higidez psicossomática do organismo.
- Fase do orgasmo: caracterizada pela descarga involuntária da tensão sexual, que ocorre através de contrações reflexas e rítmicas da musculatura pélvica. A duração do orgasmo é, em média, 0,8 segundos. Durante o orgasmo ocorre um processo miotônico

---

2 Helen Singer Kaplan introduziu a *fase do desejo* como uma fase antecedente às descritas por Masters e Johnson (1979). Atualmente, o Ciclo da Resposta Sexual é conhecido, então, pelas seguintes fases: Fases do Desejo, Excitação, Orgasmo e Resolução. Ver: KAPLAN, H. S. *A nova terapia do sexo.* Rio de Janeiro, Nova Fronteira, 1974.

de descarga da tensão, no final da fase platô, e a liberação total da tensão sexual acumulada. No homem, as sensações do orgasmo são percebidas mais especificamente no pênis, na próstata e nas vesículas seminais, e nas mulheres, no clitóris, na vagina e no útero. Nos homens a sensação do orgasmo vem acompanhada de ejaculação, embora possa haver orgasmo sem ejaculação e ejaculação sem orgasmo. Para homens e mulheres, a sensação orgânica do orgasmo é permeada por fatores psicossociais fundamentais para a sua percepção.

- Fase da resolução (fase final): caracterizada pela regressão involuntária e gradual do organismo ao estado basal, após a descarga orgásmica que libera a tensão sexual. Nos homens, durante esse período há o chamado *Período Refratário*, período em que, mesmo diante de uma estimulação sexual efetiva, o homem não conseguirá atingir uma nova ejaculação. Este período poderá durar minutos ou horas, dependendo da idade, da saúde do organismo e das condições gerais do relacionamento. As mulheres não apresentam período refratário e, por isso, logo após um orgasmo, se estimuladas efetiva e adequadamente poderão atingir orgasmos seguidos (multiorgasmos) ou iniciarem nova resposta sexual, culminando com orgasmos frequentes (pluriorgasmos).

Os fenômenos fisiológicos da resposta sexual humana, em homens e mulheres, implicam também em mudanças extragenitais e genitais. As mudanças extragenitais referem-se às seguintes reações: tumescência nos seios, rubor sexual (erupções máculo-papilosas), miotonia (tensão muscular), taquicardia (aumento da frequência dos batimentos cardíacos) e elevação da pressão sanguínea. As mudanças genitais decorrem de dois fenômenos independentes: vasocongestão, ou o afluxo sanguíneo nos tecidos, decorrentes de um reflexo de vasodilatação venosa, e miotonia ou tensão muscular, ou seja, contração de um grupo de músculos em contraposição ao relaxamento de outro feixe muscular. Tanto a genitália externa quanto a interna de homens e mulheres sofrem mudanças de tamanho, posição e movimentação durante a resposta sexual (Masters e Johnson, 1979).

A Resposta Sexual descrita por Masters e Johnson (1979) estará alterada na maioria dos casos de lesões medulares. No homem, basicamente, ocorrerão mudanças na ejaculação e na ereção. O homem, dado o mecanismo fisiológico danificado, pode apresentar disfunção erétil e bloqueio ejaculatório. Em cada quatro homens com lesões medulares um não apresenta ereção de nenhum tipo (parcial, total, de manutenção) e, na maioria dos restantes, a ereção é reflexa, sem controle voluntário. Na mulher, as relações sexuais são mantidas, assim como a capacidade de engravidar é preservada, mas também ocorrerão mudanças na resposta sexual. A estimulação clitoriana ou anal pode ser sentida diferentemente de como era antes da lesão por apresentar problemas de alteração da sensibilidade. Na fase da excitação, nem sempre ocorrem lubrificação e congestão dos genitais externos. Para homens e mulheres, os orgasmos são mais sentidos em caso de lesões incompletas ou ainda são chamados de "orgasmos fantasmas" ou "paraorgasmos", que são sensações prazerosas sentidas após a estimulação das zonas erógenas não afetadas pela lesão. Para todos os casos, a reabilitação pode auxiliar de algum modo, indicando desde lubrificantes artificiais às mulheres, para ajudar na lubrificação vaginal, até próteses penianas para auxiliar a ereção masculina (Alzugaray e Alzugaray, 1995).

Pinel esclarece sobre os efeitos da lesão medular na resposta sexual:

> As lesões da medula espinhal afetam tanto a parte motora quanto a sensibilidade, mas o efeito sobre a resposta sexual dependerá da extensão e do nível da lesão, assim como das medicações e intervenções cirúrgicas efetuadas. Em geral, podemos afirmar que, quanto mais alto for o nível da lesão medular, mais chances o indivíduo terá de ter uma ereção, porque o mecanismo local da ereção reflexa, situado na região baixa da coluna, estará preservado. Assim, o tetraplégico (portador de paralisia das pernas e dos braços) tem maior chance de ter uma ereção do que um paraplégico (que tem paralisia só das pernas). *Grosso modo*, acredita-se que a maioria dos homens com lesão medular pode ter algum tipo de ereção. A ejaculação, por ser um mecanismo extremamente complexo do ponto de vista neurológico, costuma estar afetada na maioria dos casos, mesmo havendo ereção. Sabe-se muito pouco sobre o efeito da lesão medular na resposta

sexual feminina; a reprodução, no entanto, não tende a estar prejudicada nessas mulheres. O orgasmo merece um aparte. Infelizmente, a sociedade tem noção por demais limitada do conceito de orgasmo. [...] No homem, ainda admitem que é sinônimo de ejaculação. O orgasmo, no entanto, é o que os médicos chamam de função superior, ou seja, uma função mediada pelo cérebro (embora enormemente facilitada pelos órgãos sexuais). Órgãos genitais em perfeito estado não garantem a presença de orgasmo, da mesma forma que uma lesão não implica automaticamente a sua ausência. A resposta sexual engloba profundas alterações no corpo como um todo e não apenas não genitais: a pressão arterial e as batidas do coração aumentam, a respiração torna-se ofegante, a pele se ruboriza. Assim como os orgasmos não são idênticos em intensidade na mesma pessoa, as alterações orgânicas causarão mudanças na sua percepção. Durante muitos anos, os orgasmos referidos por pessoas com lesões medulares receberam a denominação de orgasmos-fantasmas ou paraorgasmos. Na verdade, cabe aqui uma ressalva. É inegável o caráter pretensioso da postura científica ao questionar a existência do orgasmo no outro. Em decorrência, o não reconhecimento do orgasmo em paraplégicos resultou na cristalização dos preconceitos populares. Hoje sabemos que o orgasmo é possível após uma lesão medular. Embora não seja fácil nem automático, o orgasmo poderá ser construído, independentemente de ereção, ejaculação ou lubrificação vaginal. Isso, no entanto, geralmente envolve um trabalho de reidentificação e redefinição das sensações [...]. A reaprendizagem do lesionado medular vai muito além da fisioterapia e dos cuidados com a bexiga e os intestinos. Inclui a reestruturação social, afetiva e sexual que o capacite novamente para a vida (Pinel, 1999, pp.219-220).

Entretanto, segundo Alzugaray e Alzugaray (1995, p.558), a despeito dessas mudanças, as pessoas lesionadas medulares "não devem renunciar a todas as possibilidades eróticas do resto de seu corpo e de sua mente, pois, dentro de seus limites físicos, continuam sendo perfeitamente capazes de dar e receber prazer". Além disso, Vash (1988) completa dizendo que eventuais problemas sexuais podem ocorrer entre as pessoas deficientes mentais, sensoriais, físicos como também entre pessoas não deficientes. O prazer não precisa estar vinculado à ereção e ao orgasmo, mas pode se vincular à intimidade autêntica entre casais em cuja vida sexual podem ocorrer experiências eróticas mais satisfatórias que aquelas dos "atletas sexuais", cuja resposta sexual aparentemente deslumbrante, poderá ser emocionalmente vazia e frustrante.

Puhlmann em seu livro *A revolução sexual sobre rodas – Conquistando o afeto e a autonomia* nos mostra como as adaptações podem contribuir para a efetivação de uma relação sexual na qual podem estar presentes a ereção, o orgasmo e a ejaculação ou somente a possibilidade de compartilhar afeto e amor, sem que isso signifique uma relação frustrante:

> É importante lembrar que os homens deficientes físicos continuam tendo a capacidade de despertar o desejo sexual através da visão do ato sexual [...]. Este tipo de estímulo visual pode facilmente mobilizar a fantasia a serviço do orgasmo. O desejo, porém, não é igual à excitação sexual. Às vezes o deficiente necessita, para ter ereção, ser tocado. Nesse caso, os acessórios que estimulam as sensações da pele do corpo todo podem ser utilizados. Mas, se a própria excitação sexual está aparentemente ausente, é necessário estimular o órgão sexual que se encontra dentro de sua cabeça. [...]. A estimulação dos órgãos sexuais pode ser produzida com a própria carícia e com a incitação das respostas sensoriais. Para dinamizar este processo, podemos utilizar contrastes de frio e calor, estímulos fortes e fracos, buscando provocar a ativação dos reflexos e da sensibilidade profunda. O próprio toque das mãos quentes e frias pode desencadear reflexos de ereção, massagens com óleos aromáticos, ou o toque sutil de tecidos leves podem facilitar a excitação e estão sendo largamente utilizados por deficientes físicos. Os chamados massageadores elétricos e os vibradores íntimos têm facilitado não só a ejaculação masculina em alguns casos de deficiência física, onde o reflexo ejaculatório está prejudicado, como também o orgasmo feminino, por reforçar os estímulos locais. Eles podem ainda ser utilizados como instrumento auxiliar no tratamento daqueles que desejam ter filhos, visto que via de regra, promovem a ejaculação. O sexo acontece em todo o corpo, sendo muito importante descobrir novas zonas erógenas, mesmo que estejam em partes não convencionais do corpo erótico (Puhlmann, 2000, p.105).

Nesse sentido, como afirma Maior, considerar o aconselhamento sexual dentro dos processos de reabilitação é uma necessidade fundamental se almejamos que as pessoas com deficiência física sejam capazes de viver plenamente em sociedade; é necessário que esse aconselhamento esteja fundamentado em um conceito amplo de sexualidade, pois a expressão sexual poderá estar modificada em alguns casos, mas a sexualidade nunca deixará de existir.

E a autora conclui que:

> O fato de existir impedimento temporário ou definitivo de algumas facetas da sexualidade não significa que o indivíduo tenha perdido inteiramente sua capacidade sexual. Quanto mais for capaz de valorizar o seu potencial residual, o seu novo corpo e a possibilidade de expressão dos sentimentos, mais fácil será lidar com as limitações e buscar o ajustamento sexual. Obviamente terão influência as vivências sexuais prévias e a capacidade de aceitar novas formas de expressão sexual (Maior, 1988, pp.30-31).

A falta de esclarecimentos dos profissionais da saúde aos pacientes sobre as questões da sexualidade é comum em várias áreas e não somente nos profissionais que trabalham na reabilitação de pessoas com deficiência física. Entretanto, algumas iniciativas têm sido promissoras e nos permitem uma postura otimista, entendendo que a sexualidade é um fator importante dentro do programa de reabilitação.

Atualmente os esforços científicos e teóricos têm levado a avanços na recuperação de pessoas que tenham alguma limitação física, inclusive em relação à sexualidade. Hoje se reconhece a importância da saúde sexual para o bem-estar do indivíduo paraplégico e tetraplégico e se inclui a discussão e o aconselhamento sexual nos programas de reabilitação (Blackburn, 2002; Di Girolamo, 1995; Maior, 1988; Silva, J. S., 2000). Para Alzugaray e Alzugaray (1995) após a década de 1970 a sociedade mostrou-se mais permissiva e aberta às questões sexuais, respaldando o direito à sexualidade das pessoas, deficientes ou não deficientes. Em relação aos deficientes físicos, os aspectos da sexualidade começaram então a ser considerados dentro dos programas educacionais e de reabilitação.

Puhlmann afirma que as pessoas necessitam sempre de desenvolvimento pessoal e formação visando sua autonomia, autodeterminação e uma personalidade amadurecida. Na vida da pessoa deficiente física essa qualidade de vida almejada deve prever a realização de ações pessoais que permitam a ela escolher atitudes relacionadas aos seus desejos e às suas necessidades satisfatoriamente. Para isso contribuem tanto uma educação sexual adequada e emancipatória quanto processos de reabilitação que incluam em suas propostas o tema da sexualidade. Nesse sentido:

> Para garantir qualidade de vida total, é preciso valorizar a filosofia de inclusão social de todas as pessoas, principalmente daquelas que apresentam maiores dificuldades para se integrar na comunidade e participar plenamente dela [...] a equipe técnica (médicos, psicólogos, fisioterapeutas, terapeutas ocupacionais, fonoaudiólogos e demais membros da equipe de apoio) precisa mobilizar o deficiente físico a desenvolver melhorias nas capacidades adaptativas, nas funções orgânicas, psicológicas e de interação social e na reabilitação afetivo-sexual (Puhlmann, 2000, pp.117-118).

Para Puhlmann (2000), a reabilitação da vida afetivo-sexual do lesionado também deve priorizar o aspecto preventivo em três níveis: no nível primário, promovendo saúde emocional e sexual; no nível secundário, atendendo às disfunções e desvios psicossexuais e ainda no terceiro nível, oferecendo uma reabilitação sexual que contribua para a vivência satisfatória da resposta sexual e da adequação pessoal. Nas suas palavras:

> Pensando na educação sexual do deficiente físico, dentro do enfoque amplo da saúde, devemos, sempre que possível, trabalhar com objetivos voltados para a prevenção. No nível primário, promovendo a saúde emocional e sexual, prevenindo a aparição de doenças, anomalias e acidentes ou suas consequências; no nível secundário, intervindo no sentido curativo, nas disfunções, inadequações ou desvios da norma de funcionamento normal da sexualidade. Um terceiro nível de prevenção caracteriza-se pela reabilitação sexual, com todos os procedimentos voltados para um equilíbrio biopsiquicossocial e espiritual. E, durante todo o processo, favorecendo a integração e a inclusão social, baseadas no princípio de vida independente definidos pelas próprias pessoas

deficientes. Antes de qualquer intervenção prática, devemos fazer um levantamento detalhado das necessidades afetivas e sexuais do indivíduo ou grupo. Podemos iniciar com uma entrevista individual, abordando aspectos gerais de sua vida afetivo-sexual antes da aquisição da deficiência física, comparando com suas expectativas atuais nesta área. Nesta etapa, vamos identificando medos, temores, fantasias, procurando sempre descobrir formas alternativas para que o indivíduo obtenha a mesma qualidade de vida afetiva anterior. Seu real potencial sexual deve ser enfatizado, procurando minimizar o impacto das sequelas físicas no exercício da sexualidade (Puhlmann, 2000, p.121).

Todos os programas de reabilitação sexual devem investigar como era a conduta sexual anterior ao acontecimento da lesão visando, sobretudo, redefinir a sexualidade, ampliando seu conceito para além do ato sexual, explorar o conhecimento do lesionado sobre a resposta sexual e avaliar os recursos disponíveis que irão facilitar a sua readaptação. As novas maneiras de viver a sexualidade terão de ser compreendidas pelo paciente e por seus familiares. O paciente deve conhecer as dificuldades práticas que terão de ser enfrentadas se ele quiser tentar uma relação sexual, mas antes é preciso que ele se sinta uma pessoa sexuada, com interesses e necessidades sexuais, e que reconheça que a sua sexualidade estará sempre preservada (Di Girolamo, 1996; Maior, 1988).

Nas palavras de Maior:

> Com relação à atividade sexual, serão provavelmente necessárias novas maneiras para alcançar a satisfação, o que significa ampliar o leque de experiências sexuais, rever hábitos, adaptar-se e lançar mão de dispositivos auxiliares. Para o paraplégico e o tetraplégico, o intercurso sexual não se processa de modo espontâneo; faz-se mister uma preparação, que inclui esvaziamento da bexiga, acomodação da sonda uretral, posicionamento no leito; talvez esta barreira seja responsável pelo fato de que apenas 60% desses deficientes físicos cheguem a tentar a relação. Sem dúvida, é no âmbito da atividade sexual que residem as grandes mudanças de atitude; porém o deficiente pode e deve procurar a sua satisfação, compartilhando-a com o parceiro. A ênfase no genita-

lismo como única forma de expressão e gratificação sexuais precisa ser eliminada com ajuda da reabilitação sexual (Maior, 1988, p.16).

Maior (1988) apresenta todo um capítulo em seu livro *Reabilitação sexual do paraplégico e tetraplégico*[3] sobre a *avaliação clínica da função sexual na lesão raquimedular*. Essa avaliação implica a realização de uma anamnese e exames físicos. O Quadro 2 mostra os itens a serem considerados na avaliação clínica proposta por Maior (1988), de forma sumária.

Outro autor que apresenta uma descrição da anamnese da função sexual do lesado medular é Di Girolamo (1996) que, basicamente, também investiga os mesmos aspectos: a) inventário da função sexual anterior à lesão e b) exames físicos (sensibilidade superficial, atividade motora, reflexa ou voluntária, integridade dos órgãos reflexos envolvidos na resposta sexual). O mesmo autor cita algumas práticas usuais recomendáveis na relação sexual do homem paraplégico e tetraplégico, como:

a) estimulação manual sobre a genitália masculina e mantida por constrição da base peniana para obtenção da ereção;
b) posição no ato sexual, sendo mais recomendável, aos tetraplégicos, a parceira por cima;
c) cuidados com a higiene: lavagem do pênis, esvaziamento da bexiga antes do coito;
d) satisfação da parceira mediante estimulação oral ou manual,
e) inseminação artificial da parceira como uma opção para filho;

---

3   Este livro é muito interessante para elucidar os aspectos da reabilitação de paraplégicos e tetraplégicos sobre a sexualidade, sendo um material útil para médicos e profissionais que lidam com deficientes físicos decorrentes de lesão da medula e para os próprios pacientes e familiares. Uma parte dele, inclusive, discorre sobre as repercussões sexuais da lesão raquimedular no homem e na mulher, explicitando temas como ereção, ejaculação, orgasmo, fertilidade, disfunções sexuais, gravidez e parto, complicações ginecológicas, métodos anticoncepcionais e programas de aconselhamento sexual.

f) discussão dos aspectos psicológicos do deficiente e da sua parceira durante o aconselhamento sexual.

Anamnese	Levantamento de informações sobre: • A sexualidade antes da lesão, as funções urinárias, intestinais e sexuais após a lesão; • A sensibilidade anal, vesical, uretral e genital, a modalidade de esvaziamento intestinal e vesical (se é reflexa ou voluntária), o uso de drogas e medicamentos, as infecções, o controle da espasticidade; • Questões específicas aos pacientes masculinos como: ereção espontânea, reflexa ou psicógena e sensação de orgasmo ou dor; em caso de pacientes femininos, retorno da menstruação, excitação sexual com lubrificação, sensação do orgasmo e cuidados com a fertilidade; • Experiências sexuais anteriores à lesão, o interesse e a frequência do envolvimento em atividades sexuais, as áreas mais sensíveis do corpo, os relacionamentos afetivos (se tem ou não parceiro ou parceira) e o desejo de ter filhos.
Exames físicos	Avaliação dos seguintes aspectos: • A sensibilidade superficial cutânea; • Atividade motora, reflexa ou voluntária; • Integridade da resposta sexual para avaliar o nível da lesão medular e o grau de sua extensão. Essa avaliação é necessária para a reabilitação dos aspectos sexuais, uma vez que alterações de diferentes tipos são esperadas na Resposta Sexual: excitação, platô, orgasmo e resolução.

Quadro 2 – Aspectos a serem considerados na avaliação clínica visando a Reabilitação Sexual do lesionado medular segundo Maior (1988).

Di Girolamo (1996, p.39) apresenta tratamentos disponíveis para indução da ejaculação e para a obtenção da função erétil. Além disso, defende o aconselhamento sexual como uma "forma de educação sexual onde a atuação do terapeuta sexual e/ou conselheiros é informativa, porém não diretiva e baseada nos princípios humanistas e nas estratégias gerais da terapia sexual". Silva, J. S. (2000) também ressalta a importância de se pensar no aconselhamento sexual na reabilitação da pessoa com deficiência física, trabalhando-se o comprometimento físico e fisiológico da lesão medular e também os aspectos psicológicos.

Salimene (1995) estudou a manifestação da sexualidade em homens paraplégicos, pacientes lotados na Divisão de Medicina de Reabilitação do Hospital das Clínicas da Faculdade de Medicina da Universidade de São Paulo (DMR do HC-FMUSP). Participaram 164 pessoas com lesão medular. Os pacientes responderam a um questionário, após a alta, no ano de 1991. Dessa amostra, cinco pacientes participaram de uma entrevista. Estes pacientes eram homens, com idade entre 19 e 40 anos, estavam casados ou tinham uma companheira fixa e apresentavam um quadro de lesão medular completa (paraplegia) de etiologia traumática. A paraplegia adquirida por lesão completa da medula espinhal trazia aos pacientes sequelas praticamente irreversíveis do ponto de vista neuromotor, causando ausência de sensibilidade, impedimentos para a marcha, incontinência vesical e intestinal, além de implicações severas no funcionamento dos órgãos sexuais. As categorias analisadas do relato dos participantes foram: a) identidade masculina; b) sexualidade; c) família, trabalho e renda; d) relações de gênero – papéis sociais e familiares.

Os dados mostraram que as etiologias das lesões medulares foram: origem traumática (78%) e origem não traumática (22%). Das etiologias traumáticas, as causas foram: ferimento por arma de fogo (33%), queda de altura (19,5%), acidente de trânsito (19,5%), ferimento por arma branca (2,4%), queda de objetos sobre o corpo (2,4%) e acidente desportivo (1,2%). Das etiologias não traumáticas as causas foram: tumor benigno (4,8%), mielite bacteriana (4,8%), causa congênita (2,4%), causa vascular (2,4%), esquistossomose (1,2%) e polirradiculoneurite (1,2%). O nível da lesão medular acarretou em 89% sequela de paraplegia e, em 11%, tetraplegia.

Os relatos dos pacientes com lesão medular e sua companheira no estudo de Salimene (1995) mostram, sobretudo, que o grau das dificuldades no relacionamento do casal e na relação sexual reflete a maneira como o casal vivia antes da lesão traumática (acidente) e, também, que a reestruturação da vida afetivo-sexual depende em grande parte da relação de amor, respeito, compreensão e ajuda mútua entre os cônjuges. A autora faz uma reflexão sobre a sexualidade dos portadores de paraplegia destacando alguns temas fundamentais:

1) A relação entre a violência e deficiência física, isto é, a violência dos centros urbanos modernos resulta em várias consequências, inclusive para a conceituação de deficiência e para o controle da sexualidade que produz corpos normalizados:

> A sexualidade, assim produzida e normalizadora, aparece como um conjunto de efeitos produzidos nos corpos, por instituições, normas, leis, mecanismos econômicos que determinam os valores repressivos sobre o corpo. Nesse sentido, a sexualidade deve ser apreendida historicamente em espaço e tempo determinados. A sexualidade é, pois, condicionada a processos sociais concretos. Pensar a sexualidade do portador de lesão medular traumática passa necessariamente por pensar a violência como dispositivo de manipulação e controle dos corpos, pela via da normalização e, decorrentemente, pelos valores repressivos com relação a sexo. É nesse sentido que, econômica e culturalmente, pode-se conceber a manifestação da sexualidade daqueles que violentamente se viram atingidos na integridade de seus corpos (Salimene, 1995, pp.123-124).

2) A inserção no mundo do trabalho e a sexualidade, isto é, a maneira como homens e mulheres se inserem no mundo do trabalho, representando os papéis sexuais, influenciam a manifestação de sua sexualidade:

> [...] o corpo moldado para produzir, e que foi repentinamente lesado, remete os sujeitos à imobilidade e à aposentadoria precoce. [...]. A inserção desses indivíduos no mundo do trabalho, anterior à instalação da paraplegia, dava-se de forma regular, estável, à exceção daquele que apresentava uma vida pregressa com indícios de integrar o mundo do crime e cuja paraplegia veio a agravar ainda mais tal quadro. O trabalho para os sujeitos é, de um modo geral, a principal via de reintegração social sob uma perspectiva simbólica do uso do corpo como expressão máxima da sua sobrevivência e da família. Em que pesem as singularidades, a perda de liberdade para andar coloca-se acima da perda severa quanto à sua sexualidade, pois o andar significa para eles o poder

trabalhar. [...] ... mulheres, quase todas com dupla jornada de trabalho, veem-se exauridas frente à necessidade de atender às exigências de tratamento, reabilitação e cuidados com o marido. [...]. A divisão sexual do trabalho, socialmente posta, aparece como simbolização que define os papéis dos sujeitos na família e na sociedade. Apreende-se que a incapacitação para o trabalho, por conta da incapacidade física dele, reduz a sua condição de homem, figura associada à força, potencialidade física como determinante cultural. O trabalho é tomado como uma relação social fundamental que define o modo de suas existências. Suas existências são tomadas na aparência das relações sociais. Seus papéis sociais são definidos através da divisão sexual do trabalho. Para os sujeitos entrevistados, não trabalhar significa ser menos homem (Salimene, 1995, pp.124-125).

3) O corpo e sexualidade, isto é, as limitações fisiológicas que limitam a sexualidade trazem um forte impacto à identidade masculina:

A impotência sexual e a ausência da gratificação orgástica contribuem, expressivamente, para o reducionismo do seu papel de homem no âmbito da relação conjugal e social. Isso decorre do fato de sua sexualidade ser mais genitalizada – uma característica cultural que valoriza a virilidade do homem. [...]. Esses valores culturais aparecem introjetados nos discursos dos sujeitos que lutam por reintegrar uma nova imagem corporal agora detidos à cadeira de rodas. O papel da mulher mostrou-se, quanto a esse redimensionamento da sexualidade para o casal, de forma fundamental. Apreende-se, pelos discursos, que a presença de vínculos entre o casal e a forma como se encontrava estruturada essa relação antes da instalação da paraplegia são condições que favorecem a readaptação sexual em face das alterações existentes. De um modo geral, estes indivíduos demonstraram não conseguir alcançar a resposta sexual humana masculina, classicamente entendida. Mas quase todos demonstraram ansiar por uma readaptação à vida sexual dentro das possibilidades existentes. A gratificação sexual é alcançada para quase todos por meio do orgasmo da mulher. [...]. A reconstrução da identidade masculina do homem paraplégico passa pela via de reconstrução da sexualidade; quando entendida sob a perspectiva mais ampla de sua vida cotidiana, parece-nos ser vivida com maior êxito. Assim, a retomada dos papéis sociais e familiares está intimamente ligada também à manifestação da sexualidade (Salimene, 1995, pp.127-129).

Salimene (1995) após analisar os discursos dos homens em seu estudo, destaca os seguintes pontos: a) que a realidade econômica interfere na manifestação da sexualidade, em especial quando se agravam as condições de sobrevivência da família; b) que os valores culturais conservadores limitam uma expressão ampliada da sexualidade, que se mostra predominantemente genitalizada; c) aqueles que conseguem ampliar a sua concepção de sexualidade mostram-se mais ativos sexualmente; d) a orientação e o aconselhamento sexual são importantes para a readaptação do casal; e) a sexualidade é parte integrante do processo de reabilitação global; f) os profissionais e técnicos que atendem na reabilitação dos paraplégicos devem receber aprimoramento neste assunto para poderem desenvolver programas alternativos que permitam aos pacientes e aos parceiros participarem, expressando suas expectativas sobre as questões da sexualidade. Deve-se contribuir, enfim, para que cada casal busque alternativas para manifestar e explorar sua sexualidade, respeitando sua cultura, seus valores, suas necessidades e seus desejos. A autora conclui que a lesão medular traumática tem reflexos em vários âmbitos na vida de um homem: pessoal, familiar e social. A deficiência é produzida por condições sociais violentas, que se tornam ainda piores após a lesão, pois a cultura dominante preconiza um corpo perfeito como modelo adequado aos parâmetros da produção e da reprodução sociais. Ou, dizendo de outro modo, as determinações históricas, econômicas, sociais e culturais constroem simbolicamente a própria deficiência e a sexualidade num sentido que dificulta a sua vivência para pessoas com deficiência.

Essa compreensão é fundamental para os profissionais que visam ajudar na reabilitação sexual desses pacientes. A orientação sexual seria importante como um esclarecimento reflexivo sobre as condições biológicas e psicossociais, para deficientes e não deficientes, atendendo-se às especificidades de idade, saúde, gênero, entre outras. A esse respeito, Alzugaray e Alzugaray comentam que:

> A orientação e o tratamento da sexualidade de uma pessoa com uma deficiência não deve ser contemplada como qualitativamente diferente

da sexualidade de qualquer pessoa sem problemas, já que todos compartilhamos de modelos culturais como seres humanos sexuados, ainda que com circunstâncias e necessidades específicas que devem ser levadas em conta: idade, personalidade, estado físico, oportunidades, capacidade de relacionamento etc. (Alzugaray e Alzugaray, 1995, p.556).

Ferri e Gregg (1998) afirmam que gênero e deficiência são ambos conceitos construídos socialmente, entendidos somente dentro de um contexto e de relações que dão sentido a eles. Os autores afirmam que a discussão sobre as questões do gênero (machismo e feminismo) e da deficiência refletem vozes emergentes de grupos minoritários que têm lutado por seus direitos sociais após constatarem como a questão do gênero pode ser um complicador na deficiência e como as vozes de mulheres com deficiência poderiam iluminar os debates feministas atuais. Segundo os autores, a discriminação de gênero é revelada nos testes de inteligência, nos serviços de reabilitação, nos programas vocacionais e nas outras opções para a mulher com deficiência física, que continua sendo avaliada de modo discriminatório quando precisa trabalhar. Por exemplo, a análise dos programas vocacionais mostra que as mulheres com deficiência física são menos propensas a receberem treinamento vocacional. Também são menos alvos de receber programas de socialização que homens com deficiências. As atividades com relação à mulher deficiente são, geralmente, relacionadas à piedade, ao isolamento e a suportes sociais deficitários.

Parece claro que a deficiência afeta a identidade de gênero, pois até mesmo alguns estereótipos sexuais relacionados à condição feminina são excluídos do universo da mulher deficiente física. Por exemplo, a mulher deficiente física não ocupa a posição de "objeto de desejo" e ainda é vista como "assexuada". Se por um lado isso demonstra a negação da sexualidade na mulher devido a sua condição deficiente, por outro poderia sugerir que a mulher deficiente é menos estereotipada no sentido de ser um mero objeto sexual de desejo e de satisfação masculina, o que seria uma forma de resistência à opressão diante da imagem feminina imposta pela sociedade.

Para as feministas, entretanto, as duas imagens são exploradoras, opressivas e perpetuam falsos estereótipos sobre a mulher. A imagem da "bela" descreve a mulher não deficiente exclusivamente pela sua sexualidade, enquanto a imagem de "eterna criança" descreve a mulher com deficiência como se ela não tivesse nenhuma sexualidade (Ferri e Gregg, 1998).

Ferri e Gregg afirmam que jovens mulheres com deficiência física têm poucos modelos positivos para refletirem e se conscientizarem sobre a relação entre a identidade de gênero e a deficiência. Pessoas com deficiência constituem um grupo minoritário na população geral e a elas é negado um senso de identidade compartilhada. Por essa razão a representação da mulher deficiente tem grande importância. Com raras exceções, a representação da mulher deficiente em diferentes veículos de divulgação, como filmes, literatura, fotografias etc., somente perpetua uma imagem feminina estereotipada e distorcida. Temas como morte, tragédia, esforço e vulnerabilidade acompanham a deficiência. Raramente a mulher deficiente é a heroína; mas, comumente, ela é a vítima, com pouca ou nenhuma oportunidade de relacionamento social exceto nas suas fantasias. Essas representações retratam a concepção social da deficiência. As feministas deveriam examinar e incluir junto à luta pelos direitos dos grupos minoritários das mulheres, ao redor de questões como raça, classe social e orientação sexual, também discussões sobre como a deficiência interage com o gênero e com outras formas de opressão. Os autores discutem essa questão num cenário paralelo ao movimento feminista, mostrando conexões e chamando a atenção para as discussões mais comuns: objeto sexual e abstenção sexual, controle sobre o corpo da mulher, abuso e exploração da mulher e direitos reprodutivos. Para nós, todavia, uma discussão sobre o gênero masculino e as deficiências seria igualmente importante e relevante.

Ferri e Gregg almejam estratégias para mudanças sociais. Para eles, a reflexão sobre a relação entre gênero e deficiência partiu de algumas observações como: a) uma vez que está relacionada a um conceito social, a definição de deficiência tem um grande impacto na pessoa deficiente e nos serviços prestados à população especial; b) a deficiência é, geralmente, considerada numa categoria estatística que pode ser mensurada, em vez de ser considerada como um processo contínuo e complexo; c) estatísticas sobre deficientes geralmente ignoram o gênero e d) apesar da baixa incidência de deficientes na população geral, pessoas deficientes representam o mais extenso grupo minoritário nos Estados Unidos. Como ocorre com qualquer outro grupo minoritário, os deficientes e as pessoas que estudam as deficiências, devem lutar para reduzir as discriminações sociais, garantir os direitos já adquiridos, aumentar as conquistas legais, físicas, educativas e humanas para que ocorram efetivas transformações na socialização e na linguagem das representações culturais.

Blackburn (2002) comenta que o jovem com deficiência física desenvolve sua autoimagem em função de um corpo deformado e/ou distorcido; ajustar a mudança corporal em funções de padrões sociais de "normalidade" exige maturidade e é um sofrimento para o adolescente, especialmente quanto este jovem é uma mulher. Para esta autora, a hipótese de um maior sofrimento e dificuldade de aceitação pessoal da imagem corporal nas mulheres deficientes deve-se a que elas sofrem de forma mais enfática a influência do padrão de beleza estereotipado e se preocupam com a possibilidade de sua atratividade, enquanto os homens deficientes relacionam seu conceito pessoal corporal à questão de atitude e desempenho.

As relações de amizade e os laços afetivos familiares, além das relações sexuais, podem também representar uma dimensão importante nos relacionamentos entre deficientes e não deficientes. Um namoro ou um casamento podem ser alternativas para a manifestação da intimidade da pessoa deficiente física com pessoas deficientes ou não. A amizade é uma outra alternativa importante que pode tanto beneficiar a socialização como também estreitá-la, quando a relação da amizade é simbiótica e há uma exclusividade de afeto (Moura, L.C.M., 1992; Pecci, 1998; Puhlmann, 2000; Vash, 1988).

Vash (1988) comenta que a ampliação das relações sociais de amizade, após a deficiência física, é importante para desenvolver a independência e para a reintegração pessoal, embora seja mais comum a restrição das relações a alguns amigos próximos ou os familiares. É preciso tomar cuidado, entretanto, para que os familiares, tomados pela iniciativa de cuidar do deficiente e de protegê-lo, não estimulem a dependência e o estreitamento afetivo, cujas consequências seriam negativas para ambos os lados. Blackburn (2002) afirma que muitos teóricos defendem que as experiências desde o nascimento têm um impacto sobre toda a vida do sujeito. Todavia, o desenvolvimento da autoestima do jovem é determinado para além das relações familiares iniciais, isto é, a autoestima dependerá de relações favoráveis, tanto familiares quanto sociais. Em outras palavras, uma boa autoestima dependerá de *feedback positivo* de pares e de familiares assim como de condições favorecidas pela sociedade inclusiva: aceitação social, integração, independência e autonomia.

Sobre isso, Vash comenta:

> Depois que alguém se acostumou a ter uma deficiência pode eventualmente refletir sobre fazer novos amigos. [...]. Mesmo sem tais deliberações, é fácil para as pessoas com deficiência – especialmente aquelas com deficiências graves – restringir seus mundos de exigência para o mais próximo e o familiar. Essa é uma reação perfeitamente natural à sobrecarga de estímulos que é a condição predominante quando grande parte da vida é vista como nova, não habitual, exigente e deprimente. Tal restrição pode incluir a limitação das companhias e a tentativa de satisfazer a todas as necessidades interpessoais através dos pais, do cônjuge ou dos filhos, que continuarão parte de seu mundo de qualquer forma. Quando a deficiência é tão severa a ponto de inibir a mobilidade para fora de casa, os relacionamentos poderão ser ainda mais limitados. O resultado são pessoas sem amigos, que colocam enormes exigências nos membros da família, com quem vivem, para suprir a todas as necessidades de companhia; necessidades que, geralmente, estão distribuídas entre uma constelação mais ampla de parentes e amigos. O cônjuge, o pai ou a mãe, ou o filho pode se tornar virtualmente o único amigo da pessoa, uma carga pesada para aqueles que já se sentem laçados pela responsabilidade. Algumas pessoas deficientes resolvem associar-se somente com outros deficientes que vão entender. Como foi indicado anteriormente isso pode decorrer da autodepreciação, de uma crença de que a pessoa não se mostrara digna de amigos não deficientes (Vash, 1988, pp.132-133).

Nesse sentido, a família é um elo importante na socialização que, em geral, supre necessidades objetivas de sobrevivência e de afeto e que, na reabilitação da pessoa com deficiência física, tem um papel fundamental. Porém, a família e as relações que ela assume com a pessoa deficiente, oferecendo cuidado, afeto, proteção e auxílio, podem tanto levá-la ao sucesso na reintegração social quanto prejudicá-la. A família, diante de uma fatalidade com um dos seus membros como, por exemplo, a ocorrência de uma paralisia, se reorganizará na distribuição de tarefas e funções relacionadas a essa condição, mas não poderá nunca esquecer que essa pessoa continua sendo única, com vontades e expectativas, e que deverá continuar caminhando para sua independência social e maturidade pessoal (Blackburn, 2002; Moura, L.C.M., 1992; Vash, 1988). Pecci (1998) em seu livro *Velejando a vida*[4] comenta muito bem sobre os limites tênues entre a necessária e imprescindível ajuda dos familiares e a substituição das tarefas que a pessoa poderia realizar, o que manteria o deficiente em uma situação de dependência pessoal. Nas palavras de Pecci:

> A substituição é a antessala da superproteção, que vai desde o âmbito físico ao psicológico. Quando substituído, o deficiente sente-se diminuído em toda sua complexidade humana. É um telefonema que ele não pode atender por causa da distância, e respondem por ele. É um envelope que ele não pode abrir pela fraqueza dos dedos, e quem abre, aproveita e lê o conteúdo da correspondência. Ora, mas a leitura não depende das mãos nem das pernas... Rodar uma cadeira, por maior que seja a fraqueza dos braços e por mais lento que seja o movimento das rodas, é melhor do que ser conduzido por alguém que insiste em ir devagar diante de locais e pessoas que queremos evitar, e passa muito rapidamente por detalhes que requerem mais atenção e demora. A roupa que se quer vestir, a quantidade de comida que se quer comer, os pontos

---

4 Indico a leitura deste livro por ser uma narrativa emocionante e prazerosa que descreve a luta do autor, portador de uma paraplegia, e de sua esposa pela reprodução. Aspectos relacionados à concepção, ejaculação e esterilidade do paraplégico são discutidos e tornam-se relatos esclarecedores.

da casa onde se deseja ficar são importantíssimas referências de vida facilmente invadidas pelas pessoas que tendem a substituir o paralítico. Depende só dele, paralítico, alertar essas pessoas sobre o limite de até onde vai a ajuda e onde começa a substituição (Pecci, 1998, p.31).

O que gostaríamos de ressaltar deste comentário é que, apesar das inúmeras necessidades e do auxílio imprescindível diante das limitações existentes, as necessidades, as expectativas e os desejos pessoais continuam presentes na pessoa com deficiência física e merecem ser considerados, desde os aspectos cotidianos até aspectos da sua sexualidade.

Novamente resgatamos a ideia de que a sexualidade aqui é entendida como uma questão ampla, cujas possíveis complicações podem ocorrer tanto para os deficientes físicos como para os não deficientes. Moura, L. C. M. (1992) comenta que, em geral, discutem-se os problemas sexuais da pessoa deficiente física relacionados ao seu desempenho, abordando temas como a ereção e o orgasmo, mas a sexualidade tem nuances muito mais complexas. Através de relatos de pessoas deficientes físicas, o autor faz uma reflexão que aponta que discutir sobre orgasmo, ereção, desempenho sexual e procriação em relação à pessoa deficiente física é importante, mas os "problemas" maiores encontrados por elas são de cunho psicossocial, isto é, são problemas de relacionamento humano. Discute-se se o paraplégico terá ou não uma ereção, mas não se discutem os preconceitos e os estereótipos relacionados à perfeição corporal e à beleza física, as dificuldades de relacionamento e de "paquerar", de enamorar e de se engajar numa relação afetiva e sexual. Tais dificuldades devem-se aos mecanismos de repressão sexual que impõem a todos a necessidade de namorar, casar, procriar, dentre inúmeras outras "regras" sociais que visam, em última instância, a servir para uma "adaptabilidade" emocional.

Moura, L. C. M. conclui que:

> Vimos [...] que a sexualidade do portador de uma deficiência é realmente um problema de relacionamento humano agravado pelas

limitações impostas pela deficiência, e pelo juízo de valores que o grupo social faz da deficiência, ou melhor, daqueles que porventura apresentem um sinal, uma mácula visível. É lógico que se a problemática global da pessoa com deficiência fosse devidamente tratada, onde quer que fosse, a questão da sexualidade também teria seus problemas terrivelmente minimizados, facilitando desta forma o encontro entre seres que têm a capacidade de amar (Moura, L. C. M., 1992, p.112).

Uma identidade corporal adequada passa pela autoaceitação do deficiente de modo que, apesar da deficiência, ele não se prive de relacionamentos afetivos, sexuais, de prazer, do reconhecimento das necessidades de dar e receber amor, desejo, erotismo etc. A possibilidade do estado de felicidade e plenitude no exercício da sexualidade decorre de um processo de educação sexual a que todos nós, deficientes ou não, estamos sujeitos. Recorremos às palavras de Amaral para esclarecer essa questão:

> A aceitação de si mesmo como diferente e não obstante objeto de amor será, nessa perspectiva, fator imprescindível para uma construção sólida de identidade, inclusive "corporal". Ou seja, "acolhimento" – como define Vash (1988) – da própria diferença/deficiência, pelo outro e por si mesmo, será determinante da disponibilidade para a parceria, não só no exercício da sexualidade, mas na vida. Essa disponibilidade propiciará (como para qualquer ser humano) a vivência da díade risco/oportunidade, pois o "estar disponível para" é o expor-se – o que pressupõe sempre correr riscos e viver oportunidades. Em nome de um medo superlativo do risco, pode-se não experimentar, não experienciar, não viver (Amaral, 1994, p.77).

Enfim, ainda que a pessoa com deficiência física possa, eventualmente, apresentar limitações orgânicas – da resposta sexual – ou sofrer atitudes discriminatórias e preconceituosas nos relacionamentos interpessoais e sexuais, é preciso frisar, antecipadamente, que não se colocam aqui quaisquer padrões fixos para as limitações nas deficiências de um modo geral (Salimene, 1995). Permanece vigente a ideia de que, sobretudo a educação voltada à sexualidade dos deficientes, deve considerá-los em primeiro plano enquanto pessoas dotadas, individualmente, de uma história particular de vida ocorrida num contexto social próprio. Nesse sentido, proceder uma educação sexual que parta de classificações grosseiras sempre levará a riscos no sentido de deixar de considerar o que em Psicologia e Educação é lição básica: o respeito à individualidade.

5
SEXUALIDADE E DEFICIÊNCIAS SENSORIAIS: VISUAL E AUDITIVA

Ainda há muito para se pesquisar sobre a relação entre a sexualidade e as deficiências sensoriais, pois a literatura é escassa no que se refere às questões da sexualidade quando a deficiência é visual ou auditiva.[1]
As deficiências visual e auditiva em si não inibem o funcionamento genital, mas a pessoa com deficiência é continuamente estigmatizada, tomada como infantil e como assexuada. Além disso, essas pessoas podem ter dificuldades de comunicação, o que pode complicar sua integração social e sua assimilação de conceitos, experiências tão impor-

---

1 O volume 4 dos Parâmetros Curriculares Nacionais, *Adaptações curriculares em ação – Estratégias para educação de alunos com necessidades educacionais especiais*, publicado pelo MEC/Secretaria da Educação em 2002, apresenta a *deficiência auditiva* da seguinte maneira: "Perda total ou parcial, congênita ou adquirida, da capacidade de compreender a fala por intermédio do ouvido. Manifesta-se como: surdez leve/moderada: perda auditiva de até 70 decibéis, que dificulta, mas não impede o indivíduo de se expressar oralmente, bem como de perceber a voz humana, com ou sem a utilização de um aparelho auditivo; surdez severa/profunda: perda auditiva acima de 70 decibéis, que impede o indivíduo de entender, com ou sem aparelho auditivo, a voz humana, bem como de adquirir, naturalmente, o código da língua oral" (Brasil, Secretaria da Educação Especial, 2002, p.31). No mesmo material, a *deficiência visual* é apresentada da seguinte

tantes no ajustamento social e sexual. Assim, num primeiro momento, as deficiências sensoriais não produzem limitações nos mecanismos da resposta sexual feminina e masculina, mas provocam dificuldades na adaptação do indivíduo em relação ao seu meio social (Alzugaray e Alzugaray, 1995; Moreira, S. Z., 1998; Pinel, 1999).

Nesse sentido, o desenvolvimento da sexualidade da pessoa com deficiência sensorial, visual ou auditiva, torna-se limitado devido ao comprometimento na possibilidade de aprender e, em especial, no processo de construção das representações subjetivas, da autoimagem, da noção de estrutura corporal e do conhecimento das partes anatômicas, ou seja, nos processos psicossociais da sexualidade (Bruns, 1996; Mattos, 1995; Moreira, S. Z., 1998; Pinel, 1993). Para Alzugaray e Alzugaray (1995), o que irá influenciar, em grande parte, a aprendizagem de conceitos do cego e do surdo é a época em que se instalou a deficiência e as relações familiares e sociais para promover e desenvolver adequadamente esses conceitos.

Alzugaray e Alzugaray (1995) comentam sobre o momento em que a deficiência apareceu ou se desenvolveu, isto é, se é congênita ou muito precoce, se aparece durante a adolescência ou no indivíduo já adulto, ressaltando que a formação de conceitos poderá ser mais difícil quando a cegueira ou surdez atingir uma pessoa que ainda é uma criança:

---

maneira: "é a redução ou perda total da capacidade de ver com o melhor olho e após a melhor correção ótica. Manifesta-se como cegueira: perda da visão, em ambos os olhos, de menos de 0,1 no melhor olho após correção, ou um campo visual não excedente a 20 graus, no maior meridiano do melhor olho, mesmo com o uso de lentes de correção. Sob o enfoque educacional, a cegueira representa a perda total ou o resíduo mínimo da visão que leva o indivíduo a necessitar de método braile como meio de leitura e escrita, além de outros recursos didáticos e equipamentos especiais para a sua educação; visão reduzida: acuidade visual dentre 6/20 e 6/60, no melhor olho, após correção máxima. Sob o enfoque educacional, trata-se de resíduo visual que permite ao educando ler impressos a tinta, desde que se empreguem recursos didáticos e equipamentos especiais" (Brasil, Secretaria da Educação Especial, 2002, p.32).

Um adulto com uma deficiência sensorial, se teve um desenvolvimento e uma educação sexual adequados e está adaptado à sua dificuldade, não apresentará problemas de índole sexual diferentes dos de outra pessoa, estes serão agravados pela marginalização e pelas dificuldades de interação social que sofrem os deficientes, assim como por todos os preconceitos de nossa sociedade baseados na ignorância e no desconhecimento (Alzugaray e Alzugaray, 1995, p.565).

Miranda comenta que as relações familiares são fundamentais na promoção do desenvolvimento saudável de crianças com deficiências, especialmente para promover um ajustamento social que será importante na vida adulta sexual e afetiva.

[...] conclui-se que o processo para o desenvolvimento afetivo e social do portador de cegueira tem início com o ajustamento para a aceitação desse indivíduo no seio familiar, onde devem ocorrer os primeiros e adequados estímulos que possibilitarão a sua adaptação ao ambiente sociocultural no qual está inserido (Miranda, 1999, p.20).

Nesse sentido, a criança cega ou surda deveria viver em um ambiente familiar favorável que não a exclua das expressões relativas à sexualidade e que favoreça uma educação sexual esclarecedora. Segundo Alzugaray e Alzugaray:

É fácil ocultar a realidade da criança cega; por exemplo, algumas pessoas vacilam em dar nomes às zonas genitais, e não permitem que as crianças conheçam certas partes do corpo das outras pessoas etc. Assim, ela pode se enganar quanto ao tamanho, forma ou localização dos órgãos genitais. Por isso, é necessário familiarizá-la desde pequena com seu formato e função, tanto do seu próprio sexo como com os do sexo oposto (Alzugaray e Alzugaray, 1995, p.565).

Para Alzugaray e Alzugaray quando uma pessoa torna-se cega ou surda depois de adulta, as deficiências sensoriais podem interferir em sua atividade sexual e em sua interação social. As atividades sexuais destes adultos podem estar acompanhadas por diferentes disfunções sexuais, como disfunção erétil no homem e falta de desejo em homens e mulheres. Essas disfunções são consequências de estresse ou depressão diante da perda sensorial. Em alguns casos, também pode ocorrer um problema localizado: falta de estimulação, por exemplo, se os mecanismos do desejo e da excitação da pessoa baseavam-se na visão ou na audição; nestes casos, o indivíduo deve aprender a responder a outros estímulos (táteis ou olfativos).

A existência ou não de problemas do funcionamento genital não invalidam a necessidade de uma informação correta e adequada, essencial para facilitar a realização sexual da pessoa cega ou surda. Fontes habituais de informações, como revistas, livros, filmes, cenas cotidianas, conversas e comentários entre amigos são, em geral, inacessíveis às pessoas deficientes. Uma educação sexual familiar adequada, assim como propostas de orientação sexual acessíveis são fundamentais para o desenvolvimento saudável da sexualidade de alguém com uma deficiência sensorial (Alzugaray e Alzugaray, 1995; Moreira, S. Z., 1998; Pinel, 1999).

Alzugaray e Alzugaray comentam que:

> A incapacidade da criança significa uma importante barreira para juntar esses fragmentos de informação, razão pela qual a formação sexual que a família e os educadores dão é ainda mais necessária. Os modelos anatômicos, com proporções e texturas realistas, são muito úteis, como os livros ou manuais transcritos no sistema Braille ou gravados em fitas de áudio. [...] A exploração corporal, tocar-se, acariciar-se e todo o conjunto de experiências sensuais e sexuais, deve ser aceita como natural e desejável em jovens cegos e surdos. De fato, tanto em sua família quanto nas escolas e centros de recuperação, deveria dar-se maior importância aos programas relativos à educação sexual para crianças cegas e surdas (Alzugaray e Alzugaray, 1995, pp.565-566).

A sexualidade faz parte da pessoa como um todo, independentemente de suas limitações, daí a necessidade da orientação sexual para essa população (Bruns, 1996). Moreira afirma que quando se fala de orientação sexual para a pessoa surda, ela, em geral, é tratada num enfoque biológico, reducionista e focado na deficiência em si. Mais uma vez é importante ressaltar que uma orientação sexual e uma educação sexual libertadoras deveriam prever reflexão e esclarecimento para todas as pessoas, sejam elas deficientes ou não:

> É interessante observar que os poucos trabalhos realizados com os indivíduos surdos partem do eixo central – déficit linguístico – que é associado à surdez (visão patológica) e à sexualidade (esta, muitas vezes, tratada como sexo). A sexualidade (sexo) é sempre tratada pelo enfoque biológico-funcional e psicológico, em termos prescritivos e reguladores. Isto é, a sexualidade aparece sempre ligada à maternidade e aos órgãos sexuais. Entretanto, observa-se, na discursividade textual, que as investigações, ao apontarem para a sexualidade, se diluem e o sujeito surdo é referido como o "incapaz" de receber informações e experienciar relações no seu cotidiano. A preocupação retorna ao "fazer-falar", centrado no sujeito surdo, reduzido a um ouvido doente. Assim, o corpo do surdo é representado e se institui como um "órgão patológico" e esse corpo doente, deficiente, incapacitado, não deve ser pensado, celebrado, antes da sua normalização (Moreira, S.Z., 1998, pp.101-102).

Para a pessoa cega o tato é fundamental (Alzugaray e Alzugaray, 1995; Bruns, 1996; Miranda, 1999; Pinel, 1999). Conceitos como os órgãos sexuais e as diferenças entre homens e mulheres são mais difíceis no mundo do cego devido às limitações provocadas pela impossibilidade de se tocar tudo que ele deseja conhecer. Se tocar é um comportamento fundamental para a aprendizagem do cego, como permitir o toque no corpo humano para favorecer o aprendizado dessas pessoas?

Para Pinel, o desconhecimento sobre os assuntos da sexualidade alimenta fantasias e conceitos errôneos:

> O profundo desconhecimento dos assuntos sexuais alimenta fantasias diversas no que diz respeito ao tamanho e à forma da genitália, provocando, involuntariamente, uma série de problemas particulares. Como não existem parâmetros de comparação, muitos deficientes visuais acreditam ter genitais anormais. A menstruação ganha agravantes e algumas mulheres passam a apresentar um temor excessivo do primeiro contato sexual, por imaginarem o pênis como sendo de tamanho desproporcional (Pinel, 1999, p.221).

A pessoa cega pode ter problemas para discriminar ambientes adequados, ou privados, para manifestar comportamentos sexuais solitários, no desenvolvimento de habilidades que exigem contato visual apropriado, como comportamento social e de interação e na capacidade de compreender as mensagens não verbais da expressão facial e da linguagem corporal. Sem o contato visual, o uso das mãos, o sentido do tato como um todo, torna-se fundamental para a formação de conceitos; nem sempre, entretanto, o toque é socialmente recomendável (Moreira, S. Z., 1998; Pinel, 1999).

Como um cego pode conhecer realmente os órgãos sexuais ou a beleza dos rostos de outras pessoas, sem tocá-los?

Pinel comenta que:

> A maioria das dicas sobre comportamento social é aprendida de forma subliminar. A habilidade de interagir socialmente de maneira eficaz muitas vezes depende do contato visual apropriado e da capacidade de extrair os matizes da expressão facial e das mensagens não verbais da linguagem corporal. No deficiente visual, essas informações precisam ser verbalizadas, o que nem sempre constitui numa tarefa fácil. Afinal de contas, como explicar a um deficiente visual o olhar de uma paquera? (Pinel, 1999, p.222).

A esse respeito, Alzugaray e Alzugaray comentam que, além de conceitos objetivos como o conhecimento das diferenças corporais, outros conceitos abstratos da sexualidade, como erotismo, beleza e atração, são adquiridos pelo deficiente visual por meio dos demais sentidos preservados:

> As crianças e jovens cegos abraçam-se com frequência, tocam-se, memorizam os traços dos demais sentindo com os dedos etc., manifestações pouco habituais entre as pessoas que veem. Pelo ouvido, tato e olfato recebem as informações a respeito dos outros, que normalmente são captadas através da visão. Os conceitos como "atraente", "interessante", "belo", "sedutor" e semelhantes desenvolvem-se com base nestes sentidos. A educação sexual deve valorizar as características físicas e psicológicas do sexo oposto, pois, o que não se conhece, converte-se em algo misterioso, inclusive intimidador, que dá lugar a toda classe de falsas

expectativas, fantasias irreais e inseguranças, complexos e repressões (Alzugaray e Alzugaray, 1995, p.565).

Há, portanto, uma dificuldade evidente da pessoa cega em conhecer adequadamente aspectos básicos da sexualidade, como as diferenças entre gêneros e a anatomia do corpo humano. Além disso, outras dificuldades durante o desenvolvimento psicossexual de pessoas com deficiência sensorial irão ocorrer devido à excessiva proteção e aos cuidados exagerados dos adultos que com eles convivem, que fazem deles pessoas constantemente vigilantes (Moreira, S. Z., 1998; Pinel, 1999).

Segundo Moreira:

A espera pelo dia da normalização [...] produz sobre os surdos o olhar vigilante da família e dos profissionais. Eles(as) são acompanhados(as) e vigiados(as) por todos os lugares onde transitam diariamente. A vida cotidiana do(as) surdos(as) desde bebê, ou tão logo seja diagnosticada a surdez, é uma constante entrada e saída de salas de aula e de atendimentos médico-fonoaudiológicos. [...]. Assim, o corpo dos(as) surdos(as) é um corpo vigiado, espiado, controlado e administrado como o corpo-órgão deformado, doente (Moreira, S. Z.,1998, p.102).

Esta socialização "vigiada" limita a manifestação das brincadeiras sexuais e do comportamento de masturbação das pessoas cegas e surdas. Tais comportamentos são importantes fontes de informação e favorecem o desenvolvimento saudável do autoconceito e da sexualidade.

Ou seja, jovens com deficiência sensorial mostram uma educação sexual deficitária ou intercorrências nos processos do desenvolvimento psicossexual. Para Alzugaray e Alzugaray, as experiências ou aprendizado sexual de jovens cegos são mais limitadas; os cegos têm menos conhecimentos sobre sexualidade que a população normal e os aprendem em uma idade mais tardia que jovens não deficientes visuais. A comunicação e o esclarecimento sobre a sexualidade e explicações claras sobre o corpo serão fundamentais para a existência de experiências sexuais e interpessoais satisfatórias. Em ambas as deficiências (auditiva e visual), implicam dificuldades de interação social. Para Pinel (1999) muitas crianças cegas têm sofrido violência e exploração sexual devido a diversos fatores, como: incapacidade de identificar sinais de perigo, atitudes involuntárias inadequadas ou falta de orientação sobre como se comportar adequadamente.

Para Alzugaray e Alzugaray:

> É necessário explicar-lhes a importância dos gestos, da aparência física cuidada, dos sinais que agradam a outra pessoa; desenvolver suas habilidades sociais, aprendendo quais são as bases da atração e da abordagem sexuais, não se deixar levar pela passividade e não esperar que outro – geralmente uma pessoa sem a deficiência – tome a iniciativa. [...]. A experiência dará maior segurança a estas pessoas, evitando impulsos não controlados e entregas afetivas impensadas. Elas precisam descobrir que a personalidade e as habilidades sociais e comunicativas são mais importantes que os critérios de beleza visual habitualmente preponderantes na atração sexual e que, ainda que sem a visão, podem oferecer todas as suas qualidades positivas e conhecer as dos demais, fazendo uso dos outros sentidos (Alzugaray e Alzugaray, 1995, p.556).

Alguns autores, como Moreira e Miranda, têm afirmado que as pessoas com deficiências sensoriais apresentam problemas no desenvolvimento de sua identidade, pois a sociedade tende a enfocar a deficiência, ou o órgão deficitário, em detrimento da pessoa na sua integridade. Ou seja, a sociedade tende a generalizar o déficit no canal auditivo ou no globo ocular para a pessoa, como um todo, considerando-a incapaz e inútil.

> A surdez – o ouvido doente – é um todo que aprisiona. Este é o corpo e a identidade dos surdos na visão patologizante. Esse corpo é, então, mantido, cuidado e tratado, sob controle tecnológico cada vez mais sofisticado, para dar conta da permanência classificatória da surdez leve, média, severa e profunda (Moreira, S.Z., 1998, p.99).

Com a constatação de que a comunicação entre os seres humanos é predominantemente originada no visual, a inserção do cego nesse mundo concebido apenas para o vidente vai implicar uma diferenciação em relação à sua identidade. O não vidente passa a ser conhecido pelo que não tem – o sentido dado à vista – ao invés de ser pelo que tem – a presença dos demais sentidos disponíveis. Tal fato gera diferenciações de natureza social e afetiva e traz como consequência grave a sua perda de identidade, pois essa fica sufocada pela identidade marcante dos videntes (Miranda, 1999, p.34).

Para Moreira, S. Z. (1998) a construção do gênero nas pessoas implica a inter-relação entre os aspectos biológicos e sociais; relações de alteridade que criam um processo de diferenciação. A autora indaga como os homens e as mulheres surdos(as) se sustentam e realizam alternativas que lhes permitem ser e estar no mundo e se construírem como sujeitos femininos e masculinos.

Outro aspecto do desenvolvimento psicossexual a ser considerado é o relacionamento entre pessoas com deficiências sensoriais e pessoas não deficientes. Miranda (1999), analisando os relatos de uma pessoa desprovida de visão sobre seus relacionamentos, observou que há poucos vínculos emocionais desenvolvidos, embora a jovem apresentasse relações de parceria, com colegas da rua ou da escola, típicas da adolescência. A ausência de relacionamento afetivo-sexuais mais intensos gerava nela sentimentos de ressentimento, solidão e maior dependência emocional de sua mãe. Segundo Miranda, ela:

> [...] não está podendo dispor de grupos que poderiam contribuir para a formação da sua identidade de adolescente não experienciando normas de convivência. Este seria um recurso essencial para se libertar da dependência familiar, pois poderia ter acesso a modelos de liderança, buscando aprovação, admiração, respeito, sentindo-se recebida, estimada, aprovada pelas suas qualidades, integrada, segura, usufruindo da tolerância e aceitação da deficiência visual. A passagem então da crise de identidade, que é típica da adolescência, tende a se agravar podendo repercutir na percepção de si mesma e na realização de suas potencialidades (Miranda, 1999, p.124).

Mattos desenvolveu uma pesquisa para investigar a vida sexual do adolescente deficiente auditivo. A autora analisou os relatos de jovens com deficiência auditiva e observou que eles mostravam naturalidade, desprendimento e espontaneidade ao falarem sobre sexo, mas o seu discurso revelava falta de informações sobre temas específicos como métodos anticoncepcionais, doenças sexualmente transmissíveis e relação sexual. As informações eram deturpadas e superficiais, baseadas em conversas com colegas, revistas, filmes pornográficos e programas de televisão. Os pais destes jovens mostraram-se intimidados e constrangidos com relação à sexualidade de seus filhos. Além disso, os pais também mostraram-se desinformados e, apesar de desejarem oferecer orientação sexual aos filhos, assumiram estar despreparados, não saberem como fazer essa orientação, nem onde e como procurar ajuda para essa tarefa, e temiam, ainda, estimular o comportamento sexual, ou seja, os pais reproduzem algumas crenças e mitos sobre a sexualidade dos filhos deficientes auditivos. Nas palavras da autora:

> O erro desses pais é achar também que os filhos são ingênuos, ou que a deficiência auditiva encobre ou retarda os estímulos sexuais. Estes se manifestam igualmente em qualquer adolescente, com ou sem deficiência (Mattos, 1995, p.35).

No mesmo estudo, Mattos observou que os professores têm as mesmas preocupações e o mesmo despreparo dos pais em relação à sexualidade de seus alunos deficientes auditivos:

> Estão igualmente "perdidos", não sabem o que responder quando questionados, apresentam resistência em falar sobre o assunto, também guardam preconceitos e tabus relativos ao sexo e procuram palavras evasivas quando precisam responder claramente. É perceptível que não conhecem muito bem seus alunos. Nas entrevistas estruturadas, bem como nas observações informais, os professores se sentem constrangidos ao falar sobre sexo e sexualidade, e consideram que essa é uma questão de responsabilidade dos pais. A grande maioria dos professores prefere não tocar no assunto, pois não sabe o que responder (Mattos, 1995, p.35).

Mattos (1995, p.36) comenta que os professores e os profissionais (psicólogos, fonoaudiólogos, coordenadores pedagógicos, diretores de escola, assistentes sociais e outros) que atuam junto ao adolescente portador de deficiência auditiva reconhecem a necessidade de se desenvolver um programa para orientar os alunos, especialmente porque o jovem deficiente auditivo "muitas vezes encontra dificuldade em compreender a sucessão dos fatos da adolescência, tornando-os inseguros se não forem bem orientados". Nós lembramos que, neste caso, uma orientação, incluindo reflexão e esclarecimento, seria imprescindível, não somente para os jovens deficientes auditivos, mas também para os pais e profissionais envolvidos com eles em seu processo educativo.

Bruns e Leal Filho (1994) discutem a qualidade das relações afetivo-sexuais de pessoas cegas. Os autores comentam que o olhar é um sentido importante, mas não imprescindível, para a sexualidade. Nesse sentido, o olhar pode despertar um estado inicial de atração, mas outros sentidos, como o tato, a audição e a olfato, são também importantes. A atração que o objeto desejado exerce sobre o sujeito que o deseja compõe-se com todos os sentidos. Assim, "o gesto, o toque, a voz, o corpo e o cheiro da pessoa amada são percebidos em sua especificidade e totalidade erótica" (Bruns e Leal Filho, 1994, p.21).

Bruns e Leal Filho afirmam que a sexualidade da pessoa portadora de deficiência visual não é específica ou diferente em sua essência. O que diferencia estas pessoas das demais são os padrões de comportamento, nem sempre compatíveis com os padrões aceitos e ditos "normais". A diferença – a deficiência visual – pode contribuir para a exclusão da pessoa deficiente em vários aspectos da vida social, inclusive no aspecto sexual. Além disso, o sentido visual deficiente não anula a sexualidade de ninguém, nem anula os controles sociais, isto é, a repressão sexual:

> Estudos por nós realizados na área da sexualidade humana e, em específico, com pessoas portadoras de deficiência visual, vêm evidenciado que não é a ausência do sentido visual em si que limita ou cerceia

a sexualidade de qualquer pessoa. Não podemos esquecer que a prática da sexualidade está submetida a uma série de normas, valores e regras repressivas, elaboradas ao longo do processo histórico, ideológico, político e cultural de cada sociedade. Assim, videntes e/ou não videntes são lançados em um mundo já construído e, pelo processo de socialização, internalizam essas regras e normas, repressivas ou não, as quais contribuem para a elaboração da própria identidade (processo que só se extingue com a finitude, a morte). De um modo geral videntes e não videntes são forjados sob os mesmos valores morais. Entretanto, o modo como os familiares de deficientes ou não deficientes se relacionam com estes padrões, normas e valores, ou seja, como expressam a própria sexualidade, poderá facilitar e/ou dificultar a prática da sexualidade, a qual retrata, antes de mais nada a história da pessoa, suas experiências, desejos, fantasias e frustrações, sendo, a um só tempo, única e universal (Bruns e Leal Filho, 1994, p.22).

Bruns (1996) procurou compreender como ocorria a orientação sexual de deficientes visuais na família e quais eram as facilidades e dificuldades encontradas nessa orientação. Participaram do estudo 20 mães de filhos com deficiência visual, com idade entre 35 e 53 anos, todas casadas e com média de três filhos. De todas essas mães, apenas uma relatou que sempre orientou seu filho, apesar de não ter recebido nenhum esclarecimento sobre como abordar o assunto, nem sobre a deficiência visual. As outras 19 mães revelaram nunca ter comentado sobre o tema com seus filhos cegos. Para a autora (1996, p.264) o silêncio das mães revela dificuldades emocionais para lidar com o assunto e também mecanismos da repressão sexual, pois, "ao dizerem que não sabem falar disso, aquelas mães reticentes estão falando daquilo que, para elas, é proibido e censurado".

Para Bruns, os discursos das mães revelam suas próprias dificuldades sobre sexo, que não existem somente por serem mães de deficientes visuais, mas sim por um problema cultural e ideológico. Essas dificuldades refletem a inadequação da educação sexual familiar que elas receberam. Além disso, há o estigma da sexualidade da pessoa cega que os próprios familiares reforçam e mantêm, isto é, a ideia de que ela é uma pessoa desinteressante e assexuada. Segundo Bruns:

Nota-se que as barreiras ocorreram não só, mas também, porque as mães não sabiam o que falar, em nível de informação, o que, por si só, favorece o silenciamento, mas a moral repressora que habita os recônditos do nosso ser encarrega-se de marcar, com distanciamento e vergonha, uma relação que poderia vir a ser de esclarecimento, aproximação, compreensão e imbuída de autenticidade (Bruns, 1996, p.267).

Além disso, os educadores e profissionais manifestam, muitas vezes, dificuldades pessoais para educar seus alunos e clientes sobre sexo. É preciso, então, que os educadores reflitam sobre sua própria sexualidade – sua educação, o conhecimento, as informações, os valores e atitudes que incorporaram – antes que passem a lidar com a sexualidade do outro. Nas palavras de Bruns:

> Isto significa que nós, enquanto pais, educadores, médicos, psicólogos, antes de utilizarmos somente os manuais, as receitas, as teorias que nos ensinaram a falar sobre sexo, precisamos indagar sobre como estamos vivenciando a nossa sexualidade e com base nessa reflexão criarmos espaços para uma educação sexual na busca da compreensão da sexualidade do portador de deficiência visual (Bruns, 1996, p.268).

É preciso considerar também que o fato de as mães não falarem sobre sexo com seus filhos cegos não implica que eles não recebam, no contato com elas, informações, valores e concepções sobre a sexualidade. A repressão sexual existe para todas as pessoas, deficientes ou não:

> O "silenciamento" dessas mães de deficientes visuais não representa garantia de que seus filhos não estejam recebendo uma formação sexual. Ao contrário, recebem-na por intermédio de gestos, timbre da voz, comentários sobre os fatos que ocorrem no dia a dia, e mesmo o modo como a linguagem do toque é vivenciada no universo familiar. Tudo isso demarcando o limite entre o lícito e o ilícito, o permitido e o proibido; enfim a interiorização da repressão sexual ultrapassa o sentido da visão. Isto significa que a dificuldade de tocar e de sentir sem preconceitos o próprio corpo nos é legada historicamente e continua reeditada no pre-

sente, acompanhando-nos com suas marcas tal como nossas impressões digitais. [...]. Nesse contexto, o "não dito" da maioria das mães revela a história da repressão sexual e a história da deficiência e a um só tempo, reproduz o estigma de ser o deficiente visual desinteressante, assexuado e deserotizado (Bruns, 1996, pp.264-265).

Finalmente, Bruns (1996) afirma que o erotismo é inerente ao humano e que a sexualidade é dinâmica e dialética. Apesar dos códigos, leis, tabus e preconceitos que tentam submetê-la a uma padronização, a sua prática extrapola os domínios da repressão e mobiliza as relações afetivas, a despeito da presença de deficiências sensoriais.

6
ORIENTAÇÃO SEXUAL PARA PESSOAS COM DEFICIÊNCIA

Nos últimos anos, a sociedade tem enfatizado que a orientação sexual para a pessoa com deficiência é necessária para ajudá-la a entender a sua sexualidade e a usufruir dela, desenvolvendo adequadamente suas interações e relações pessoais. Atualmente, pais e profissionais têm se preocupado com essa questão, mas ainda mostram dificuldades em aceitar ou mesmo em tolerar a expressão sexual da pessoa com deficiência. Essas dificuldades refletem, muitas vezes, o medo que essas pessoas têm diante das consequências de um comportamento sexual supostamente incontrolável e da incapacidade no cuidado com possíveis filhos, caso ocorresse uma eventual gravidez (Evans e Mckinlay,1989).

Para Evans e McKinlay (1989), a necessidade de se oferecer orientação sexual para as pessoas com deficiência mental deve-se ao fato de que os problemas sexuais ocorrem na população especial devido à ignorância sobre o assunto e a um processo de educação sexual deficitário. Nesse sentido, os autores enfatizam que a orientação sexual seria ainda mais eficaz se oferecida na infância e adolescência visando a prevenir comportamentos inadequados e a proporcionar o desenvolvimento de uma sexualidade plena e prazerosa. Para Gale (1989), a adolescência é uma época propícia para uma educação sexual sistematizada, ou seja, para realizar programas de informação, reflexão e orientação sobre temas da sexualidade. Quando nos referimos à sexualidade de pessoas com deficiência mental na adolescência devemos, antes de tudo, considerar que este indivíduo deficiente é um adolescente, movido por necessidades, desejos e sentimentos sexuais assim como os jovens não deficientes mentais.

Supor que os adolescentes com deficiências devam ser privados de uma orientação sexual sistemática para não despertar neles o interesse pelo sexo é uma crença sem fundamento, pois qualquer jovem ou criança hoje recebe constantemente informações sobre sexo, através de colegas, conversas, meios de comunicação, principalmente pela televisão. Para Glat (1992), essas informações, sejam para os deficientes ou não, chegam, em geral, deturpadas, fragmentadas e mal-interpretadas, o que justificaria, ainda mais, a necessidade primária de orientações com base científica, informativas, reflexivas e livres ao máximo de valores, preconceitos e de repressão sexual.

Geralmente, os adolescentes com deficiência mental têm poucas oportunidades para se relacionar socialmente, se comparados aos seus pares sem deficiência, devido a uma constante supervisão de adultos. No entanto, os adolescentes deficientes estão sujeitos às mesmas condições de educação sexual informal nas instituições. Exatamente por isso, estes jovens com deficiência necessitam ainda mais de um ensino formal sobre sexualidade (Evans e Mckinlay, 1989).

Portanto, parece que atualmente a questão da sexualidade do deficiente tem sido lembrada entre os profissionais, tanto dos meios clínicos quanto educacionais, e tem ganhado espaço e popularidade nas discussões em que se defende o paradigma da inclusão social. Apesar disso, ainda encontra-se, em algumas famílias e profissionais, a ideia equivocada de que a sexualidade das pessoas deficientes é intrinsecamente problemática, quando não patológica, em decorrência da deficiência, e que os procedimentos de ensino nesta área seriam inócuos.

As pessoas com deficiência não são "excepcionais" em seus impulsos e desejos sexuais e, nesse sentido, todas elas se beneficiariam de programas de orientação sexual que atendessem às suas necessidades de esclarecimento (Amor Pan, 2003; Buscaglia, 1997; Maia, 2001a; 2001c). Buscaglia comenta que:

> Muitas pessoas parecem trazer a falsa convicção de que quanto menos as crianças excepcionais souberem sobre sexo, menos provável será que pratiquem o sexo irresponsavelmente. Alguns educadores argumentam que já têm trabalho suficiente para ensinar leitura e aritmética. Para que se envolver em questões "delicadas"? E, no entanto, esses indivíduos experimentam as mesmas mudanças físicas e emocionais que as crianças "normais", assim como a ansiedade que em geral acompanha a adolescência. Portanto, os deficientes devem lidar com todos os conflitos emocionais que os seus companheiros "normais" e mais aqueles derivados de suas deficiências (Buscaglia, 1997, p.359).

Amor Pan defende o oferecimento de orientação sexual a pessoas com deficiência mental como parte integrante de um processo pedagógico:

> A educação sexual se enquadra e encontra sua plena significação no processo pedagógico que se dirige a desenvolver harmoniosamente a globalidade do ser humano que está amadurecendo. Enfatizou-se [nas páginas anteriores] como a pessoa portadora de deficiência mental, por um lado, tem o direito de viver e de manifestar sua sexualidade e, por outro, tem um direito igualmente fundamental a uma educação adaptada a seu estado, que a leve a atingir o maior grau possível de autonomia que suas próprias potencialidades possam proporcionar-lhe, em pé de igualdade com o restante de seus concidadãos. A conjunção de ambos os direitos conduz a afirmar que o direito à educação engloba, como um de seus conteúdos, o ensino dos aspectos concernentes à afetividade e à sexualidade, que não podem ser negados sem graves prejuízos para o indivíduo, tal como reiteram a medicina e a psicologia. A educação sexual não só é uma parte essencial da própria felicidade e bem-estar do indivíduo, como também de uma socialização adequada (Amor Pan, 2003, p.218).

Para Dall'Alba (1992; 1998), abordar a educação sexual do deficiente mental é uma tarefa bastante complexa, uma vez que as questões da sexualidade envolvem nossos próprios conflitos sexuais relacionados também às posições morais e políticas em todas as instâncias sociais que lidam com o deficiente. Se há dificuldades por parte dos educadores quando pensam em oferecer uma orientação sexual, esta é mais evidente quando se trata de uma pessoa deficiente, por vários motivos:

a) em geral, os possíveis educadores não têm formação e preparo para realizar essa orientação;
b) prevalecem, entre os educadores, os valores pessoais relacionados às suas próprias concepções de sexualidade; por exemplo, há valores familiares, especialmente sobre namoro, casamento, reprodução e uso de métodos anticoncepcionais; tais valores merecem ser conhecidos e refletidos;
c) e, finalmente, há uma grande carência de materiais para serem usados como recursos alternativos de orientação para a população especial. De qualquer forma, a despeito de toda e qualquer dificuldade, uma orientação sexual eficaz dependerá da boa vontade do educador associada ao trabalho em equipe de toda a instituição escolar em conjunto com os pais e familiares.

Todavia, a literatura vem apontando a importância de oferecer orientação sexual à pessoa com deficiência, ressaltando os efeitos nefastos da não orientação. Vasconcelos, V. O. (1996) afirma que, segundo os autores dos artigos analisados por ela, a maioria dos comportamentos inadequados é consequência de uma orientação sexual distorcida, ineficaz ou mesmo inexistente. Ressalta ainda que a orientação sexual deve ser voltada aos jovens com deficiência mental e também aos pais e professores desses jovens. A grande dificuldade dos pais, professores e de toda a sociedade em relação ao tema decorre, em grande parte, da desinformação de todos na sociedade.

Quando se buscam profissionais ou mesmo familiares que se disponham a oferecer programas de orientação sexual para a população deficiente, é bastante comum o argumento de que não se está preparado e de que os deficientes não precisariam dessa orientação, o que justificaria a escassez desse tipo de iniciativa.

A questão da sexualidade e da deficiência não é um fato isolado; mas abraça a vida como um todo, com todas as particularidades e nuances. As manifestações sexuais daquele que tem algum tipo de "diferença" não representam um "problema" em si, decorrente da própria deficiência, mas sim representam um problema para a sociedade na medida em que é o contato com tais manifestações que revela nos educadores os seus próprios preconceitos, tabus sociais e limites na área sexual (Denari, 1992).

Dall'Alba esclarece que:

[...] percebe-se o despreparo da escola em lidar com a sexualidade e também com a deficiência mental. Esse despreparo acaba por gerar um drama para o professor quando ele tem de tratar a questão das manifestações sexuais de seus alunos. Tais (pré) conceitos distorcidos, de fato, constituem a "lente" através da qual o professor vê e busca compreender as manifestações sexuais do seu aluno. Desse modo, os preconceitos deformam a visão da sexualidade levando a uma exacerbação dos seus aspectos negativos. O preconceito impede uma reflexão mais profunda e constante de questões relativas à sexualidade e à deficiência. A ausência desse tipo de reflexão faz com que o desconhecimento sobre o assunto permaneça, mantendo, por sua vez, o caráter de imprevisibilidade das manifestações sexuais das pessoas ditas deficientes e o medo de que as mesmas se tornem incontroláveis [...]. O debate sobre a sexualidade e deficiência levanta questões relativas à concepção de sexualidade humana veiculada e contribui para a ruptura de mitos e tabus que têm dificultado ao homem compreender sua real dimensão e relacionar-se com outros homens [...]. O estudo, a reflexão e o delineamento de critérios para uma educação sexual acabarão, a médio ou a longo prazo, por destruir o medo diante da "imprevisibilidade" das manifestações, porque permitirão prever alguns comportamentos e reconhecer o direito da pessoa caracterizada como deficiente de manifestar sua sexualidade (Dall'Alba, 1998, pp.218-220).

Ou seja, a pessoa com deficiência não só poderia, mas deveria, ser beneficiada por programas de orientação sexual, pois a falta de esclarecimentos favorece a ocorrência de comportamentos inadequados, como: exibição pública de comportamentos sexuais, exploração sexual por terceiros, dificuldades relacionadas à higiene, à prevenção de doenças e à gravidez, e uma inabilidade geral para desenvolver relacionamentos interpessoais de afeto e amor. Assim, programas de orientação sexual poderiam ser oferecidos a grupos de jovens com deficiência mental, buscando, de forma apropriada, oferecer um espaço para uma reflexão e para o desenvolvimento de conhecimentos adequados, através de recursos metodológicos específicos, acessíveis e eficazes.

Os programas de orientação sexual, em geral, são deficitários quando são cópias integrais daqueles oferecidos em escolas regulares, sem considerar a necessidade de utilizar recursos educacionais específicos para os indivíduos com deficiência mental. Geralmente, esses programas focalizam a moralidade e bons hábitos de saúde (limpeza e higiene) e costumam servir mais como um treino para inibir a sexualidade do que um espaço adequado para discutir o assunto, visando à redução da ansiedade e à aprendizagem de comportamentos sexuais apropriados. Geralmente, os programas tradicionais têm se mostrado inadequados.

Antes de tudo, é preciso ressaltar que uma orientação sexual destinada à pessoa com deficiência não precisa ser "especial" ou, necessariamente, "diferente". O que deve mudar, em muitos casos, são os recursos. Deve-se torná-los viáveis para que a orientação sexual seja compreensível, de acordo com as especificidades próprias de cada deficiência. Assim, os conteúdos e os preceitos éticos das possíveis propostas de orientação sexual para a pessoa com deficiência não devem diferir daqueles discutidos no âmbito da orientação sexual na escola regular. Cabe aos profissionais de diferentes áreas, em conjunto, sistematizar e divulgar as iniciativas de implementação eficazes já realizadas e sugerir outras (Amor Pan, 2003; França-Ribeiro, 1995; Freitas, 1996).

A esse respeito, Amor Pan (2003, p.225) também defende que os programas de orientação sexual destinados a pessoas com deficiência não devem se diferenciar daqueles oferecidos às pessoas sem deficiência, fazendo justiça à riqueza significativa da sexualidade humana. Nesse sentido o autor defende que a "orientação sexual" deve enquadrar-se em todo o processo formativo da pessoa, ser oferecida de maneira contínua, relacionada com a vida diária da população em questão, de forma preventiva. Além disso, a orientação sexual "não pode ser reduzida a uma simples informação biológica ou dos aspectos higiênicos e sanitários inerentes ao tema". Outrossim, França--Ribeiro (1995) nos lembra que de nada adiantaria uma proposta de orientação sexual bem planejada, estruturada e adequada se os agentes educativos da instituição não refletirem sobre suas próprias atitudes em relação a sua sexualidade e à de outros e se continuarem resistentes às necessidades afetivas de seu alunado.

Não há, necessariamente, a exigência da presença de pessoas especializadas sobre sexo na escola para se desenvolver um programa de orientação sexual. Quem poderia assumir essa tarefa não precisa dominar profundos conhecimentos sobre a sexualidade mas, antes, estar preparado no sentido de ter refletido sobre seus valores, posturas, crenças e sobre as reais necessidades de seus educandos nesta área (Sayão, 1997). A esse respeito, a autora Dall'Alba comenta que:

> Esses conhecimentos devem estar aliados a uma reflexão constante sobre os objetivos da ação pedagógica e suas implicações, bem como ao saber ver, ouvir e perceber as reais necessidades dos alunos, levando em consideração suas inquietações e seus interesses. Essa tarefa poderia envolver qualquer educador que se propusesse a enfrentar a questão, garantindo a inserção das discussões sobre sexualidade no processo educativo global (Dall'Alba, 1998, p.217).

Acreditamos que os programas de orientação sexual deveriam partir da necessidade dos deficientes (temas de interesse, dúvidas mais frequentes), ter objetivos apropriados e estratégias metodológicas que garantam um aprendizado efetivo. Enfim, deveriam criar um espaço para que as pessoas com deficiência possam entender e refletir, na medida do possível, sobre as informações recebidas e sobre os conhecimentos adquiridos. Melhor dizendo, os objetivos do programa devem ter relação com a vida prática e cotidiana dos deficientes, para que ele seja eficaz, garantindo as dimensões preventiva, educativa, prazerosa e humana.

Freitas (1996) argumenta que há inúmeros temas que poderiam ser trabalhados em uma proposta de orientação sexual para deficientes nas instituições. Entretanto, os profissionais envolvidos deveriam refletir sobre a implementação de qualquer proposta, especialmente quanto aos seus objetivos. Para essa autora, a maioria das instituições educacionais não despertou para a necessidade e a importância de se trabalhar a educação sexual, de forma histórica, política, social e não apenas fisiológica e biológica. Para as instituições educacionais especiais, a situação não é diferente. A autora ressalta que há discussões sobre o assunto entre profissionais, educadores e pesquisadores, mas fica-se esperando que medidas oficiais sejam tomadas para que propostas eficazes possam fazer parte do currículo oficial das instituições e contribuam para um processo de educação amplo e transformador.

Evans e McKinlay (1989) afirmam que as iniciativas de orientação sexual ainda são raras e experimentais e que há carência de recursos e materiais na área. Nesse sentido, os autores defendem que os professores que se propõem a realizar uma orientação sexual necessitam ter acesso às pesquisas existentes e realizar mais pesquisas na área e também receber um treinamento intenso para que eles próprios possam reconsiderar suas concepções e desenvolver atitudes mais apropriadas. Os autores completam que seria fundamental que, além dos professores, outros profissionais e familiares participassem da implementação dos programas de orientação sexual. Todos os envolvidos deveriam manter com os educandos deficientes mentais uma relação cordial, respeitosa e próxima; acima de tudo, com confiança mútua.

No caso dos pais, estes precisariam aceitar as manifestações da sexualidade no desenvolvimento de seus filhos para depois se envolverem na orientação sexual deles, de maneira que os processos de educação sexual na família fossem coerentes com as informações oferecidas nos programas de orientação sexual na escola (Evans e Mckinlay, 1989). A esse respeito citamos França-Ribeiro, que defende a necessidade urgente da orientação sexual nas escolas em parceria com a família.

De um modo geral, existe grande controvérsia em relação à quem cabe a educação e orientação sexual. Pela influência das religiões, alguns grupos defendem o direito de apenas a família impor aos filhos seus próprios valores nesse terreno, enquanto outros acham que a escola deveria assumir também tal atribuição, já que não deve se envolver apenas o dito intelectual, mas atuar em áreas que facilitam a adaptação dos indivíduos e lhes permitam o exercício pleno da cidadania [...]. No entanto, hoje está muito claro ser impossível desenvolver um bom trabalho nesta área, sem contarmos com a participação do binômio família-escola (França-Ribeiro, 1995, p.154).

Para Evans e McKinlay (1989), a implementação de programas de esclarecimento e orientação sexual para a pessoa deficiente deve ser cuidadosamente planejada e voltada às reais necessidades dos educandos, além de se usar recursos adequados e garantir resultados eficazes. Outrossim, deve-se considerar a existência das várias deficiências, seus diferentes graus e adaptar as formas de se trabalhar o assunto para que a orientação seja eficaz, embora isso não signifique que não seja possível planejar a orientação inclusive para um grupo de deficientes mentais severos. A orientação deveria fazer parte de um programa de desenvolvimento pessoal e social mais amplo e deveria ser apresentada em um contexto que envolvesse: a vida em família, o relacionamento amoroso e o respeito pelos outros. Os autores sugerem, ainda, que se deve enfatizar as questões de relacionamento: distinguir família de amigos, amigos de estranhos e contatos corporais considerados aceitáveis ou inaceitáveis (visando à prevenção da exploração sexual por parentes, cuidadores ou estranhos).

Em relação ao conhecimento dos fatos biológicos num programa de orientação sexual, os autores sugerem que alguns comportamentos, como a menstruação (higiene) e a masturbação, devam ser compreendidos como práticas pessoais. Entretanto, no caso da masturbação, trata-se de um tema polêmico. Por exemplo, alguns teóricos defendem que os professores deveriam ensinar seus alunos a se masturbarem e inclusive assisti-los. Outros, porém, são radicalmente contra. Há os que acreditam que a vigilância e o ensino podem evitar riscos de danos à saúde mas, por outro lado, há os que acreditam que essa vigilância pode causar danos psicológicos, pois invade a privacidade do sujeito; além disso, as questões legais, relacionadas à vigilância variam em diferentes países. Os autores concluem que a participação da família é fundamental, especialmente ao lidar com essa questão polêmica e com outras como a contracepção, a esterilização, o aborto, a custódia de filhos, a homossexualidade, o aconselhamento genético etc.

Russell e Hardin (1980) afirmam que atualmente têm sido divulgados muitos programas de orientação sexual, mas poucos são especificamente voltados para os indivíduos com deficiência. Quando isso ocorre, priorizam-se temas como o casamento, a capacidade de cuidar dos filhos e educá-los e o desejo da esterilização. Para os autores, apenas recentemente tem sido deslocada a atenção para outros temas e para a importância de incorporar a educação sexual como parte integrante do currículo educacional de pessoas com deficiência mental.

Russell e Hardin citam diferentes estudos que enfatizam a importância e a relevância de oferecer programas de orientação sexual a pessoas com deficiência mental. Segundo os autores, os estudos mostram que as pessoas com deficiência mental têm poucos conhecimentos e informações sobre sexualidade, que isso poderia colocá-los em situações mais vulneráveis à agressão e ao abuso de terceiros, e que todos se beneficiariam de programas de orientação sexual. Os autores comentam que os pais oferecem poucas informações sobre sexualidade aos seus filhos, mostram-se ansiosos diante do assunto e, em geral, têm um conhecimento limitado sobre sexualidade. Entretanto, os pais mostram-se disponíveis para participar de programas de orientação sexual junto com seus filhos com deficiência mental. Da mesma maneira os professores têm dificuldades, mas mostram-se favoráveis à orientação sexual para os seus alunos. Russel e Hardin (1980) concluem que seria irreal acreditarmos que os alunos com deficiência mental não têm duvidas sobre sua sexualidade e que não respondem à sexualidade da mesma maneira que outros jovens não deficientes. Por essa razão, oferecer programas de orientação sexual para esta população não é somente uma necessidade, mas é um direito que só vai ajudar no caminho em direção à verdadeira inclusão social:

> A questão não é mais se a criança deficiente mental irá receber educação sexual, mas quando e de que forma. Parece imperativo que à educação sexual seja dada uma identidade como área de estudo tanto para estudantes deficientes mentais treináveis quanto para os educáveis. Somente nesse sentido eles poderão adquirir um ajustamento social adequado que, em geral, é considerado o principal objetivo de currículos destinados à população deficiente mental. Através da inclusão de programas de educação sexual, os deficientes mentais poderão entender melhor a si próprios e aos outros e poderão desenvolver-se de modo a tornar-se adultos que responderão adequadamente aos sentimentos de amor e afeição que todas as pessoas têm [Tradução da autora] (Russell e Hardin, 1980, p.314).

O estudo de França-Ribeiro (1995) investigou as dificuldades relativas à implementação de programas de orientação sexual numa instituição educacional para deficientes mentais. Os resultados de seu estudo mostram que a escola atribui grande importância à implantação de programas de orientação sexual para sua clientela, mas o relato dos profissionais (técnicos, assistentes e professores) entrevistados deixa claro que todos reconhecem as dificuldades em operacionalizar uma proposta eficaz de orientação sexual. Também mostram que os objetivos dessa orientação sexual, em geral, tendem mais para um controle dos comportamentos indesejados que para a prevenção e a eliminação dos comportamentos de risco e para o favorecimento pessoal e o ajustamento saudável da vida afetivo-sexual da clientela deficiente mental. Também observou os seguintes aspectos:

a) não existe uma política clara na escola em relação à orientação sexual;

b) quando há orientação, essa é uma iniciativa pessoal e não é tratada de forma sistematizada através de planejamentos educacionais que fazem parte da estruturação curricular da escola;
c) falta preparo aos profissionais que vão atuar na orientação sexual;
d) falta preparar toda a escola para o desenvolvimento da orientação sexual e não somente alguns setores técnicos, como a psicologia, por exemplo;
e) a escola demonstra um esquema forte de repressão e controle das manifestações sexuais dos alunos, refletindo o grande temor e o despreparo dos profissionais diante das manifestações sexuais dos alunos.

França-Ribeiro (1995) conclui a esse respeito que muitos aspectos devem ser considerados antes de se implementar um programa de orientação sexual para pessoas com deficiência mental em uma instituição escolar. O primeiro passo seria garantir que todos os profissionais envolvidos entendessem os objetivos da proposta de orientação sexual voltada para sua clientela. Os profissionais deveriam, ainda, refletir coletivamente sobre sua postura e seus valores diante da sexualidade para depois conversarem com os pais de seus alunos. De nada adiantaria uma postura aparentemente racional dos profissionais e dos pais diante das manifestações sexuais do deficiente mental se os estereótipos, preconceitos e valores sobre o assunto prevalecerem na prática.

As sugestões de França-Ribeiro (1995) para a implantação de uma proposta de orientação sexual para as pessoas deficientes mentais na escola, que poderiam trazer resultados benéficos a todos, podem ser resumidas nos seguintes pontos:

a) que qualquer proposta fosse discutida por inteiro, primeiramente entre os profissionais da escola e a família dos alunos;
b) que os profissionais e pais pudessem discutir a sexualidade formando grupos de reflexão, discussão e informação sobre o assunto;
c) que a família e a escola buscassem atuar em parceria;
d) que o setor de psicologia ficasse responsável pelo atendimento e

assessoramento dos responsáveis pela programação em orientação sexual;
e) que a escolha dos critérios de seleção dos profissionais que iriam atuar desenvolvendo a programação junto aos alunos fosse cuidadosa, no sentido de garantir que estes profissionais fossem do próprio quadro de educadores da escola, que mostrassem um nível satisfatório de intimidade com os alunos e que estivessem capacitados ou dispostos a continuar aprendendo, pesquisando e refletindo (junto a cursos de especialização e pós-graduação na área da educação sexual);
f) que o programa fosse avaliado para garantir a eficácia e a qualidade da atuação desenvolvida.

França-Ribeiro (1995) afirma que esta formação poderia e deveria fazer parte dos cursos na área de Educação Especial, com disciplinas de sexualidade nas habilitações em Educação Especial nos cursos de Pedagogia, para garantir uma reflexão crítica sobre a questão e o recebimento de informações básicas nesta área. O autor conclui que são necessárias mais pesquisas na área para criar, urgentemente, uma infraestrutura de aconselhamento sexual adequada aos adolescentes e adultos deficientes mentais, preocupação esta que, segundo ele, iniciou-se no Brasil em 1981, no Núcleo de Integração dos Deficientes, mas que ainda é escassa, tendo em vista a necessária "implantação e aperfeiçoamento de programas de orientação sexual, além dos serviços-suporte que devem ser oferecidos, visando realizar um acompanhamento para ajudar no ajustamento sexual dos portadores de deficiência mental" (França-Ribeiro, 1995, p.395).

Uma postura adequada dos profissionais que elaborariam e desenvolveriam a orientação sexual já seria de grande auxílio para que toda a escola se envolvesse na proposta e a entendesse como uma questão educacional preventiva e necessária, a despeito dos valores e assuntos polêmicos que poderão surgir. Ainda que a literatura, especialmente a internacional, apresente várias propostas de programas de orientação sexual, deve-se considerar que essas ou quaisquer outras propostas devem ser ajustadas em vários sentidos: à realidade da clientela, a uma dada condição social e histórica; ao tipo e ao comprometimento da deficiência; à idade e às necessidades dos alunos; e, finalmente, ao nível sociocultural e aos recursos físicos e humanos disponíveis na instituição.

Freitas (1996), em seu estudo, objetivou conhecer a opinião de alguns profissionais que trabalham em Educação Especial sobre a implementação de propostas de orientação sexual para pessoas com deficiência mental. Nesse estudo participaram 17 profissionais. Entre eles, havia médicos, fonoaudiólogos, pedagogos, fisioterapeutas, assistentes sociais, terapeutas ocupacionais, psicólogos, dentistas e professores de duas instituições especiais que atendem alunos com deficiência mental.

Freitas (1996) aponta que todos os profissionais entrevistados manifestaram-se favoráveis à realização de uma proposta de orientação sexual na instituição, embora demonstrassem dificuldades e inseguranças e relatassem não saber como lidar com as questões relativas à sexualidade dos alunos; isso porque eles alegaram não ter informações e experiências. As justificativas apontadas pelos profissionais ao concordarem com a proposta de orientação sexual contemplam três aspectos:

a) necessidade de orientação aos pais;
b) necessidade de orientação sexual aos alunos;
c) necessidade de preparo dos professores e técnicos da escola para trabalhar na área.

Os professores justificaram a necessidade de oferecer orientação aos pais pelo fato de a família poder contribuir com a escola; a necessidade de oferecer orientação aos alunos pela existência de comportamentos inadequados, curiosidades e questionamentos por parte deles, e a necessidade de oferecer orientação sexual aos profissionais pelo despreparo e pela falta de conhecimento técnico sobre o assunto assumido por eles.

Freitas argumenta que há vários relatos sobre a sexualidade dos alunos nas instituições e que é preciso um trabalho de orientação, pois a omissão e o silêncio dos professores não contribuirão para uma educação adequada dos alunos, para que eles possam experienciar favoravelmente suas manifestações sexuais. Em relação a essa necessidade, alguns profissionais entrevistados se contradizem, alegando que uma orientação sexual na escola poderia aguçar a curiosidade das crianças e estimular os comportamentos sexuais, especialmente diante de professores que não têm informação sobre o tema na escola. Segundo a autora:

> Essas colocações deixam transparecer as dificuldades que os profissionais encontram no seu ambiente de trabalho, que podem gerar atitudes punitivas dos profissionais e da família, como, por exemplo, vigiar, reprimir e não enfrentar a sexualidade da pessoa com deficiência (Freitas, 1996, p.52).

A sugestão dos profissionais entrevistados para a realização de um trabalho de orientação sexual na escola foi a confecção de uma proposta estruturada que fizesse parte do currículo normal da escola e que fosse colocada em prática de forma individual e somente para aquelas crianças que estivessem manifestando comportamentos sexuais. Essa metodologia de trabalho, sugerida pelos profissionais, refletiu, primeiramente, suas ansiedades e a falta de condições estruturais para o oferecimento de uma orientação sexual nas instituições pesquisadas (Freitas, 1996). Argumentamos, em relação a isso, que esse tipo de orientação sexual almejada por alguns profissionais entrevistados por Freitas (1996) tem um padrão remediativo, com as desvantagens já discutidas anteriormente. Para que a orientação sexual faça parte de uma proposta educativa abrangente e preventiva, ela deveria ser realizada em grupos de alunos, de professores e de familiares, incluindo discussões de forma reflexiva e crítica.

Para que a orientação sexual oferecida aos alunos seja efetiva, é necessário oferecê-la antes aos profissionais e à família e refletir sobre seus objetivos. Um dos argumentos encontrados nos relatos dos profissionais dessa pesquisa é que a "orientação visaria canalizar a energia sexual dos alunos para outra fonte de interesse". Esclarecemos que, mais do que a escola aceitar e acreditar na necessidade de orientação sexual, deve-se saber qual o tipo de orientação que seria oferecida. Para que haveria orientação sexual aos alunos com deficiência mental? O que pensam os professores sobre os comportamentos sexuais e a vida sexual de seus alunos? O que a escola almeja com a implementação da orientação sexual para alunos com deficiências?

Sobre a possibilidade de implantação de propostas de orientação sexual nas instituições estudadas, Freitas aponta que os profissionais alegam carência de profissionais e de propostas metodológicas especializadas para orientar os professores e técnicos da escola. Acreditam que, no dia a dia, o aluno recebe orientação sexual de forma assistemática e informal, advinda de profissionais que não têm formação. Por isso, acreditam na importância dos educadores em receber, de profissionais especializados, orientações sobre como atuar na questão:

> Também verificamos que os profissionais entendem que a sua formação seja fornecida ou subsidiada por outros profissionais; essa fundamentação pela qual o profissional enseja deveria vir sempre pela iniciativa de outros. Percebemos que em nenhum momento foi levantada a sugestão de que ele próprio poderia de alguma forma ser o agente de sua formação, ou seja, o profissional não se vê ele próprio se educando para trabalhar com a sexualidade como agente que vai em busca; ele espera que venham lhe dizer o que e como fazer (Freitas, 1996, p.58).

A autora ressalta que a literatura evidencia que uma educação sexual para deficientes mentais não deve ser diferente das propostas voltadas para as pessoas normais. Para efetivar esse objetivo é preciso desenvolver formas diferentes de se transmitir os mesmos conhecimentos com uma metodologia adequada para que os alunos deficientes compreendam os conteúdos trabalhados.

Sobre esse aspecto, vale a pena observar que os assuntos listados como necessários na proposta de orientação sexual no estudo citado também não diferem daqueles comumente destacados pelos professores de escolas regulares. Em ambos os casos, inclusive, os temas reforçam a ideia genitalizada da sexualidade humana, isto é, enfocam uma orientação sexual predominantemente marcada por temas da sexualidade que privilegiam a questão biológica e não a psicossocial.

Freitas (1996) conclui que uma proposta de orientação sexual nas instituições especiais é fundamental, pois, além de os deficientes mentais serem pessoas que também têm direitos e deveres relativos aos relacionamentos afetivo-sexuais, garantir a eles o direito de receber uma orientação sexual poderia ser um caminho para diminuir o preconceito social e alcançar a efetiva e almejada inclusão social. Essa orientação sexual deveria estar inserida na escola e estender-se aos familiares dos alunos; deveria também ser elaborada e realizada por toda a equipe de profissionais, por meio de ações interdisciplinares que favoreçam o desenvolvimento global do aluno.

Os obstáculos para a implementação de programas adequados de orientação sexual para a pessoa com deficiência baseiam-se em duas crenças sociais errôneas: a suposição de assexualidade ("portanto, não precisa") ou hipersexualidade ("pode aguçar ainda mais") dos deficientes. Essas duas crenças não justificariam privar o deficiente mental do direito à informação e à reflexão sobre os vários aspectos da sexualidade, resguardando sua saúde sexual e resgatando sua cidadania. Todos os familiares e todos os deficientes mentais, mesmos aqueles mais comprometidos, seriam, a nosso ver, beneficiados com a implementação de programas adequados e eficazes de orientação sexual.

Lipp (1981) acredita que é mais fácil oferecer uma orientação sexual aos jovens com deficiência mental quando o grau de comprometimento da deficiência é mais severo. Isso porque as sugestões elencadas pela autora para esses programas em seu livro *Sexo para deficientes mentais* se restringem, basicamente, ao controle dos comportamentos inadequados e à discriminação de situações em que a manifestação dos comportamentos sexuais é possível. Segundo essa autora, a relação sexual, o casamento e a gravidez planejada não ocorreriam com esses deficientes, chamados de "dependentes", enquanto para os deficientes não dependentes o desejo de casamento seria frequente, o que implicaria que o assunto fosse conversado desde a infância. A autora defende que, embora haja desejo sexual nas pessoas deficientes não dependentes, elas não deveriam ser incentivadas para o casamento, mas sim, deveriam se contentar com as amizades. Acreditamos que isso seja uma questão polêmica que envolve valores sociais e familiares. Qualquer "regra" que restringe a possibilidade de vivenciar a sexualidade, *a priori*, nos parece uma precaução radical.

França-Ribeiro (2001) oferece algumas sugestões para favorecer o aprendizado de condutas adequadas na área da sexualidade, se as escolas promovessem programas de orientação sexual para os alunos com deficiência mental:

a) os professores e pais deveriam conhecer suas atitudes e valores na área da sexualidade;
b) os profissionais e pais deveriam atuar em sistema de parceria na elaboração e na realização da orientação sexual junto aos deficientes mentais;
c) o espaço da orientação sexual também deveria ser utilizado para fornecer informações aos pais, tornando acessíveis a eles materiais que pudessem ampliar seus conhecimentos sobre o tema;
d) a escola poderia planejar atividades sociais que promovessem aproximações afetivas, como festas e brincadeiras em geral;
e) a escola e os familiares deveriam incentivar amizades, paqueras e namoros, pois esses comportamentos seriam aprendidos adequadamente através da prática durante o processo de socialização;
f) deveria ser ensinado aos deficientes mentais o reconhecimento de toques ou contatos físicos inadequados ou violentos e como reagir informando os responsáveis;
g) os pais deveriam ser orientados a evitar o excesso de proteção e de vigília no início da puberdade. Tais atitudes poderiam privar o deficiente de oportunidades de aprender condutas sexuais;
h) o deficiente deveria ser esclarecido sobre as responsabilidades do casamento, mas não se deveria negar-lhe o direito ao casamento; ele deveria ser orientado sobre suas implicações, as características da relação a dois e o possível cuidado com a prole;
i) acima de tudo, deveria haver um espaço para ouvir os deficientes, saber o que eles pensam e almejam de sua vida afetiva e sexual e quais são suas aspirações e desejos, para ajudá-los a se sentirem mais felizes.

Foxx, McMorrow, Storey e Rogers (1989) realizaram uma avaliação de um programa de treino de habilidades sociais e sexuais para adultos com deficiência mental. As premissas eram: a) que esses sujeitos são capazes de aprender habilidades sociais, dentre elas as sexuais e b) que a maioria dos estudos sobre as habilidades sociais e sexuais focaliza o relato das pessoas sobre o que elas sabem de sua sexualidade ao invés de ajudá-las a desenvolverem as habilidades que facilitariam o seu desenvolvimento normal e sadio. Para os autores, a aplicação de procedimentos testados empiricamente para ensinar habilidades sexuais poderia ajudar a resolver vários dos problemas associados à deficiência mental, como a gravidez indesejada ou prematura, a exploração e os comportamentos sexuais disfuncionais. Os autores usaram um procedimento de jogos (*board game*) para ensinar os deficientes a aprenderem respostas adequadas e funcionais, treinando habilidades sociais e sexuais. As habilidades sociais envolviam os seguintes comportamentos: cumprimento, interação social, cortesia (atenção), juízo crítico (censura), confronto social e comunicação (responder e perguntar). Os resultados mostraram que as respostas apropriadas dos jogadores (para as situações sexuais) aumentaram durante o treino, embora, evidentemente, fosse necessária uma observação da generalização dessas respostas no contexto social. De qualquer forma, o treino mostrou-se relevante como técnica para que se possa treinar as habilidades sociais e sexuais do deficiente mental.

Lumley e Miltenberger (1997) elaboraram um programa para as pessoas com deficiência mental desenvolverem as habilidades de prevenção ao abuso sexual. Nesse estudo foram desenvolvidos três procedimentos:

1) Treino de habilidades de *autoproteção*:
    a) reconhecer uma situação potencial de perigo;
    b) responder ao abuso sexual, verbalizando ou recusando e/ou escapando da situação;
    c) relatar a situação de abuso ocorrida.

2) Avaliação das habilidades, antes, durante e depois, a fim de garantir uma "linha de base" para planejar o programa:
   a) avaliação do conhecimento (conteúdo) através de questionários, listas para pais responderem, jogos;
   b) *role-play* (simulação da situação e observação do comportamento);
   c) avaliação no local (simulação do assédio real e observação do ambiente).

3) Avaliação dos procedimentos *de tratamento*: averiguação de duas diferentes intervenções em dois grupos.

Os autores concluem, enfim, que:
   a) o abuso sexual em pessoas com deficiência mental é um problema sério e as pesquisas sobre a prevenção do abuso são escassas;
   b) as pessoas com deficiência mental são capazes de adquirir habilidades de autoproteção, desde que ensinadas; em geral, é possível ensinar aos deficientes as habilidade básicas de proteção contra abusos sexuais, como a nomeação de partes do corpo, identificação de situações de risco e o que fazer e como relatar essas situações;[1]
   c) novas pesquisas na área deveriam ser realizadas, inclusive sobre as questões éticas.

Tang e Lee (1999) argumentam que os familiares de pessoas com deficiência mental têm dificuldades para considerar tanto as necessidades sexuais de seus filhos e parentes deficientes, quanto a necessidade de orientação sexual; alegam que a ignorância sobre o assunto poderia prevenir a ocorrência da atividade sexual. Argumentam que a orientação sexual poderia prejudicar a inocência das pessoas deficientes mentais e que oferecer informações sobre sexualidade poderia

---

1 Aproveitamos o assunto para indicar esse ótimo material pedagógico que utilizamos com clientes com deficiência mental para ensinar as habilidades de reconhecer e identificar o abuso sexual em diferentes situações. Trata-se de um livro que contém ilustrações e pequenas narrativas indicando as situações de risco, além de definições e conceitos pertinentes sobre o assunto. Ver: SANCHEZ e PÉREZ, *Manual de educación sexual para la prevención del abuso sexual infantil*, 1996.

estimular preocupações em relação ao sexo nos jovens deficientes, o que já sabemos é uma falácia. Diferentemente de outros autores, eles defendem que poucos familiares acreditam que há necessidade de orientação sexual para seus filhos deficientes e, quando o fazem, delegam essa responsabilidade aos profissionais.

Vasconcelos, V. O. (1996) fez um levantamento bibliográfico sobre as propostas de orientação sexual para a população deficiente mental e constatou que elas convergem em algumas premissas:

a) muitos dos comportamentos inadequados e dos prejuízos à saúde (doenças, gravidez) que ocorrem com os deficientes mentais são frutos de desinformação sobre a sexualidade e de falta de orientação;
b) a orientação sexual nas instituições é uma questão urgente e necessária, mas não tem sido colocada em prática em muitas instituições por motivos diversos;
c) jovens com deficiência mental mostram profundo interesse em aprender assuntos relativos à sexualidade, mas dificilmente encontram recursos adequados (livros e vídeos acessíveis, por exemplo);
d) muitos deficientes têm experiências sociais restritas e, nesta socialização, seus modelos são seus pares, sem nenhuma orientação dos adultos;
e) os pais dos jovens com deficiência mental, em geral, são desprovidos de informações, inclusive sobre como orientar seus filhos, o que os faz reproduzirem uma educação sexual repressiva e conservadora;
f) ao se elaborar uma proposta de orientação sexual devem-se considerar as concepções dos pais e dos profissionais sobre a deficiência e sobre a sexualidade, pois dessas concepções decorrem suas atitudes;
g) as propostas de orientação devem considerar a individualidade dos deficientes, opondo-se à concepção que compreende a condição deficiente como homogenizadora;
h) as propostas de orientação sexual devem proporcionar aos deficientes mentais uma vida em comunidade mais agradável, integrada e adaptada;

i) e, finalmente, a implementação de programas de orientação sexual têm enfrentado, em geral, obstáculos no núcleo familiar e na comunidade.

Lemos e Menin (1999) argumentam que ao falar de normalização e integração da pessoa deficiente mental devemos considerar a sexualidade como um fator que deve ser trabalhado de forma pedagógica e ética. Diante da formação deficitária dos profissionais nesse assunto, os autores apresentam uma proposta de trabalho que procura fornecer subsídios para a orientação sexual do deficiente mental a partir das dúvidas e dificuldades apontadas pelos pais e professores quanto à sexualidade de seus filhos e/ou alunos. A proposta de Lemos e Menin (1999) divide-se em três etapas: a) reuniões com familiares e reuniões com professores para levantamento das dúvidas e das dificuldades sobre o tema; b) reuniões de esclarecimento com os familiares e com os professores sobre as dúvidas levantadas; c) e avaliação da orientação recebida.

Lemos e Menin (1999, p.177) apresentaram, a partir deste levantamento, uma proposta de esclarecimento, embora reconheçam que em relação a alguns temas, como casamento e homossexualidade, a tomada de decisão "deve ser discutida e assumida junto aos pais e familiares do deficiente, levando-se em consideração as normas familiares, modos de vida e bem-estar no convívio".

As aulas de esclarecimento incluíram diferentes temas como o corpo, a masturbação, a menstruação, a gravidez, o namoro e o casamento, a virgindade e a homossexualidade. Apresentaremos, a seguir, uma síntese do conjunto de objetivos visados pelos autores nos conteúdos que seriam trabalhados no programa:

1) CORPO HUMANO: compreender e conhecer o próprio corpo; abordar as sensações e sentimentos presentes no desenvolvimento;
2) MASTURBAÇÃO: apresentar a masturbação como forma de expressão da sexualidade; abordar mitos e preconceitos sobre a sexualidade do deficiente mental garantindo uma convivência social melhor;

3) PUBERDADE: explicar as transformações físicas de meninos e meninas, ensinar a identificar o período da menstruação, esclarecer as implicações sociais do período fértil e orientar sobre questões de higiene e cuidados com o corpo neste período;
4) VIDA SEXUAL ATIVA: explicar como ocorre a gravidez e a responsabilidade que ela implica, discutir os métodos anticoncepcionais e relatar as doenças sexualmente transmissíveis;
5) RELACIONAMENTO AFETIVO: abordar diferentes formas de relacionamentos e de vínculos afetivos, explicar sobre os tipos de sentimentos e sensações presentes neles, refletir sobre a responsabilidade, os direitos e deveres do casamento e sobre o compromisso assumido perante a sociedade;
6) QUESTÕES PSICOSSOCIAIS: esclarecer o conceito de virgindade e de atração sexual por pessoas de mesmo sexo, o comportamento homossexual e jogos sexuais como parte do desenvolvimento humano.

Segundo Lemos e Menin (1999), as mães e os professores avaliaram que suas dúvidas sobre os temas da sexualidade foram esclarecidas, que a apresentação de figuras junto com as orientações facilitou o entendimento e que deveria haver orientações constantes sobre o tema para manter a discussão e a reflexão. Durante a orientação, percebeu-se que as mães e os professores tinham conceitos distorcidos e sentiam-se ansiosos e inseguros para tratar da sexualidade. Além disso, lamentavam o pouco tempo para o debate e a discussão, almejando encontros mais prolongados. Os resultados satisfatórios dessa experiência mostram a possibilidade de intercâmbio entre a família e a escola de forma que pais e professores mais bem preparados possam lidar de forma mais favorável com a manifestação sexual de seus alunos ou filhos.

Cruz (1992) relata uma iniciativa de realizar um programa de orientação sexual para todos os alunos de uma escola, desde os 3 anos até os jovens adolescentes de 15 anos, em uma instituição para deficientes mentais. O programa almejou oferecer aos alunos orientações desmistificadas sobre o funcionamento do corpo humano e sobre o prazer da descoberta do corpo desde a primeira infância. Antes da execução do programa, a autora relata que houve uma reunião com os pais para informá-los, esclarecê-los e convidá-los a participar. O programa ocorreu em três blocos, cada um com contendo vários assuntos:

1) PROGRAMA PRÉ-ESCOLAR:
   a) esquema corporal;
   b) atividades da vida diária;
   c) higiene e saúde.

2) PROGRAMA ESCOLARIDADE:
   a) higiene e saúde, cujos temas eram o corpo humano, saúde e doença, hábitos de saúde, transmissões de doenças e alimentação;
   b) autocuidados, cujos temas eram atividades sadias, amigos e brincadeiras, perigos na saúde, amizade, medicamentos, vocabulários, higiene, como usar banheiros públicos, cuidados nas injeções e conversas com estranhos;
   c) A vida da gente, com os temas: concepção, gestação, nascimento, puberdade, relação sexual (*De onde vêm os bebês? Como nascem? O que é uma família? Vida, amor e sexo; O que acontece com meu corpo? Puberdade, masturbação, relação sexual e concepção*).

3) PROGRAMA DE ATENDIMENTO INDIVIDUAL:
   a) conhecimento do próprio corpo;
   b) conhecimento de partes do corpo e funções;
   c) diferenças entre gêneros;
   d) cuidados com o próprio corpo.

Transcrevemos a descrição de Cruz sobre as atividades desenvolvidas e sobre os resultados obtidos:

> A maior preocupação ficou em cuidar de manter a programação informal, gradativa e casual, obedecendo o ritmo do interesse da criança, o seu momento de *querer saber*. Nas atividades de higiene corporal, mais

precisamente no uso dos banheiros, os alunos tiveram a orientação da professora para as questões que surgiam naqueles momentos. Para os pais foram reservadas reuniões especiais com todos os esclarecimentos sobre o programa, principalmente sobre a desmistificação do tema que em algumas famílias ainda se percebia reservas preconceituosas [...]. Os alunos mostraram nitidamente que têm condições de levar adiante, com clareza e desenvoltura, todas as suas questões sobre o sexo. Se persistem, no entanto, preconceitos, restrições e tabus, os próprios alunos evidenciam que estas reservas advêm dos adultos. Fica, pois, registrada a necessidade de, para o próximo momento deste programa, elaborar um projeto a ser desenvolvido com os pais dos alunos e a equipe técnica da escola (Cruz, 1992, pp.18-19).

Glat e Freitas (1996) descrevem a aplicação e a avaliação de um programa de orientação sexual para pessoas com deficiência mental, visando ajudá-las a tomar consciência de sua sexualidade. Para as autoras, o programa seria bem-sucedido se todos aqueles que tivessem contato com os alunos, inclusive suas famílias, estivessem envolvidos de alguma forma. Realizou-se, inicialmente, uma reunião geral com todos os envolvidos na instituição: a direção, a equipe técnico-pedagógica, o corpo docente, os alunos, os pais, os atendentes e os pesquisadores. Em seguida, foram realizadas pela equipe técnica da instituição orientações para os técnicos, professores, atendentes e para a família. As orientações para os alunos foram feitas através de grupos operativos, coordenados por pessoas da instituição e da universidade (os pesquisadores).

Segundo Glat e Freitas (1996), o programa de orientação sexual realizado priorizava as discussões e os trabalhos realizados em grupo; participaram 30 pessoas com deficiência mental (18 de sexo masculino e 12 feminino), com idades entre 17 e 36 anos, que mostravam um certo grau de compreensão verbal e maturidade social. O conteúdo programático direcionava os temas em duas vertentes: a discussão sobre valores e atitudes e a transmissão de informações, ambas introduzidas e debatidas nos grupos, simultaneamente. Os temas trabalhados em relação à informação foram:

- Diferenças entre homem e mulher: transformações corporais e a puberdade;
- Menstruação: conceito, função do ciclo menstrual, os cuidados necessários e higiene;
- Reprodução, gestação e nascimento;
- Métodos contraceptivos.

A avaliação de Glat e Freitas é que os alunos que participaram do programa de orientação sexual o fizeram com interesse e assiduidade. Os pais também participaram, embora a frequência maior tenha sido das mães. As discussões enfatizaram esclarecimentos gerais sobre a sexualidade, mitos sobre a sexualidade em relação às deficiências, alguns aspectos sobre a educação dos filhos e alguns temas polêmicos como esterilização, contracepção e namoro. As autoras concluíram que a iniciativa de oferecer o programa foi válida, eficaz e obteve êxito. Para tanto, algumas premissas foram fundamentais: a) enfocar o sexo como algo normal, comum na vida afetiva e emocional de qualquer pessoa; b) não priorizar as informações sobre os aspectos biológicos e médicos (higiene) e, sim, tratar o tema no contexto psicossexual, o que inclui relacionamento, amor, prazer e responsabilidade; c) conduzir as discussões de forma séria e responsável; d) desenvolver o projeto (sua elaboração, implementação e avaliação) de maneira integrada entre os pesquisadores da universidade e os membros da instituição. Nas palavras das autoras:

> Esta experiência, que foi considerada extremamente válida por todos que participaram, mostrou que é possível desenvolver um programa de educação sexual para pessoas portadoras de deficiência mental. Além disso, foi visto que tal trabalho pode ser realizado sem maiores alterações na rotina da instituição ou escola, e traz benefícios a todos os elementos envolvidos. É também a opinião do grupo participante que programas de educação e orientação sexual devem fazer parte do currículo de qualquer escola ou instituição. Mais ainda, esses programas devem ter um caráter preventivo e, de preferência, ser introduzidos antes de começarem a surgir os primeiros problemas na esfera da sexualidade (Glat e Freitas, 1996, p.51).

Para Assumpção Júnior e Sprovieri (1993), um programa de orientação sexual para deficientes mentais deve ser elaborado por aqueles que, de fato, reconhecem a sexualidade como algo inerente a essas pessoas; esse programa implicaria em desenvolver nesses indivíduos atitudes adequadas frente ao sexo, visando sua melhor adaptação sociofamiliar. Esses autores esclarecem que a participação dos pais e familiares na elaboração e na realização do programa de orientação sexual seria fundamental. Pais e filhos almejam, segundo eles, um programa educativo que aborde diferentes temas, e cuja programação básica possa contribuir ao máximo para o aprendizado do aluno especial. O Quadro 3 resume os temas e a programação básica planejada pelos autores.

Conteúdos abordados com os pais	• Fisiologia sexual e da reprodução; • Medo e ansiedade dos pais em relação ao futuro sexual de seus filhos deficientes mentais; • Meios de comunicação e diálogo com os deficientes mentais; • Limites apropriados e inadequados no comportamento sexual da pessoa deficiente mental; • Alternativas para o desenvolvimento psicossexual do deficiente mental adulto.
Programação básica	• Lista de definições de partes sexuais do corpo e suas funções, em linguagem compreensível; • Comparação das alterações corporais do deficiente mental com a dos familiares normais; • Dramatização de uma conversa entre pais e filhos sobre sexualidade; • Exame de panfletos e livros sobre o assunto; • Ensino aos pais sobre como falar de sexualidade com o filho deficiente mental; • Exame do interesse dos pais em integrar um programa de educação sexual na escola.

Quadro 3 – Programa de Orientação Sexual para Deficientes Mentais, de Assumpção Júnior e Sprovieri (1993).

Objetivos gerais	• Auxiliar o deficiente a estabelecer atitudes realísticas sobre sexualidade; • Auxiliar o deficiente a estabelecer condutas socialmente aceitáveis;.
Desenvolvimento do programa	Etapas: 1) Seleção de pessoas interessadas da comunidade (pais, professores, médicos) para a elaboração de metas e estratégias realmente de acordo com as necessidades da população atendida; 2) Envolvimento dos pais para o esclarecimento de valores éticos e morais; 3) Envolvimento dos administradores da instituição para garantir a responsabilidade conjunta sob o programa e seu sucesso; 4) Estabelecimento de uma programação que realmente atenda às necessidades da população envolvida; 5) Preparar o educador para que ele tenha condições pessoais e recursos adequados na elaboração e realização do programa; 6) Realizar um programa-piloto, pequeno e simples, mas que possibilite fazer as modificações necessárias antes que um projeto global seja implantado na instituição.
Trabalhar alguns aspectos nas atitudes dos participantes frente ao projeto garantindo as mesmas premissas	• Todas as pessoas têm impulsos sexuais que são dirigidos de acordo com as suas capacidades mentais; • A sexualidade tem um componente físico e um emocional. Suas manifestações dependem de experiência e aprendizado; • A sexualidade é um aspecto normal da vida humana; um direito básico e inalienável do ser humano referente à sua expressão sexual, com direito à obtenção de prazer a partir de seu próprio corpo; • A qualidade de vida sexual inicia-se ao nascimento e continua através da vida; • É necessário ouvir as questões do deficiente e procurar responder adequadamente a elas de acordo com seu estágio de desenvolvimento; • O interesse por tópicos sexuais é normal em qualquer pessoa, deficiente ou não; • O deficiente aprende mais com atitudes que com palavras, mesmo aquilo que se refere à sexualidade; • O deficiente necessita de cuidado e aceitação, o que não quer dizer facilitação ou criação de atitudes artificiais; • Os programas devem ser elaborados a partir de grupos razoavelmente uniformes, quer no potencial, quer na organização e nos valores familiares; • Pais e parentes devem reconhecer a necessidade de auxílio no que se refere a sexo e fornecer auxílio aos que realmente se beneficiarão dele; • Os deficientes mentais podem ter condutas aceitáveis socialmente.

Conceitos curriculares específicos	• *Consciência de si*: perceber-se menino ou menina, reconhecer parte do corpo; identificar os processos corporais tais como comer, dormir, evacuar e urinar; treino de toalete; cuidado independente das necessidades corporais; reconhecimento das partes do corpo através de imagens; verbalização de sentimentos e sensações; reconhecimento de seu eu emocional e de suas próprias necessidades; • *Mudanças físicas e compreensão de si mesmo*: perceber-se homem ou mulher, englobando as diferenças sexuais externas, os papéis sexuais, consciência das diferenças individuais, preparação para as mudanças do próprio corpo e aceitação dessas mudanças; mudança nos relacionamentos e expectativas sociais; respostas emocionais ao sexo oposto minimizando a ansiedade; noções de concepção, contracepção e de esterilização como uma possibilidade com suas consequências; controle da natalidade; gravidez, nascimento, informações sobre doenças e condutas sexuais desviantes; • *Relacionamentos grupais envolvendo as relações com amigos(as), namorados(as)*; desenvolvimento do autorrespeito; respeito pelos outros; expectativas voltadas para os relacionamentos; responsabilidades com o grupo social; envolvimento com o grupo; identidade com o próprio sexo, aceitação dos papéis sexuais e sua mudanças; relacionamento sexual heterossexual; repressões e intercurso sexual pré-marital; • *Responsabilidade como homens ou mulheres*: vida independente; preparação para o casamento, seleção de parceiro; deveres econômicos do casamento; autonomia e relacionamento marido-mulher; contracepção, responsabilidade na relação a dois e cuidados com a prole.

Quadro 4 – Programa de Orientação Sexual para Deficientes Mentais, de Assumpção Júnior e Sprovieri (1993). Elaborado a partir do estudo de Assumpção Jr. e Sprovieri (1993, pp.74-80).

Nesse sentido, os autores Assumpção Júnior e Sprovieri (1993) afirmam que os aspectos psicológicos e sociais relativos à saúde deveriam ser abordados no programa de orientação sexual de forma clara, objetiva e ética, sem a interferência de valores e crenças. Além disso, o programa deveria ser elaborado de acordo com as necessidades do deficiente, de sua família, da escola e do grupo social em que ele se insere. Visando a um programa efetivo, que garanta os objetivos propostos, seria interessante que as discussões fossem realizadas em grupo, com o eventual auxílio de técnicas psicoterápicas, de recursos audiovisuais ou ainda de outros recursos adaptados às necessidades dos participantes. Em seguida, os autores apresentam uma proposta de planejamento em orientação sexual para a pessoa com deficiência mental, resumida no Quadro 4.

Moreira, L. M. A. (1995) também propõe um programa de orientação sexual para pessoas com deficiência mental de grau leve e moderado. A proposta, para essa autora, seria oferecer esclarecimentos e momentos de reflexão sobre os temas da sexualidade. No caso de os participantes serem alunos com deficiência mental severa, a autora sugere realizar modificações na programação de forma a atender melhor essa população. O Quadro 5 mostra, resumidamente, os objetivos e atividades propostas pelo referido programa de orientação sexual.

Atividades	Objetivos – Levar os educandos a:
1. Conversando com os pais.	identificar diferentes posições e atitudes dos pais frente à sexualidade dos filhos; refletir sobre a importância da educação sexual na estruturação da personalidade e no comportamento do indivíduo;
2. Sondagem de atitudes do adolescente em relação à sexualidade e à educação sexual.	propiciar um levantamento das atitudes do adolescente quanto às situações relacionadas à sexualidade; oferecer aos alunos oportunidade de se posicionarem em relação aos assuntos a serem tratados na orientação sexual; identificar situações de dificuldade que possam ser inseridas na orientação;
3. Conhecendo e sentindo o seu corpo.	perceber as partes do seu corpo; relaxar os sentidos; sentir a integração das diferentes partes do corpo;
4. Sensibilizando o corpo.	despertar no aluno a compreensão de que o carinho e o afeto fazem parte da sexualidade; incentivar o desenvolvimento de atitudes de autoestima e consideração ao outro; relacionar o corpo ao afeto e ao amor;
5. Caracterizando as partes do corpo.	conhecer e identificar as partes do seu corpo; relacionar as funções do corpo; identificar os órgãos sexuais do homem e da mulher;
6. Discutindo o comportamento sexual do dolescente: como evitar uma gravidez indesejada.	compreender as transformações no corpo e no desenvolvimento que indicam a puberdade; refletir sobre o significado da sexualidade para o adolescente; compreender que a sexualidade deve ser vivenciada com responsabilidade;
7. Sexo e preconceitos: identificando e discutindo os papéis sexuais.	compreender as diferenças entre os gêneros do ponto de vista biológico, psicológico e social; desenvolver atitudes de respeito com relação ao seu próprio sexo e ao outro.

Quadro 5 – Programa de Orientação Sexual para Deficientes Mentais proposto por Moreira, L. M. A. (1995). Elaborado a partir do estudo de Moreira, L. M. A. (1995, pp.10-26).

De acordo com Amor Pan (2003), os professores e os demais profissionais de uma instituição escolar devem chegar a um consenso e decidir um plano de ação relacionado à orientação sexual de alunos com deficiência mental. Após estabelecerem um projeto educacional sobre a sexualidade, os pais devem ser consultados e devem participar das questões envolvidas com o tema. O projeto deve levar em conta uma perspectiva psicossocial mais ampla e mais humanista, centrada em elementos como a qualidade de vida e o significado da deficiência para o deficiente e para a sua família. O autor defende que uma atuação educativa, para ser satisfatória, deve pretender atingir dois objetivos básicos: a) adaptar o sujeito a seu ambiente e b) proporcionar ao sujeito as habilidades necessárias para melhorar sua autonomia pessoal e sua qualidade de vida. Para atingir esses objetivos, o autor propõe abordar diferentes temas, agrupados em três conjuntos, que deveriam fazer parte de um programa de orientação sexual oferecido às pessoas com deficiência mental: corporeidade, consciência da própria intimidade e pudor e o exercício da sexualidade. O Quadro 6 apresenta esses temas.

Amor Pan (2003) argumenta ainda que a metodologia a ser empregada deve considerar alguns pressupostos psicológicos. O primeiro é nunca tratar a pessoa com deficiência mental como se fosse uma criança mais nova, sem levar em conta as particularidades de seu funcionamento mental e sua condição geral de pessoa em desenvolvimento. O segundo pressuposto é considerar as características evolutivas dos alunos, levando em conta os aspectos da sexualidade próprios da idade em que se encontrarem. Para este autor (2003, p.260) "os conteúdos devem ser apresentados quando significativos para a pessoa, quando ela tem condições de entendê-los e quando são funcionais com relação a sua vida cotidiana". O educador deve falar do tema com naturalidade e seriedade, sem levar ao moralismo excessivo nem à repressão. Essa ação educativa deve ser planejada e avaliada nos resultados alcançados, isto é, as questões levantadas na execução do programa de orientação sexual devem ser debatidas na instituição, e novas propostas devem gerar o replanejamento adequado e uma avaliação contínua.

Temas Gerais	Conteúdos específicos
Corporeidade	• Elementos médicos e biológicos da sexualidade humana; • Relação entre o desenvolvimento físico geral e o sexual; • Ensinar nomes e as funções de todas as partes do corpo com uma terminologia clara e técnica; • Abordagem dos aspectos reprodutivos: concepção, gravidez e parto; • Preparação para a maternidade e paternidade; • Planejamento familiar e contracepção; • Higiene sexual e doenças sexualmente transmissíveis.
Consciência da própria intimidade e pudor	• Elementos psicológicos da sexualidade humana; • Atentar para todos os aspectos ligados à maturidade psicossocial da sexualidade; • Abordar os temas: sentimentos, sensualidade ou erotismo, relações sexuais, castidade; • Pudor e intimidade sexual: instruir sobre a ocorrência do abuso sexual; • Escolhas viáveis para exprimir seus próprios desejos autênticos.
O exercício da sexualidade: felicidade, prazer, amor e responsabilidade	• Elementos antropológicos, culturais e éticos com significado pluridimensional da sexualidade humana; • Levar o educando a compreender a importância do afeto, da estima pessoal e da valorização do outro nas relações interpessoais; • Abordagem dos temas: satisfação sexual, compromisso, estabilidade conjugal, relações de amizade e amor.

Quadro 6 – Temas relevantes do Programa de Orientação Sexual para a população deficiente mental propostos por Amor Pan (1993).

Desenvolvemos, também (Maia, 2001c), a pesquisa *A sexualidade de deficientes mentais: uma caracterização para subsidiar um projeto de intervenção*, na Unesp de Bauru, na qual se investigou o relato sobre a sexualidade de pais e dos próprios jovens com deficiência mental para construir estratégias e depois implementar uma proposta de orientação sexual. Essa intervenção visou proporcionar aos jovens clientes e a seus pais uma oportunidade de se informarem, refletirem e discutirem sobre vários temas da sexualidade humana. O projeto deu-se em duas frentes: a) com os *clientes*, distribuídos em Grupo 1 (três clientes deficientes mentais de grau leve) e Grupo 2 (quatro clientes deficientes mentais de grau moderado) e b) com os *pais* (grupo de oito pais de filhos com deficiência mental). Os temas abordados seguiram um planejamento prévio a partir do interesse dos participantes, os clientes e pais. Cada parte do Programa de Orientação Sexual consistiu em sete a oito sessões com diferentes temas, desenvolvidos através de estratégias metodológicas planejadas anteriormente e, posteriormente, avaliadas a cada sessão. As três intervenções aconteceram numa sala ampla (para atendimento grupal), no Centro de Psicologia Aplicada da Unesp de Bauru, semanalmente, no decorrer de dois meses, em sessões de 50 minutos. Para cada sessão foram utilizadas diversas metodologias e alguns materiais específicos, predominando as dinâmicas de integração e o uso de recursos audiovisuais. O Programa de Orientação Sexual foi realizado com três grupos de participantes: um de pais e dois de clientes deficientes (um de grau leve e outro moderado). Os temas abordados em cada grupo de intervenção encontram-se descritos no Quadro 7.

Grupos de intervenção	População atendida	Nº de Sessões	Temas abordados
Grupo 1	Clientes DM Grau leve	07	• sexualidade; • concepção e fecundação; • gravidez; • métodos contraceptivos; • DST e Aids; • namoro e relacionamentos; • abuso sexual.
Grupo 2	Clientes DM Grau moderado	08	• sexualidade; • diferenças sexuais; • puberdade; • concepção, fecundação e gravidez; • métodos contraceptivos; • DST e Aids; • namoro e relacionamentos; • autoestima e abuso sexual.
Grupo 3	Pais de filhos com deficiência mental	07	• sexualidade e educação sexual; • métodos contraceptivos; • adolescência; • homossexualidade; • sexualidade e deficiências.

Quadro 7 – Programa de Orientação Sexual proposto por Maia (2001c) para três grupos: dois de jovens deficientes mentais (grau leve e moderado) e um grupo de pais.

Os resultados dessa intervenção com os clientes foram válidos, porém ressaltam que alguns limites foram evidentes em dois sentidos: primeiro, houve dificuldade em aprofundar os temas abordados, e segundo, não houve uma avaliação do entendimento e da apreensão crítica de alguns temas complexos. Apesar disso, reafirma Maia que as três propostas de intervenção mostraram-se viáveis e importantes.

Acreditamos (Maia, 2001c) que a participação dos pais e dos clientes foi efetiva, considerando a frequência e a participação e, de maneira geral, atingiu os objetivos propostos. Alguns resultados não foram atingidos devido a estratégias metodológicas que mereceriam ser revistas ou devido ao tema ser polêmico e demandar maior tempo de reflexão (por exemplo, a homossexualidade). A orientação sexual proposta não teve a pretensão de eliminar preconceitos, mas sim, pretendeu priorizar a reflexão sobre os valores e a influência da sociedade na questão da sexualidade, tentando fazer com que os pais se tornassem mais preparados, mais conscientes e mais reflexivos e, assim, tivessem posturas mais abertas e menos preconceituosas em relação à própria sexualidade e à sexualidade de seus filhos. Apesar de haver uma expectativa de que os pais priorizassem, nas discussões do grupo, os problemas relativos a seus filhos, não foi isso o que ocorreu. As discussões mais complexas abordaram temas da sexualidade da vida adulta (relacionamento, educação sexual familiar etc.), ou seja, os interesses e as motivações do Grupo de Pais extrapolaram a questão da sexualidade de seus filhos deficientes, mostrando que a ideia de discutir temas da sexualidade humana é importante como uma frente de trabalho com grupos de pais em qualquer dimensão, educativa ou terapêutica. Concluímos que a experiência de discutir a sexualidade dos pais foi muito produtiva e satisfatória, pois acreditamos que pais e profissionais bem resolvidos com sua própria sexualidade podem contribuir de forma mais saudável na educação sexual de seus filhos e educandos.[2]

---

2   Em relação aos grupos de clientes, observamos que, em geral, os objetivos foram atingidos e os resultados foram satisfatórios. A proposta de dividir os clientes com deficiência mental pelo grau de comprometimento – leve ou moderado – foi uma

Nesse sentido, apesar dos limites, as três intervenções mostraram a viabilidade e a eficácia de se oferecer uma orientação sexual para a população especial, corroborando Gale (1989), ao afirmar que a adolescência é uma época propícia para se investir em uma educação sistematizada para os jovens com deficiência mental, e Glat (1992), ao afirmar que é possível e necessário oferecer orientações informativas e reflexivas a essa população. Os resultados observados ao longo e após a intervenção ratificam a ideia de que, cada vez mais, devemos – e podemos – oferecer um espaço de informação, discussão e reflexão sobre a sexualidade com novas e diferentes propostas de orientação sexual voltadas à população "especial" e aos seus familiares. Reitera-se a importância de um trabalho sobre sexualidade humana que atenda, além das pessoas deficientes, também seus familiares, pois não há como separar a orientação sexual que se oferece aos deficientes do processo amplo de educação sexual familiar, que é permeado por valores, normas de conduta e preconceitos. Discutimos, naquela ocasião, que:

> É inconcebível pensar em uma orientação sexual limitada somente às questões preventivas (DST, gravidez, abuso sexual) sem incluir o lado prazeroso da vida afetivo-sexual. A responsabilidade só poderá acontecer acompanhada da reflexão sobre o prazer. Se excluirmos a função do prazer, priorizando a função biológica e reprodutora da sexualidade e do sexo, excluiremos uma parte inerente e importante da sexualidade e, sendo parciais, não seremos verdadeiros. Foi com essa concepção subjacente que

---

estratégia adequada uma vez que o trabalho de orientação sexual com grupos pequenos e com capacidade de diálogo e entendimento semelhantes favoreceu o andamento da discussão e a organização dos materiais utilizados para orientação, ainda que seja possível trabalhar com grupos heterogêneos com um programa bem elaborado. As sessões com os clientes tiveram de ser bem detalhadas e os conceitos foram trabalhados de forma bastante lenta, sendo sempre retomados nas sessões seguintes. Apesar de a avaliação ter sido positiva, consideramos que alguns limites foram evidentes: a) os temas foram tratados de forma geral e superficial; b) não foi possível garantir a aprendizagem dos conceitos de prazer, prevenção e responsabilidade, isto é, não se sabe com certeza como os jovens avaliam e compreendem alguns temas complexos. Ver: MAIA (2001a).

os grupos de orientação sexual foram elaborados (planejados e realizados) tentando, por um lado, garantir as expectativas dos participantes quanto ao esclarecimento de questões relativas à sexualidade e, por outro lado, garantir a reflexão sobre o aspecto prazeroso e preventivo da vida sexual responsável. Assim, todos os temas foram preparados para possibilitar uma reflexão sobre os mitos e os valores e para favorecer o esclarecimento sobre os aspectos biológicos, psicológicos e sociais relacionados à sexualidade (Maia, 2001c, p.208).

O reconhecimento da sexualidade na pessoa com deficiência mental, em sua multiplicidade de manifestações e aspectos, biológicos, sociais e psicológicos, e o reconhecimento de que há uma possibilidade viável de informar e orientar essas pessoas de modo a propiciar a elas uma vivência mais saudável e prazerosa de sua sexualidade, implica que é urgente inserir o tema da sexualidade em programas educacionais mais amplos.

Blackburn (2002) também acredita na necessidade urgente de oferecer orientação sexual para a pessoa com deficiência. Para essa autora, uma deficiência física, somada a uma doença crônica e a um estigma social, pode aumentar o isolamento social e sexual desta população. A autora conclui também, a partir de seu estudo, que as complicações relacionadas à deficiência física limitam a expressão da sexualidade. Daí a necessidade de oferecer a essa população uma orientação sexual adequada, adaptada às especificidades das limitações impostas pela deficiência. Por exemplo, no caso dos jovens com deficiência física que ela entrevistou, ela percebeu que tanto a incontinência urinária como a fecal foram as duas maiores preocupações nos relatos dos deficientes sobre uma possível relação sexual. Quando o assunto foi a sexualidade, 60% dos jovens com deficiência física expressaram essas preocupações, específicas da deficiência. Isso mostra que esse assunto deveria estar incluído em um programa de orientação sexual e no diálogo com o parceiro(a), cuidadores, profissionais e familiares envolvidos.

Para Blackburn, os profissionais da saúde que lidam com a reabilitação e o tratamento da pessoa com deficiência física não estão preparados adequadamente para tratar das questões sexuais de seus clientes. Muitos professores, pais e cuidadores apresentam dificuldades pessoais em discutir a sexualidade. Apesar dos avanços na sociedade e na legislação, que permitem compreender a necessidade de oferecer orientação sexual nas instituições, muitas atitudes das pessoas em relação à pessoa deficiente continuam preconceituosas. A consequência disso é que, em geral, os profissionais não oferecem esse tipo de esclarecimento às pessoas deficientes físicas e, quando o fazem, essas informações não são pertinentes às especificidades de sua deficiência e sim baseadas em um conceito de corpo "normal", "idealizado", o que acaba distanciando ainda mais a probabilidade de eles entenderem – e aceitarem – a sua sexualidade como um direito e uma possibilidade de manifestação saudável e prazerosa.

Blackburn esclarece:

> Quando a sociedade começar a reconhecer os direitos das pessoas com deficiência será dada grande importância à garantia de que elas receberão uma educação sexual apropriada, aconselhamento e ajuda quando a solicitarem, do início ao fim da vida adulta. O objetivo da educação sexual não deveria ser somente oferecer informações sobre as funções corporais. A educação sexual deveria habilitar tanto pessoas normais fisicamente quanto deficientes para crescerem se sentindo mais confiantes sobre sua sexualidade e capazes de tomar decisões saudáveis sobre suas vidas e seus relacionamentos. Uma educação sexual apropriada deveria também ser capaz de minimizar algumas das dificuldades encontradas pelas pessoas com deficiência durante a adolescência e na transição para a vida adulta. Estimular jovens deficientes a estabelecer sua própria identidade sexual durante a adolescência é extremamente importante. A medida que a socialização, a independência, a consciência e a experimentação sexuais aumentarem em todos os jovens, o oferecimento da educação sexual e informações sobre a imagem corporal, autoconceito e socialização poderiam ser vistos como uma parte normal da adolescência, não importando se se trata de pessoas com deficiência física ou não [Tradução da autora] (Blackburn, 2002, p.30).

Blackburn (2002) conclui que, antes de oferecer orientação sexual, é preciso treinar e informar os profissionais que irão esclarecer os deficientes. Para ela, um trabalho adequado de reflexão e preparo pessoal para esses profissionais poderá contribuir para uma mudança da atitude social geral em relação às questões sexuais da pessoa deficiente. Os programas de orientação sexual deveriam basear-se numa concepção de sexualidade ampla, considerando questões como dar e receber prazer sexual e sentimentos e sensações prazerosas, que extrapolam a penetração sexual. Além disso, deveriam saber ouvir as necessidades e anseios das pessoas com deficiências físicas para atender da melhor forma as suas expectativas e necessidades.

Para garantir o oferecimento de melhores condições de aprendizado e ensino das questões sexuais para pessoas com espinha bífida, hidrocefalia, paralisia cerebral e deficiências motoras múltiplas, Blackburn (2002) entrevistou jovens deficientes e, após os resultados da pesquisa, elaborou um programa de orientação sexual com diferentes procedimentos adaptados. Um deles foi um material didático elaborado especificamente para orientar pessoas com deficiências físicas. Esse material era um vídeo de 30 minutos de duração, feito com a participação de adultos deficientes físicos relatando suas experiências, dúvidas e esclarecimentos gerais sobre diversos temas da sexualidade. O filme era dividido em seis sessões e continha os seguintes temas: a) atitudes em relação à sexualidade e deficiências; b) diferenças entre o corpo deficiente e não deficiente; c) riscos genéticos; d) esclarecimentos sobre a incontinência em um relacionamento físico e sexual; e) posições confortáveis em um relacionamento físico; f) gravidez e nascimento. O vídeo teve respaldo ético e a participação de representantes das pessoas deficientes. Além disso, um grupo de jovens e adultos com deficiência física, profissionais e cuidadores assistiram previamente ao vídeo, avaliaram o conteúdo das informações e das imagens e sugeriram, ou não, modificações. A versão final do vídeo foi aprovada e é utilizada atualmente por diferentes e diversos profissionais. O que gostaríamos de comentar dessa experiência é que, uma vez que há escassez de recursos didáticos para adaptar programas de orientação sexual às pessoas deficientes, é necessário elaborarmos, com eficácia e ética, algumas propostas inovadoras, e a autora demonstrou a viabilidade desse procedimento. Além disso, as informações e esclarecimentos oferecidos adequadamente, nesse caso, extrapolaram a noção genital da sexualidade, em geral restrita a noções básicas sobre anatomia, reprodução, anticoncepção etc., e discutiram questões amplas sobre possíveis dificuldades inerentes à deficiência para melhorar os relacionamentos afetivo-sexuais e torná--los saudáveis e prazerosos.

São poucos os relatos de experiências sobre programas de orientação sexual específicos para pessoas com deficiência sensorial – cegas e surdas. O que parece consenso entre os teóricos é que os objetivos e os temas gerais desses programas não diferem dos programas de orientação sexual voltados para as pessoas não deficientes, necessitando somente de recursos especiais que favoreçam aos deficientes o acesso aos conteúdos discutidos. Nesse sentido, materiais adequados devem ser elaborados e adaptados para cada tipo de deficiência. Como sugerem os autores Abreu, Almeida, Magnavita e Baccheret (2001), no caso de deficientes visuais, há a necessidade do uso de objetos concretos que possam ser tocados, com texturas específicas, contornos, formas e relevos que facilitem a compreensão daquilo que se pretende explicar e, no caso dos deficientes auditivos, é importante o uso de figuras ilustrativas e da linguagem de sinais para facilitar o aprendizado dos conceitos. Em um outro estudo, Almeida e Baccheret (2001) relatam uma experiência de orientação sexual para deficientes visuais em que foi preciso elaborar recursos técnicos específicos para a orientação, como pranchas com material em relevo para manuseio, possibilitando aos deficientes, através da sensação tátil, a representação mental dos conteúdos a serem trabalhados. As autoras afirmam que as três mulheres que receberam orientação sexual por meio desse material relataram que o recurso foi um instrumento facilitador para uma melhor compreensão dos conteúdos na área da sexualidade. De qualquer maneira, reiteramos que é preciso sempre recorrer a recursos diversos a fim de atender a população especial, adaptando-os ou elaborando-os, considerando a deficiência em questão e suas especificidades, almejando, enfim, condições educacionais ideais.

Bastos, Tarazona e Rodrigues Júnior relatam uma experiência de orientação sexual para pessoas com deficiência visual (quatro mulheres e cinco homens), com idades variando entre 20 e 40 anos. O programa de orientação sexual ocorreu em seis encontros com duração total de 12 horas, utilizando diferentes procedimentos, como técnicas de relaxamento, exposição dialogada, verbalização de sentimentos e apresentação de modelos anatômicos de polietileno. Os conteúdos do programa foram: a) anatomia e fisiologia sexuais, masculina e feminina; b) resposta sexual humana; c) puberdade e adolescência; d) namoro; e) doenças sexualmente transmissíveis; f) desvios e dificuldades sexuais; g) gravidez, parto e aborto e h) contracepção e ciclo menstrual. Os autores comentam que os encontros foram realizados numa sala reservada e que as técnicas utilizadas em outras experiências de orientação sexual com adolescentes foram adaptadas para a população cega. Os autores relatam alguns dos resultados obtidos nessa experiência:

> Utilizou-se de relaxamento através de música clássica com o objetivo de ampliar a autopercepção corporal e mobilizar recursos pessoais para a participação efetiva na discussão do tema proposto. O grupo discutiu o namoro e as intimidades sexuais, as quais sentiram inexistentes em suas experiências. A fantasia sexual discutida foi percebida como importante nesse processo, associada ao desejo, podendo causar frustração quando exacerbada em sua utilização. A intimidade expressa por carícias foi percebida como indutora da excitação sexual, cujas modificações corporais foram discutidas, além das preferências pessoais e da necessidade de comunicação de tais preferências junto ao parceiro [...]. No decorrer das sessões, os participantes apresentaram crescente envolvimento nas explanações e nas discussões surgidas, demonstrando uma disponibilidade pessoal cada vez maior para tratar do assunto sexualidade, com naturalidade e respeito pelo outro. Referiram poder ter tido oportunidade para refletir sobre a sexualidade geral e pessoal, aprimorando conceitos pouco elaborados anteriormente [...]. Os integrantes referiram respeito às próprias limitações, conseguindo maturidade e entrosamento para o funcionamento do grupo. Os temas propostos ao grupo não foram discutidos exaustivamente, visto que a estrutura da orientação não se propunha a tanto, mas sim a ampliar o campo informativo em relação à sexualidade humana e proporcionar um espaço onde as crenças, valores e atitudes pudessem ser discutidos e orientados no sentido da saúde física

e mental. O objetivo foi atingido, pois, de acordo com as observações, os participantes terminaram a orientação tendo esclarecido pensamentos obscuros e dúvidas, e adquirido novas informações sobre sexualidade, além de, principalmente referirem o desenvolvimento de posturas práticas sobre o envolvimento sexual em suas circunstâncias específicas de deficiência (Bastos, Tarazona e Rodrigues Júnior, 1990, pp.86-88).

Para Regen e Cortez (2001) é fundamental que os profissionais reconheçam a importância do trabalho em equipe, tanto dentro da instituição como entre os familiares dos alunos e os técnicos e educadores. O atendimento à família não deve ser assistencialista ou paternalista, tornando-a dependente do serviço oferecido na escola, mas deve tornar os pais corresponsáveis pelo processo educacional, fazendo-os "ouvir" a escola e permitindo que as pessoas na escola os ouçam. Para estes autores, as principais expectativas recíprocas são: os pais esperam da escola compreensão, aceitação, consolo, incentivo, oportunidade para descarregar sentimentos de culpa e para falar de suas responsabilidades e dividi-las; os profissionais esperam dos pais: aceitação de sua autoridade técnica, compreensão, interesse no programa terapêutico, que eles forneçam informações corretas, que tenham persistência na terapia e cooperem em relação aos objetivos educacionais propostos ao aluno.

Nesse sentido, em relação à sexualidade, o esforço do trabalho em conjunto entre pais e educadores é fundamental. Em geral, apesar de mães e pais se sentirem ansiosos pelo fato de outra pessoa, que não seja da família, oferecer orientação sexual aos seus filhos, sentem-se também aliviados ao saber que a escola está dando essa oportunidade. Entretanto, o sucesso desse tipo de trabalho dependerá do diálogo e do acordo entre familiares e educadores. Os pais devem estar envolvidos desde o início da orientação sexual para se tornarem aliados no aprendizado do aluno e para conhecerem o assunto, além de não tomarem atitudes contrárias às trabalhadas na escola. Isso evitaria possíveis desentendimentos durante o programa. Os professores, por um lado, devem respeitar a falta de preparo técnico dos pais, a inibição e a ansiedade, frequentes quando se lida com esse assunto.

Os pais, por outro lado, devem refletir sobre suas crenças, entender que a orientação sexual é preventiva e devem procurar discutir temas polêmicos como a masturbação, homossexualidade, namoro, casamento e procriação com abertura e flexibilidade (Kenyton, 1975).

Nesse sentido Amor Pan defende que a família é a primeira instância socializadora, fundamental e insubstituível, e que cabe aos pais o direito e o dever de proporcionar a adequada educação sexual de seus filhos com deficiência. Todavia reconhece que a educação sexual passa inevitavelmente pela escola e que ela não pode deixar de assumir sua responsabilidade concreta de oferecer uma orientação sexual a seus alunos; os professores, como educadores que são, não podem deixar de oferecer uma orientação sexual a seus alunos, pois se trata de algo inerente a sua função educativa. Nas palavras do autor:

> Em não poucas ocasiões, houve amplas polêmicas acerca da competência ou não da escola para oferecer uma educação sexual a seus alunos. Deve-se não só acentuar que os centros escolares são um lugar adequado para a educação sexual das jovens gerações, mas também afirmar que essa educação passa inevitavelmente por eles. Portanto, não se trata de confrontar ambas as partes, mas de compreender que existe uma responsabilidade educativa compartilhada, à qual se deve atender da maneira mais adequada possível a partir de cada instância. Família e escola são os dois âmbitos naturais para educar a sexualidade do ser humano em crescimento, cada um com uma função concreta, própria e específica, sempre complementares. [...] O profissional deve ser consciente de sua responsabilidade concreta e do papel que deve desempenhar nesse processo; [...] embora seja certo que o papel dos pais é primário e o dos educadores subsidiário, pode ocorrer de estes deverem assumir uma maior responsabilidade, de maneira que passem a ocupar um lugar preeminente, à frente inclusive dos pais se estes não desempenharem as funções a que estão obrigados com relação à sexualidade de seus filhos. Não é válido o argumento de renunciar à educação sexual dos alunos por ser essa função, primordialmente, dos pais (Amor Pan, 2003, p.245).

Enfim, acreditamos que seria ideal estabelecer um respeito mútuo entre pais e educadores para que possam trabalhar juntos num programa de orientação sexual. A família poderia preservar os seus valores morais, mas também deveria refletir sobre os temas gerais da sexualidade, a educação e a repressão sexual e sobre a necessidade de oferecer orientação sexual para seus filhos. Pais e educadores têm papéis complementares na tarefa de contribuir para que as manifestações sexuais da pessoa deficiente sejam positivas, prazerosas e responsáveis.

Palavras finais

Há uma questão a respeito da sexualidade das pessoas com deficiência que me parece fundamental: elas compartilham o desejo sexual e o potencial afetivo e erótico que são inerentes ao ser humano. O que torna a sexualidade do deficiente uma questão tão complexa é um conjunto de fatores: a escassez de estudos, o preconceito, a desinformação e os valores associados ao tipo de educação sexual que eles recebem. Esses fatores somados implicam um comprometimento do aspecto psicossocial da sexualidade dessas pessoas. As diferenças marcantes entre a sexualidade do deficiente e a sexualidade das pessoas não deficientes parecem estar mais associadas ao tipo de educação sexual que eles têm do que às potencialidades de desenvolvimento de sua sexualidade que, em tese, poderia ser plena, uma fonte de prazer e realização pessoal.

Atualmente há um grande esforço para oferecer melhores oportunidades educacionais e sociais às pessoas com deficiência e também para tentar modificar preconceitos e valores sociais profundamente arraigados em nossa cultura. A dimensão sexual precisa ser considerada. Parte do problema está no fato de que, mesmo para as pessoas não deficientes, a sexualidade é um tema cercado de tabus; no caso da sexualidade do deficiente, então, somam-se vários preconceitos.

Não se quer dizer com isso que uma orientação sexual para o deficiente e para sua família seja impossível, mas justamente que ela é necessária, urgente e fundamental, e que ela inclui orientação, esclarecimento e informação reflexiva.

No processo de educação sexual, reproduzimos valores, ideias e concepções que, estando ou não evidentes, serão representados pelas nossas ações individuais ou coletivas. No contexto da escola, essas ações são demonstradas no âmbito pessoal, pedagógico, social e político. Nesse sentido, o ensino da sexualidade vai se concretizar tanto nas ações cotidianas de educadores e educandos – sempre carregadas de valores e crenças – quanto nas iniciativas de orientação sexual – o ensino programado e formalizado da sexualidade. Por isso é tão importante uma reflexão séria sobre o processo de educação sexual em que todos estamos inseridos.

Pensando na educação sexual, lembramos uma citação de Rubem Alves:

> Escondidos em meio à vegetação da floresta, observávamos a anta que bebia à beira da lagoa. Suas costas estavam feridas, fundos cortes onde o sangue ainda se via. O guia explicou: a anta é um animal apetitoso, presa fácil das onças. E sem defesas. Contra a onça ela só dispõe de uma arma, estabelece uma trilha pela floresta, e dela não se afasta. Este caminho passa por baixo de um galho de árvore, rente às suas costas. Quando a onça ataca e crava dentes e garras no seu lombo, ela sai em desabalada corrida por sua trilha. Seu corpo passa por baixo do galho. Mas a onça recebe uma paulada. E assim, a anta tem uma chance de fugir. Acho que a educação frequentemente cria antas: pessoas que não se atrevem a sair das trilhas aprendidas, por medo da onça. De suas trilhas sabem tudo, os mínimos detalhes, especialistas. Mas o resto da floresta permanece desconhecido (Alves, 1992, pp.250-251).

Entrar no terreno da sexualidade não é certamente uma tarefa fácil... No processo de educação sexual todos representamos um pouco desta "anta" a que o texto acima se refere. E, na medida em que olhamos, cada vez mais, somente para aquilo que dominamos (nossas próprias concepções, valores, conceitos, preconceitos etc.)

não nos esclarecemos, ou nos tornamos pouco dispostos a conhecer uma imensidão de saberes e de vivências da sexualidade humana, eventualmente distantes da nossa trilha...

Espero que a leitura desse texto possa ter conduzido o leitor a trilhas desconhecidas e interessantes. Além disso, espero também ter evidenciado que é urgente a necessidade de se compreender e reconhecer a pessoa com deficiência como uma pessoa íntegra, também em relação à sua sexualidade. É preciso entender que a educação sexual faz parte da educação geral e não pode ser desconsiderada, isto é, ela deve ser reconhecida e encarada numa relação pedagógica de fato, entender que a pessoa com deficiência merece o reconhecimento de sua sexualidade como direito, pois é uma manifestação inerente a todo ser humano. Somente assim podemos almejar uma sociedade realmente inclusiva.

Pensando um pouco mais sobre a analogia sugerida, vemos que as "onças" que tememos – a discriminação, o medo do diferente e as manifestações da sexualidade e da deficiência – são todas construções histórico-sociais, e portanto, está ao nosso alcance modificá-las. Sem dúvida não é fácil vencer o medo, mas encarar esse desafio promete recompensas compensadoras; há toda uma "floresta" por conhecer, e esse conhecimento permitirá o usufruto da sexualidade a todos os que têm sido, até agora, discriminados.

REFERÊNCIAS BIBLIOGRÁFICAS

ABREU, T. R. et al. Um projeto de orientação sexual para adolescentes portadores de deficiência visual e deficiência auditiva. *In*: Encontro de Iniciação Científica, 2, 2001, São Paulo. São Paulo: Universidade Presbiteriana Mackenzie, 2001, p.28.

ACQUAVIVA, M. C. *Dicionário jurídico brasileiro Acquaviva*. São Paulo: Jurídica Brasileira, 1993.

ALMEIDA, T. L.; BACCHERET, S. F. A elaboração de recursos técnicos para a orientação sexual de deficientes visuais. *In*: Encontro de Iniciação Científica, 2, 2001, São Paulo. São Paulo: Universidade Presbiteriana Mackenzie, 2001, p.179.

ALOISI, H. M.; LIPP, M. N. "Autoconceito e sexualidade na opinião de pessoas portadoras de defeito físico". *Estudos de Psicologia*, Campinas, nº 2, pp.127-141, ago./dez., 1988.

ALVES, R. "Boca de forno". *In*: GROSSI, E. P. (org.). *Paixão de aprender*. Petrópolis: Vozes, 1992. pp.249-251.

ALZUGARAY, D.; ALZUGARAY, C. (Ed.). *Enciclopédia da sexualidade*. São Paulo: Oceano, 1995.

AMARAL, L. A. "Adolescência/deficiência: uma sexualidade adjetivada". *Temas em Psicologia*. São Paulo, nº 2, pp.75-79, 1994.

_____. "Algumas reflexões sobre a (r)evolução do conceito de deficiência". *In*: Ciclo de Estudos Sobre Deficiência Mental, 8º. São Carlos: Universidade Federal de São Carlos, 1995a.

AMARAL, L. A. *Conhecendo a deficiência: em companhia de Hércules.* São Paulo: Robe, 1995b. (Série Encontros com a Psicologia).

_____. "Sobre crocodilos e avestruzes: falando de diferenças físicas, preconceitos e sua superação". *In:* AQUINO, J. G. (org.). *Diferenças e preconceito na escola: alternativas teóricas e práticas.* São Paulo: Summus, 1998. pp.11-30.

AMOR PAN, J. R. *Afetividade e sexualidade na pessoa portadora de deficiência mental.* Trad. Maria Stela Gonçalves. São Paulo: Loyola, 2003. p.446

ANDERSON, P.; KITCHIN, R. "Disability, space and sexuality: access to family planning services". *Social Science & Medicine,* Oxford, v.51, nº 8, pp.1163-1173, 2000.

ARANHA, M. S. F. *A interação social e o desenvolvimento de relações interpessoais do deficiente em ambiente integrado.* São Paulo, Instituto de Psicologia da Universidade de São Paulo, 1991 (Tese de doutorado).

_____. "Integração social do deficiente: análise conceitual e metodológica". *Temas em Psicologia.* São Paulo, nº 2, pp.63-70, 1995.

_____. "Paradigmas da relação entre a sociedade e as pessoas com deficiência". *Revista do Ministério Público do Trabalho,* Brasília, ano 11, nº 21, pp.160-173, 2001.

ASSUMPÇÃO JÚNIOR, F. B. "Sexualidade e deficiência mental". *In:* MARQUEZINE, M. C.; et al. (org.). *Perspectivas multidisciplinares em educação especial.* Londrina: Ed. UEL, 1998. pp.327-332.

ASSUMPÇÃO JÚNIOR, F. B.; SPROVIERI, M. H. S. *Sexualidade e deficiência mental.* São Paulo: Moraes, 1987.

_____. *Deficiência mental, família e sexualidade.* São Paulo: Memnon, 1993. (Série Ouro).

BAMBRICK, M.; ROBERTS, G. E. "The sterilization of people with a mental handicap: the views of parents". *Journal of Mental Deficiency Research,* Oxford, nº 35, pp.353-363, 1991.

BASTOS, E. P.; TARAZONA, A. G.; RODRIGUES JÚNIOR, O. M. "Deficiência visual e orientação em sexualidade: uma experiência". *Revista Brasileira de Sexualidade Humana,* São Paulo, v.1, nº 2, pp.83-89, 1990.

BECKER, E. *Relatos e retratos de um convívio: estudo exploratório de psicodinamismos em famílias de baixa renda com um integrante portador de síndrome de Down*. 1989. São Paulo, Universidade de São Paulo, 1989 (Dissertação de mestrado).

BEHI, R.; BEHI, E. E. "Sexuality and mental handicap". *Nursing Times*, London, v.83, nº 43, pp.50-53, 1987.

BIANCHETTI, L. "Aspectos históricos da apreensão e da educação dos considerados deficientes". *In*: BIANCHETTI, L.; FREIRE, I. M. (org.). *Um olhar sobre a diferença: interação, trabalho e cidadania*. Campinas: Papirus, 1998. pp.21-51. (Série Educação Especial).

BLACKBURN, M. *Sexuality and disability*. Oxford: Butterworth Heinemann, 2002.

BRASIL. Secretaria de Educação Fundamental. *Parâmetros curriculares nacionais: pluralidade cultural, orientação sexual*. Brasília: MEC, SEF, 1997. v.10.

_____. Secretaria de Educação Especial. *Parâmetros curriculares nacionais: Estratégias para educação de alunos com necessidades educacionais especiais*. Brasília: MEC, SEE, 2002. v.4.

BRUNS, M. A.T. "Deficiência visual e educação sexual: a trajetória dos preconceitos, ontem e hoje". *In*: GOYOS, C.; ALMEIDA, M. A.; SOUZA, D. (org.). *Temas em educação especial 3*. São Carlos: Universidade Federal de São Carlos, pp.255-269, 1996.

BRUNS, M. A. T.; LEAL FILHO, B. A sexualidade e o significado do olhar. *Integração*, Brasília, ano 5, nº 13, pp.21-22, 1994.

BUENO, J. G. S. *Educação especial brasileira: integração/segregação do aluno diferente*. São Paulo: Educ, 1993.

BUSCAGLIA, L. *Os deficientes e seus pais: um desafio ao aconselhamento*. 3. ed.Trad. Raquel Mendes. Rio de Janeiro: Record, 1997. p.415.

CARRAHER, T. N.; SCHLIEMANN, A. D. "Fracasso escolar: uma questão social". *Cadernos de Pesquisa*, São Paulo, nº 45, pp.3-19, 1983.

CARRARA, K. "A psicologia e a construção da cidadania". *Psicologia: ciência e profissão*, Brasília, v. 16, nº 1, pp.12-17, 1996.

CARVALHO, G. M. *Guia prático para evitar a gravidez*. São Paulo: EPU, 1987.

CASTELÃO, T. B.; JURBERG, P.; SCHIAVO, M. R. "Sexualidade e síndrome de Down: combinação possível?" *Revista Brasileira de Sexualidade Humana*, São Paulo, v. 13, nº 1, pp.59-71, 2002.

CECHIN, A. F. et al. "Sexualidade do adolescente com síndrome de Down: implicações psicossociais". *In*: MARQUEZINE, M. C.;

ALMEIDA, M. A.; TANAKA, E. D. O. (org.). *Perspectivas multidisciplinares em educação especial II*. Londrina: Ed. UEL, pp.615-619, 2001.

CHOQUET, M.; FEDIAEVSKY, L. D. P.; MANDREDI, R. "Sexual behavior among adolescents reporting chronic conditions: a French national survey". *Journal of Adolescent Health*, Nova York, v.20, nº 1, pp.62-67, 1997.

COELHO, E. F. *Deficiência sexual: do proibido ao permitido*. Porto Alegre: Luzzatto, 1987.

COLE, S.S. "Facing the challenges of sexual abuse in persons with disabilities". *Sexuality and disability*, nº 7, pp.71-87, 1986.

CRUZ, R. E. G. Programa de educação sexual para deficientes mentais. *Integração*, Brasília, ano 4, nº 9, abr./jun., pp.17-19, 1992.

DALL'ALBA, L." Sexualidade e deficiência mental". *In*: T. DIAS, E.G. et al. (org.). *Temas em educação especial*. São Carlos: Universidade Federal de São Carlos, pp.101-102, 1990.

_____. *Sexualidade e deficiência: a concepção do professor*. São Carlos, Universidade Federal de São Carlos, 1992 (Disseratação de mestrado).

_____. "Educação sexual da pessoa caracterizada como deficiente mental: construção da autonomia". *In*: BIANCHETTI, L.; FREIRE, I. M. (org.). *Um olhar sobre a diferença: interação, trabalho e cidadania*. Campinas: Papirus, pp.181-223, 1998 (Série Educação Especial).

D'ANTINO, M. E. F. "A questão da integração do aluno com deficiência mental na escola regular". *In*: MANTOAN, M. T. E. *A integração de pessoas com deficiência: contribuições para uma reflexão sobre o tema*. São Paulo: Memnon, pp.18-23, 1997.

DENARI, F. E. "Pensando o sexo". *Revista Brasileira de Educação Especial*, Marília, v.2, nº 1, 1992. pp.119-122.

_____. *O adolescente especial e a sexualidade: nem anjo, nem fera*. São Carlos, Universidade Federal de São Carlos, 1997 (Tese de doutorado).

_____. "Deficiência & sexualidade: direito ou concessão?" *In*: MARQUEZINE, M. C. et al. (org.). *Perspectivas multidisciplinares em educação especial*. Londrina: Ed. UEL, pp.333-338, 1998.

_____. "Sexualidade e deficiência mental: reflexões sobre conceitos". *Revista Brasileira de Educação Especial*, Marília, v.8, nº 1, pp.9-14, 2002.

DIAS, T. R. S. et al. "Deficiência mental e sexualidade: a perspectiva de mães de deficientes". *Integração*, Brasília, ano 6, nº 15, pp.7-14, 1995.

DI GIROLAMO, F. P. "Aconselhamento sexual do paraplégico e tetraplégico". *Revista Brasileira de Sexualidade Humana*, São Paulo, v. 7, nº 1, pp.31-42, 1996.

_____. "A sexualidade da mulher portadora de deficiência física". *Revista Brasileira de Sexualidade Humana*, São Paulo, v.6, nº 2, pp.197-203, 1995.

DOERNBERG, N. L. "Some negative effects on family integration of health and educational services for young handicapped children". *Rehabilitation Literature*, Chicago, 39, pp.107-110, 1978.

EDWARDS, J. P. "Adolescência e vida adulta". In: PUESCHEL, S. (org.). *Síndrome de Down: guia para pais e educadores*. 2. ed. Trad. Lúcia Helena Reily. Campinas: Papirus, pp.267-276, 1995 (Série Educação Especial).

EVANS, A. L.; McKINLAY, I. A. "Sexual maturation in girls with severe mental handicap". *Child Care, Health and Development*, Oxford, v.14, nº 1, pp.59-69, 1988.

_____. "Sex education and the severely mentally retarded child". *Developmental Medicine and Child Neurology*, London, nº 31, pp.8-107, 1989.

FARBER, B. "Family adaptations to severely mentally retarded children". In: BEGAB, M. J.; RICHARDSON, S. M. (Ed.). *The mentally retarded and society: a social science perspective*. Baltimore: University Park, pp.247-266, 1975.

FERREIRA, J. R. *A exclusão da diferença: a educação do portador de deficiência*. Piracicaba: Unimep, p.94, 1993.

FERRI, B. A.; GREGG, N. "Women with disabilities: missing voices". *Women's Studies International Forum*, Oxford, v.21, nº 4, pp.429-439, 1998.

FONSECA, V. *Educação especial*. Porto Alegre: Artes Médicas, 1987.

FOXX, R. M. et al. "Teaching social/sexual skills to mentally retarded adults". *American Journal of Mental Deficiency*, Washington, v.89, nº 1, pp.9-15, 1984.

FRANÇA-RIBEIRO, H. C. F. *Orientação sexual e deficiência mental: estudos acerca da implementação de uma programação*. São Paulo, Instituto de Psicologia de Universidade de São Paulo, 1995 (Tese de doutorado).

FRANÇA-RIBEIRO, H. C. F. " Sexualidade e os portadores de deficiência mental". *Revista Brasileira de Educação Especial*, Marília, v.7, nº 2, pp.11-27, 2001.

FREITAS, M. R. *Concepção de profissionais sobre a importância de uma proposta de educação sexual para deficientes mentais*. São Carlos, Universidade Federal de São Carlos, 1996 (Dissertação de mestrado).

FRÓES, M. A. V. "Sexualidade e deficiência". *Temas sobre desenvolvimento*, São Paulo, v.8, nº 48, pp.24-29, 2000.

GALE, J. *O adolescente e o sexo: um guia para os pais*. São Paulo: Best Seller, 1989.

GANDIN, D. *Planejamento como prática educativa*. São Paulo: Loyola, 1983.

GHERPELLI, M. H. B. V. *Diferente, mas não desigual: a sexualidade no deficiente mental*. 2. ed. São Paulo: Gente, 1995.

GIAMI, A.; D'ALLONNES, C. R. "O anjo e a fera: as representações da sexualidade dos deficientes mentais pelos pais e educadores". *In*: D'AVILLA NETO, M. I. *A negação da deficiência: a instituição da diversidade*. Rio de Janeiro: Achiamé/Socii, pp.29-41, 1984.

GIR, E.; MORIYA, T. M.; FIGUEIREDO, M. A. C. *Práticas sexuais e a infecção pelo vírus da imunodeficiência humana*. Goiânia: AB, 1994.

GLAT, R. *Somos iguais a vocês: depoimentos de mulheres com deficiência mental*. Rio de Janeiro: Agir, 1989.

_____. "A sexualidade da pessoa com deficiência mental". *Revista Brasileira de Educação Especial*, Marília, v.1, nº 1, pp.65-74, 1992.

GLAT, R.; FREITAS, R. C. *Sexualidade e deficiência mental: pesquisando, refletindo e debatendo sobre o tema*. Rio de Janeiro: Sette Letras, 1996. (Questões atuais em educação especial, v.2).

GOFFMAN, E. *Estigma: notas sobre a manipulação da identidade deteriorada*. 4. ed. Trad. Márcia Bandeira de Mello Leite Nunes. Rio de Janeiro: Guanabara Koogan, 1988.

GOMES, J. V. "Família e socialização". *Psicologia-Usp*, São Paulo, v.3, nºs 1 e 2, pp.93-105, 1992.

GUTTMACHER, A. F. *Gravidez, nascimento e planejamento familiar*. Rio de Janeiro: Bertrand Brasil, 1994.

HESTNES, A. et al. "Hormonal and biochemical disturbances in Down's syndrome". *Journal of Mental Deficiency Research*, Oxford, v.35, pp.179-193, 1991.

HOBSON, R. P.; OUSTON, J.; LEE, A. "Recognition of emotion by mentally retarded adolescents and young adults". *American Journal of Mental Deficiency*, Washington, v.93, nº 4, pp.434-443, 1989.

JAMESON, C. "Promoting long-term relationships between individuals with mental retardation and people in their community: as agency self-evaluation". *Mental Retardation*, Washington, v. 36, nº 2, pp.116-127, abril de 1998.

JOÃO, C. H. P. *Sentimentos de mães de crianças portadoras de deficiência mental após o nascimento e durante o desenvolvimento de seus filhos.* Campinas, Pontifícia Universidade Católica, 1992 (Dissertação de mestrado).

KAPLAN, H. S. *A nova terapia do sexo: tratamento dinâmico das disfunções sexuais.* Trad. Oswaldo Barreto e Silva. Rio de Janeiro: Nova Fronteira, 1974.

KASSAR, M. C. M. *Ciência e senso comum no cotidiano das classes especiais.* Campinas: Papirus, 1995. (Série educação especial).

KENYTON, W. "Educação sexual: um esforço cooperativo de pais e professores". Trad. Maria de Lourdes Brunschvig. *Boletim da Associação Carabiana para Retardo Mental*, maio de 1975.

KOLLER, H., RICHARDSON, S. A., KATZ, M. "Marriage in a young adult mentally retarded population". *Journal of Mental Deficiency Research*, v.32 , nº 1, pp.93-102, 1988.

KOLODNY, R. E.; MASTERS, W. H.; JOHNSON, V. E. *Manual de medicina sexual.* São Paulo: Manole, 1982.

KHEKMA, I.; HICKSON,L. "Decision-making by adults with mental retardation in simulated situations of abuse". *Journal of Mental Deficiency Research*, v.38 , nº 1, pp.15-26, 2000.

KLOETZEL, K. *O que é contracepção?* São Paulo: Brasiliense, 1987.

KVAM, M. H. "Is sexual abuse of children with disabilities disclosed? A retrospective analysis of child disability and the likelihood of sexual abuse among those attending norwegian hospitals". *Child Abuse & Neglect*, v.24, nº 8, pp.1973-1984, 2000.

LEE, Y. K.; TANG, C. S. "Evaluation of a sexual abuse prevention program for female chinese adolescents with mild mental retardation". *American Journal of Mental Retardation*, Washington, v.103, nº 2, pp.105-116, 1998.

LEMOS, A. M. V.; MENIN, M. S. S. "Educação sexual do deficiente mental: subsídios para elaboração de um programa educativo para pais e professores". In: MANZINI, E. J.; BRANCATTI (org.). Educação especial e estigma: corporeidade, sexualidade e expressão artística. Marília: Ed. UNESP, pp.167-182, 1999.

LIPP, M. N. Sexo para deficientes mentais: sexo e excepcional dependente e não dependente. São Paulo: Cortez, 1981.

LUCAS, P. J.; LUCAS, A. M. "Down's syndrome: telling the parents". British Journal of Mental Subnormality, Birmingham, nº 26, pp.21-31, 1980.

LUIZ, O. C.; CITELI, M. T. "Esterilização cirúrgica: lei que fica no papel". Jornal da Rede Feminista, nº 20, maio de 2000. Disponível em: <http://www.redesaude.org.br/jornal/html/body_jr21-olinda.html>. Acesso em 05 jul. 2001.

LUMLEY, V. A.; MILTENBERGER, R. G. "Sexual abuse prevention for persons with mental retardation". American Journal of Mental Retardation, Washington, v.101, nº 5, pp.459-472, 1997.

MADER, G. "Integração da pessoa portadora de deficiência: a vivência de um novo paradigma". In: MANTOAN, M. T. E. A integração de pessoas com deficiência: contribuições para uma reflexão sobre o tema. São Paulo: Memnon, pp.18-23, 1997.

MAIA, A.C.B. "Reflexões sobre a sexualidade da pessoa com deficiência". Revista Brasileira de Educação Especial, Marília, v.7, nº 1, pp.35-46, 2001a.

_____. "A sexualidade de pessoas com deficiência mental segundo seus relatos: identidade e papéis sexuais". In: MARQUEZINE, M. C.; ALMEIDA, M. A.; TANAKA, E. D. O. (org.). Perspectivas multidisciplinares em educação especial 2. Londrina: Ed. UEL, pp.621-626, 2001b.

_____. A sexualidade de deficientes mentais: uma caracterização para subsidiar um projeto de intervenção. Bauru: Comissão Permanente de Avaliação, 2001c.

_____. "Avaliação diagnóstica em educação especial: processo de integração ou exclusão?" In: RAPHAEL, H. S.; CARRARA, K. (org.). Avaliação sob exame. Campinas: Autores Associados, pp.53-82, 2002.

MAIA, A.C.B.; CAMOSSA, D.A. "Relatos de jovens mentais sobre a sexualidade através de diferentes estratégias". Revista Paideia, São Paulo, v.12, nº 24, pp.205-214, 2002.

MAIOR, I. M. M. L. Reabilitação sexual do paraplégico e tetraplégico. São Paulo: Revinter, 1988.

MANZINI, E. J.; SIMÃO, L. M. "Concepção do professor especializado sobre a criança deficiente física: mudanças em alunos em formação profissional". In: DIAS, T. R. S.; DENARI, F. E.; KUBO, O. M. (org.). Temas em educação especial 2. São Carlos: Universidade Federal de São Carlos, pp.25-54, 1993.

MARCHEZI, S. R. B. Criança e família: o problema do retardamento mental. Araraquara, Universidade Estadual Paulista, 1973 (Tese de doutorado).

MARCONDES, R. No silêncio do sexo. Rio de Janeiro: Record, 1994.

MARQUES, C. A. "Integração: uma via de mão dupla na cultura e na sociedade". In: MANTOAN, M. T. E. A integração de pessoas com deficiência: contribuições para uma reflexão sobre o tema. São Paulo: Memnon, pp.18-23, 1997.

_____. Para uma filosofia da deficiência: estudo dos aspectos ético-social, filosófico-existencial e político-institucional da pessoa portadora de deficiência. Juiz de Fora, Universidade Federal de Juiz de Fora, 1994 (Dissertação de mestrado).

_____. "Implicações políticas da institucionalização da deficiência". Revista Educação e Sociedade, v.19, nº 62, abril de 1998. Disponível em: <http://www.cedes.com.br>. Acesso em 10 de jul. 2001.

MASTERS, W, H.; JOHNSON, V. E. A conduta sexual humana. 3. ed. Trad. Dante Costa, São Paulo: Civilização Brasileira, 1979.

MATTOS, J. P. "A sexualidade e a deficiência auditiva". Integração, Brasília, ano 6, nº 15, pp.34-36, 1995.

MENDES, E. G. Deficiência mental: a construção científica de um conceito e a realidade educacional. São Paulo, Instituto de Psicologia da Universidade de São Paulo, 1995 (Tese de doutorado).

MENEANDRO, M. C. S. Convivência familiar com afetado por distrofia muscular de Duchenne: da comunicação do diagnóstico às estratégias de enfrentamento. Vitória, Universidade Federal do Espírito Santo, 1995 (Dissertação de mestrado).

MIRANDA, A. E. F. Manifestação da espacialidade de pessoa desprovida de visão. 244 f. Juiz de Fora, Universidade Federal de Juiz de Fora, 1999 (Dissertação de mestrado).

MIRANDA, N. C.; MORI, N. N. R. "Adolescentes com deficiência mental: expectativas e sonhos". In: MARQUEZINE, M. C.; ALMEIDA, M. A.; TANAKA, E. D. O. (org.). Perspectivas multidisciplinares em educação especial 2. Londrina: Ed. UEL, pp.605-613, 2001.

MYERS, B. A. "Treatment of sexual offenses by persons with developmental disabilities". *American Journal of Mental Deficiency*, Washington, v.95, nº 5, pp.563-569, 1991.

MONZU, M. *Sexualidade e anticoncepção*. São Paulo: STS, 1992.

MOREIRA, L. M. A. (org.). *Manual sobre educação sexual de deficientes mentais: algumas abordagens*. Salvador: Pró-Reitoria de Extensão da UFBA, 1995.

MOREIRA, S. Z. "A mulher surda e suas relações de gênero e sexualidade". *In*: SKILIAR, C. (org.). *A surdez: um olhar sobre as diferenças*. Porto Alegre: Mediação, pp.95-103, 1998.

MOTA, M. P. "Gênero e sexualidade: fragmentos de identidade masculina nos tempos da Aids". *Cadernos de Saúde Pública*, Rio de Janeiro, v.15, 1999.

MOURA, L. C. M. *A deficiência nossa de cada dia: de coitadinho a super-herói*. São Paulo: Iglu, 1992.

MOURA, M. L. S. "Norma, desvio, estigma e excepcionalidade: algumas reflexões sobre a deficiência mental". *Revista Brasileira de Educação Especial*, Marília, v.3, nº 4, pp.19-27, 1996.

NURSEY, A. D.; ROHDE, J. R.; FARMER, R. D. T. "Ways of telling new parents about their child and his or her mental handicap: a comparison of doctors and parents'views". *Journal of Mental Deficiency Research*, Oxford, v.35, pp.48-57, 1991.

OLIVEIRA, M. "A sexualidade dos deficientes mentais". *Mensagem da APAE*, Brasília, nº 50, pp.18-19, jul./set. 1988.

OMOTE, S. "A deficiência como fenômeno socialmente construído". *In*: Semana da Faculdade de Educação, Filosofia, Ciências Sociais e da Documentação, 21, Marília: Ed. Unesp, 1980a.

_____. *Reações de mães de deficientes mentais ao reconhecimento da condição dos filhos afetados: um estudo psicológico*. São Paulo, Instituto de Psicologia da Universidade de São Paulo, 1980b (Dissertação de mestrado).

_____. "Deficiência e não deficiência: recortes do mesmo tecido". *Revista Brasileira de Educação Especial*, Marília, v.1, nº 2, pp.65-73, 1994.

_____. "A integração do deficiente: um pseudoproblema científico". *Temas em Psicologia*, São Paulo, nº 2, pp.55-62, 1995.

_____. "Deficiência: da diferença ao desvio". *In*: MANZINI, E. J.; BRANCATTI, P. R. (org.). *Educação especial e estigma: corporeidade, sexualidade e expressão artística*. Marília: Ed. Unesp, pp.3-21, 1999.

PACK, R. P.; WALLANDER, J. L.; BROWNE, D. "Health risk behaviors of african american adolescents with mild mental retardation: prevalence depends on measurements method". *American Journal of Mental Retardation*, Washington, v.102 nº 4, pp.409-420, 1998.

PAIVA, M. R. *Feliz ano velho*. São Paulo: Círculo do Livro, 1981.

PASCHOAL, M. I. L. *Um olhar no início do caminho: apego e vínculo na interação da criança deficiente com a mãe*. São Carlos, Universidade Federal de São Carlos, 1993 (Dissertação de mestrado).

PATTO, M. H. S. *A produção do fracasso escolar: histórias de submissão e rebeldia*. São Paulo: T. A. Queiroz, 1990.

_____. "A família pobre e a escola pública: anotações sobre um desencontro". *Psicologia–Usp*, São Paulo, v.3, nºs 1 e2, pp.107-121, 1992.

PAULA, A. R. *Corpo e deficiência: espaços do desejo: reflexões sob(re) a perspectiva feminina*. São Paulo, Instituto de Psicologia da Universidade de São Paulo, 1993 (Dissertação de mestrado).

PECCI, J. C. *Minha profissão é andar*. São Paulo: Summus, 1980.

_____. *Velejando a vida*. São Paulo: Saraiva, 1998.

PESSOTI, I. *Deficiência mental: da superstição à ciência*. São Paulo: T.A. Queiroz, 1984.

PINEL, A. "O sexo nos deficientes físicos". In: CAVALCANTI, R. C.; VITIELLO, N. *Sexologia I*. São Paulo: Febrasgo, pp.83-88, 1984.

_____. "A restauração da Vênus de Milo: dos mitos à realidade sexual da pessoa deficiente". *In*: RIBEIRO, M. (org.). *Educação sexual: novas ideias, novas conquistas*. Rio de Janeiro: Rosa dos Tempos, pp.307-325, 1993.

_____. "Educação sexual para pessoas portadoras de deficiências físicas e mentais". In: RIBEIRO, M. (org.). *O prazer e o pensar: orientação sexual para educadores e profissionais de saúde*. São Paulo: Gente, pp.211-226, 1999.

PINEL, A.; INGLESI, E. *O que é Aids: segunda visão*. São Paulo: Brasiliense, 1996. (Coleção Primeiros Passos, v.300).

PUHLMANN, F. *A revolução sexual sobre rodas: conquistando o afeto e a autonomia*. São Paulo: O Nome da Rosa, 2000.

PUESCHEL, S. M. (org.) *Síndrome de Down: guia para pais e educadores*. 2. ed. Trad. Lúcia Helena Reily. Campinas: Papirus, 1995. (Série Educação Especial).

PUESCHEL, S. M.; SCOLA, P.S. "Parents'perception of social and sexual functions in adolescents with down's syndrome". *Journal of Mental Deficiency Research*, v.32, nº 1, pp.215-220, 1988.

REBOLHO, M. E.; REBOLHO, L. M. C. "Deficiência mental: enfoque sobre questões ginecológicas e da sexualidade". *Mensagem da APAE*, Brasília, ano 18, nº 63, pp.32-37, out./dez. 1991.

RECHE, C. C. "Adolescentes com deficiência mental: teorias sexuais". *Revista Brasileira de Educação Especial*, Marília, v.1, nº 2, pp.39-52, 1994.

REGEN, M.; CORTEZ, M. L. S. "Pais e profissionais – Uma reflexão especial". Disponível em: <http://www.entreamigos.com.br/textos>. Acesso em 15 de jul. 2001.

RIBAS, J. B. C. *O que são as pessoas deficientes*. São Paulo: Brasiliense, 1998. (Coleção Primeiros Passos, v.89).

RIBEIRO, M. A. "Comunicação familiar e prevenção de DSTs/Aids entre adolescentes". *DST: Jornal Brasileiro de Doenças Sexualmente Transmissíveis*, Niterói, v.10, nº 1, pp.5-9, 1998.

RIBEIRO, P. R. M.; NEPOMUCENO, D. M. "Sexualidade e deficiência mental: um estudo sobre o comportamento sexual do adolescente excepcional institucionalizado". *Jornal Brasileiro de Psiquiatria*, Rio de Janeiro, v.41, nº 4, pp.167-170, 1992.

RIBEIRO, S. C. "Educação e a inserção do Brasil na modernidade". *Cadernos de Pesquisa*, São Paulo, nº 84, pp.63-82, 1993.

ROBERTSON, P. E.; BHATE, S. R; BHATE, M. S. "Aids: education and adults with a mental handicap". *Journal of Mental Deficiency Research*, Oxford, nº 35, pp.475-380, 1991.

ROSS, P. R. "Educação e trabalho: a conquista da diversidade ante as políticas neoliberais". *In*: BIANCHETTI, L.; FREIRE, I. M. (org.). *Um olhar sobre a diferença: interação, trabalho e cidadania*. Campinas: Papirus, pp.53-110, 1998 (Série Educação Especial).

RUSCH, R. G,; HALL, J.; GRIFFIN, H. C. "Abuse-provoking characteristics of institutionalized mentally retarded individuals". *American Journal of Mental Deficiency*, Washington, v.90, nº 6, pp.618-624, 1986.

RUSSELL, T.; HARDIN, P. "Sex education for the mentally retarded". *Education and Training of the Mentally Retarded*, Reston, v.15, pp.312-314, dezembro de 1980.

SAINT-LAURENT, L. A educação de alunos com necessidades especiais. In: MANTOAN, M. T. E. *A integração de pessoas com de-*

ficiência: contribuições para uma reflexão sobre o tema. São Paulo: Memnon, pp.67-76, 1997.

SALIMENE, A. C. M. *Sexo: caminho para a reabilitação: um estudo sobre a manifestação da sexualidade em homens paraplégicos*. São Paulo: Cortez, 1995.

SANCHEZ, L. PÉREZ, L. *Manual de educación sexual para la prevención del abuso sexual infantil*. Peru: Libro Amigo, 1996.

SAYÃO, R. "Orientação sexual na escola: os territórios possíveis e necessários". *In*: AQUINO, J. G. (org.). *Sexualidade na escola*. São Paulo: Summus, pp.107-117, 1997.

SCOTTI, L. *Sem asas ao amanhecer*... São Paulo: O Nome da Rosa, 1998.

_____. *A doce sinfonia de seu silêncio*. São Paulo: O Nome da Rosa, 1999.

SCOZ, B. *Psicopedagogia e realidade escolar: o problema escolar e de aprendizagem*. Petrópolis: Vozes, 1994.

SESC. *Aids: conheça, ensine e ajude*. São Paulo: SESC, [19—]

SILVA, J. S. "Dimensões físicas e psicológicas da sexualidade do lesado medular". *In*: GIR, E. et al. (org.). *Sexualidade em temas*. Ribeirão Preto: Funpec, pp.247-257, 2000.

SILVA, S. F. *Experiências e necessidades de mães após o diagnóstico de deficiência mental do filho*. São Carlos, Universidade Federal de São Carlos, 1988 (Dissertação de mestrado).

SILVA-COSTA, J. "Educação inclusiva e orientação sexual: dá para combinar?" *Revista Psicologia: Ciência e Profissão*, v.20, nº 4, pp.50-57, 2000.

SINASON, V. *Compreendendo seu filho deficiente*. Trad. Sérgio Nunes Melo. Rio de Janeiro: Imago, 1993. (Série Mini-Imago).

SOUZA, A. P. B. "Anatomia e fisiologia da resposta sexual humana". In: CAVALCANTI, R. C. (coord.). *Saúde sexual e reprodutiva: ensinando a ensinar*. Brasília: CESEX, pp.269-297, 1990.

SUNDRAM, C. J.; STAVIS, P. F. "Sexuality and mental retardation: unmet challenges". *Journal Mental Retardation*, v.32, nº 4, pp.255-264, ago. 1994.

SUPLICY, M. *Conversando sobre sexo*. Rio de Janeiro: Vozes, 1999.

SURÍS, J. C. et al. "Sexual behavior of adolescents with chronic disease and disability". *Journal of Adolescent Health*, New York, v. 19, nº 2, pp.124-131, aug. 1996.

TANG, C. S; LEE, Y. K. "Knowledge on sexual abuse and self-protection skills: a study on female Chinese adolescents with mild mental retardation". *Child Abuse & Neglect*, Elmsford, v.23, nº 3, pp.269-279, 1999.

TAYLOR, D. V. et al. "Self-injourios behavior within the menstrual cycle of women with mental retardation". *American Journal of Mental Retardation*, Washington, v.97, nº 6, pp.659-664, 1993.

TERRASSI, E. *A família do deficiente: aspectos comuns e específicos relatados pelas mães de crianças portadoras de diferentes deficiências*. São Carlos, Universidade Federal de São Carlos, 1993 (Dissertação de mestrado).

TOMASINI, M. E. A. "Expatriação social e a segregação institucional da diferença: reflexões". *In*: BIANCHETTI, L.; FREIRE, I. M. (org.). *Um olhar sobre a diferença: interação, trabalho e cidadania*. Campinas: Papirus, pp.111-134, 1998 (Série Educação Especial).

TUCKER, P.; MONEY, J. *Os papéis sexuais*. São Paulo: Brasiliense, 1981.

VASCONCELOS, N. A. "Sexualidade e deficiência: uma dupla alteridade". *In*: DIAS, T. R. S.; DENARI, F. E.; KUBO, O. M. (org.). *Temas em educação especial 2*. São Carlos: Universidade Federal de São Carlos, pp.283-292, 1993.

VASCONCELOS, V. O. *Sexualidade e deficiência mental: uma pesquisa de documentos*. São Carlos, Universidade Federal de São Carlos, 1996 (Dissertação de mestrado).

VASH, C. L. *Enfrentando a deficiência: a manifestação, a psicologia e a reabilitação*. Trad. Geraldo José de Paiva, Maria Salete Fábio Aranha e Carmem Leite Ribeiro Bueno. São Paulo: Pioneira, 1988. (Coleção Novos Umbrias).

VITIELLO, N. "A educação sexual necessária". *Revista Brasileira de Sexualidade Humana*, São Paulo, v.6, nº 1, pp.15-28, 1995a.

_____. "Anticoncepção e sexualidade". *Revista Brasileira de Sexualidade Humana*, São Paulo, v.6, nº 2, pp.160-170, 1995b.

WATSON, J. D. "Talking about the best kept secrect: sexual abuse and children with disabilities". *The Execptional Parent*, v.14, nº 1, pp.15-20, 1984.

WEREBE, M. J. G. "Corpo e sexo: imagem corporal e identidade sexual". *In*: D'AVILA NETO, M. I. *A negação da deficiência: a instituição da diversidade*. Rio de Janeiro: Achiamé/Socii, pp.43-55, 1984.

WILSON, J.; BLACHER, J.; BAKER, B. L. "Siblings of children with severe handicaps". *Mental Retardation*, Washington, v.27, pp.167-173, 1989.

WOLF, N. *O mito da beleza: como as imagens de beleza são usadas contra as mulheres*. Trad. Waldéa Barcellos. Rio de Janeiro: Rocco, p.439, 1992.

WOLF, L.; ZARFAS, D. E. "Parents' attitudes toward sterilization of their mentally retarded children". *American Journal of Mental Deficiency*, Washington, v.87, nº 2, pp.122-129, 1982.

ZETLIN, A. G.; TURNER, J. L. "Transition from adolescence to adulthood: perspectives of mentally retarded individuals and their families". *American Journal of Mental Deficiency*, Washington, v.89, nº 6, pp.570-579, 1985.

SOBRE O LIVRO

Formato: 14 x 21 cm
Mancha: 23,7 x 42,5 paicas
Tipologia: Horley Old Style 10,5/14
Papel: Offset 75 g/m² (miolo)
Cartão Supremo 250 g/m² (capa)
1ª edição: 2006

EQUIPE DE REALIZAÇÃO

Coordenação Geral
Marcos Keith Takahashi
Kalima Editores (Atualização ortográfica)

Impressão e acabamento

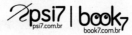